疼痛的康复治疗

主编　胡志俊　张　宏

中国中医药出版社

·北　京·

图书在版编目（CIP）数据

疼痛的康复治疗 / 胡志俊，张宏主编 . —北京：中国中医药出版社，2018.4

ISBN 978 – 7 – 5132 – 4715 – 3

Ⅰ . ①疼… Ⅱ . ①胡… ②张… Ⅲ . ①疼痛—中西医结合疗法 Ⅳ . ① R441.1

中国版本图书馆 CIP 数据核字（2017）第 308825 号

中国中医药出版社出版

北京市朝阳区北三环东路 28 号易亨大厦 16 层

邮政编码 100013

传真 010-64405750

三河市同力彩印有限公司印刷

各地新华书店经销

开本 787 × 1092 1/16 印张 16.5 字数 361 千字

2018 年 4 月第 1 版 2018 年 4 月第 1 次印刷

书号 ISBN 978 – 7 – 5132 – 4715 – 3

定价 52.00 元

网址 www.cptcm.com

社 长 热 线 010-64405720

购 书 热 线 010-89535836

维 权 打 假 010-64405753

微信服务号 zgzyycbs

微商城网址 https://kdt.im/LIdUGr

官 方 微 博 http://e.weibo.com/cptcm

天猫旗舰店网址 https://zgzyycbs.tmall.com

如有印装质量问题请与本社出版部联系（010-64405510）

《疼痛的康复治疗》编委会

主　编　胡志俊（上海中医药大学附属龙华医院）

张　宏（上海中医药大学附属岳阳中西医结合医院）

副主编　朱　毅（南京中医药大学）

姚珍松（广州中医药大学）

彭科志（贵阳中医学院）

马惠昇（宁夏医科大学中医学院）

陈奇刚（云南省昆明市中医院）

陈改花（山西中医药大学附属医院）

唐占英（上海中医药大学附属龙华医院）

王　刚（中国人民解放军总医院）

张国辉（上海中医药大学附属岳阳中西医结合医院）

编　委（以姓氏笔画为序）

牛　坤（海南医学院）

朱路文（黑龙江中医药大学附属第二医院）

刘　丹（上海中医药大学附属龙华医院）

肖　静（上海中医药大学附属龙华医院）

吴绪波（上海中医药大学）

汪晓明（上海中医药大学附属龙华医院）

张广渊（上海中医药大学附属岳阳中西医结合医院）

林　婕（上海中医药大学附属龙华医院）

金　晟（上海中医药大学附属龙华医院）

陶吉明（上海中医药大学附属岳阳中西医结合医院）

黄怡然（北京中医药大学）

编写说明

《疼痛的康复治疗》介绍了康复治疗疼痛性疾病的方法。本书为全国中医药行业高等教育"十三五"创新教材之一，亦是一部中西医结合疼痛康复治疗的专著。本书以中医理论为基础，结合西医学疼痛诊断治疗的知识，分部位介绍了疼痛性疾病的康复治疗方法。全书具有理论性强、诊断治疗措施全面、所述操作技术实用性强等特点，是一本理论结合实际的专著，既适合医学院校在校学生学习基础理论，也可为疼痛专业和康复专业的临床医生诊断及治疗疼痛性疾病提供参考。

全书分为上下两篇，共十章。其中，上篇从疼痛的康复治疗概述、疼痛的常用检查与评定及疼痛的康复治疗方法三方面对疼痛性疾病的康复治疗进行了介绍。下篇是全书的重点，详细论述了各部位疼痛的概述、康复评定及康复治疗等，包括疾病的定义、病因病理、临床特征、康复评定方法、康复目标、康复治疗方法、预防保健等内容，所涉及疾病包括头部痛、颈部痛、肩部痛、胸背部痛、腰背部痛、四肢痛、腹部痛。

本书在编写过程中得到了上海中医药大学及其他参编单位的大力支持，在此一并致谢。编写过程中，尽管全体编者团结协作，竭尽所能，希望编出高质量的作品，但其中仍难免存在疏漏，恳请使用本书的广大师生和临床同道提出宝贵意见，以便再版时修订提高。

《疼痛的康复治疗》编委会

2017 年 12 月

目 录

下篇

上篇

第一章 疼痛的康复治疗概述

疼痛是一种常见症状，人生、长、壮、老、已的不同阶段都可出现疼痛，人的一生经常与疼痛进行斗争。在医学发展的过程中，许多疾病都有着先被视为症状，随着医学研究的深入才被确认为疾病的过程，疼痛性疾病亦是如此。随着医学的进步，疼痛的研究与治疗水平都有了较大发展，在此背景下诞生了一个新型专科——疼痛康复诊疗专科。

第一节 疼痛的认识与发展

一、西医学对疼痛的认识与发展

（一）18 世纪以前

在古埃及，疼痛被认为是神对灵魂的折磨，心脏是感受疼痛的中心。古巴比伦的医学认为，侵入人体的异物是疼痛的根源，如龋齿引起牙痛。在公元前 500 年，印度的佛陀将疼痛归因于对人们欲望的磨难，认为人的生老病死都是痛苦的感受，认为疼痛的感受在心脏。公元前 566 ~ 497 年，希腊的毕达哥拉斯提出是脑而不是心脏为疼痛的感受中心。希波克拉底认为，疼痛是四种液体即血液、黏液、黄胆汁和黑胆汁中的一种增多或减少而产生的。亚利士多德将感觉分为 5 种，即视、听、味、嗅、触，认为感觉的中枢在心脏。古罗马的盖伦通过对感觉的生理研究确定了中枢和周围神经的重要功能。此后，随着解剖生理学的发展，人们通过实验研究，对疼痛的感受、传导、中枢等有了进一步的认识，对疼痛的机制提出了各种学说。

来源于植物的镇痛药物的应用在古代医学中占有重要的地位。早期的文字记载就有应用罂粟、曼陀罗花、大麻和莨菪等植物镇痛的传说。成书于公元前 1550 年的《埃伯斯古医籍》记载了许多有关阿片应用的药方。以物理方法解痛亦是最古老、最常用的方法之一。如希波克拉底曾用温水治疗坐骨神经痛；Piing 曾用热气炉治疗关节炎；还有人用吃雪的方法缓解胃痛等。这些方法历代相传并不断改进，其中一些方法如切开引流、热疗、温浴、冷敷等一直沿用到现在，成为疼痛治疗重要的辅助方法。

（二）19 世纪 ~20 世纪中期

在这一时期，解剖学、生理学、神经学的发展极大地促进了人们对感觉和疼痛的认识。Borelh 提出神经能分泌某种液体从而产生疼痛的理论，使疼痛的研究从精神的过程逐渐过渡到物质的过程；Malpighi 也认为，神经液通过使机体的某一部分敏感化而产生疼痛；Hailer 首次提出电是神经传导的方式；Magendie F 证明了脊神经后根与感觉有关；Miller J 提出，感觉不同是由于传入神经和最终激活中枢的部位不同；Fren MV 绘制了痛觉触觉点的分布图，并提出皮肤感觉理论。这一时期，疼痛研究的基础得到巩固，对疼痛的认识也更加深入了，疼痛理论的基本框架已经形成。

此阶段也是麻醉学开始发展的时期。1846 年，麻醉先驱 Morton 首次完成乙醚(diethyl ether)麻醉，而后该技术迅速传遍全球；1884 年，Koller 将可卡因（cocaine）局部麻醉用于眼科手术；1885 年，Corming 成功实施了椎管内麻醉。麻醉技术的空前应用与发展，基本解决了手术疼痛问题，取得了令人瞩目的成绩。麻醉技术的快速发展也使得疼痛治疗的手段不断丰富。因此，麻醉的出现不仅是外科学发展的里程碑，同时也是疼痛医学发展的重要标志。

（三）20 世纪中期至今

1965 年，Melzack R 和 Patrick DW 在前人研究的基础上提出了疼痛的闸门控制学说。该理论认为，疼痛信号在中枢神经系统传递时，受到由脊神经与其他神经传入冲动启动的闸门的控制，此闸门可对周围神经过度活动进行调制。闸门控制学说极大地推进了疼痛的研究，深化了疼痛观念的改变，开创了疼痛研究的新纪元。1971 年，Johnc I、Mayer D 和 Akil H 报道，刺激动物中脑导水管可产生疼痛、停止或减少刺激可产生镇痛效应，且刺激镇痛可被阿片受体阻滞药纳洛酮（naloxone）所阻断。在此研究的基础上，Snyder S 鉴定出脑内特异的阿片受体。1977 年，Kosterlitz H 发现了第一个人类自身的阿片样物质脑啡肽（enkephalin）。随着全球科学家研究的不断深入，目前，对疼痛的研究已进入到分子水平和基因调控阶段。

从 20 世纪 50 年代开始，国外医疗单位逐渐出现了一些疼痛治疗的专业机构，疼痛的治疗进入到科学、有序、可控阶段。1961 年，Boinca 和 White 在华盛顿大学建立了疼痛诊所。1973 年，国际疼痛研究学会（International Association for the Study of Pain，IASP）成立。1986 年，国际疼痛研究学会提出了疼痛的定义。1989 年，国际疼痛学会中国分会（Chinese Association for the Study of Pain，CASP）成立。1995 年，美国疼痛学会首先提出“疼痛为第五大生命体征”的概念，希望借此提高医护人员对疼痛的认知度。2001 年，在悉尼召开的第二届亚太地区疼痛控制学术研讨会上提出“消除疼痛是基本的人权”；同年，美国执行疼痛管理的新标准，并对疼痛管理进行立法，将患者在诊治过程中的疼痛控制提高到人权的高度。IASP 将 2004 年 10 月 11 日定为首个“世界镇痛日”，主题为“缓解疼痛是人的一项权利”。2007 年 10 月 14 日，中华医学会疼痛学分会有关“世界疼痛日 - 中国镇痛周”暨在中国医院系统建立新的一级学科——疼痛科的新闻发布会在北京举行。疼痛治疗作为一个新兴的专业在世界各地陆续开展，疼痛治疗机构迅速增加，显著提高了疼痛的基础理论研究水平和临床治疗水平，目前已成为一门蓬勃发展的新兴学科。

二、中医学对疼痛的认识与发展

中医学对痛证的认识和诊疗源远流长，疼痛理论属中医学最早形成的临床理论之一，是中医学的重要组成部分。

《黄帝内经》对痛证的论述较为精详，尤其《素问·举痛论》涉及了痛证的病因、病机、病位、证候、预后等方面内容。

《素问·举痛论》是论痛专篇，对“五脏卒痛”论之较详，认为寒邪是导致疼痛的主要病因，以“血少”“气不通”和脉络“缩踡”“绌急”为病机特点。《黄帝内经》认为，疼痛的另一个病因为外邪所致。在其列举的十三条中，全部用“客”字，其意为邪从外来，客于体内，即“邪之所客，痛之所在也”，主要包括五脏（卒然痛死不知人，气复反则生）、肠胃（痛而呕）、小肠（后泄腹痛）、肠胃之间（痛……按之痛止）、小肠膜原（宿昔而成积）、阴股（腹痛引阴股）、脉外（卒痛）、脉中（痛不可按）、冲脉（喘动应手）、夹脊之脉（痛……按之不及）、背俞之脉（心背……相引而痛……按之痛止）、厥阴之脉（胁肋与少腹相引而痛）等。

关于疼痛的病位，《素问·举痛论》指出邪之所客即痛之所在。

《黄帝内经》分析各种疼痛的发病机理时运用了“血泣”“脉满”“气血乱”“血不得散”“脉不通”等语句，尤其“血泣”出现较多，这些均说明各种疼痛病理变化的实质是“气血运行障碍”，即“通则不痛，痛则不通”。

对于疼痛证候的认识散见于《灵枢》的“厥病”“经脉”“五邪”“杂病”和《素问》的“刺腰痛论”“刺热”“脏气法时论”“阴阳别论”等篇。大致可分为头痛、咽痛、齿痛、目痛、肩背痛、心痛（真心痛）、胸痛、腹痛、腰痛、疝气痛等类。

东汉张仲景《伤寒杂病论》对多种痛证论治较为详细，形成了理法方药兼备的证治体系，对后世辨证治痛产生了深远的影响。

《金匮要略》论痹，其学术思想沿用了《黄帝内经》的理论。其将痹证的项、腰、脊、臂、脚掣痛等归于“阳病十八”的范畴，并按风寒湿的偏盛分列各篇，并且突出辨证论治。

《肘后备急方》重急救，疗法多样。该书各卷所列诸方和疗法以猝病急症和救治方法为主。除内服药物外，还采用针灸、推拿、蜡疗、冷敷、热敷、热汤外渍及舌下含药等多种疗法综合治疗。

《诸病源候论》以病统候，述“候”广泛而详细。书中载67种疾病1720个证候，全面地介绍了痛证的病因病机和主要脉证，至今仍有效地指导临床实践。

唐代的《备急千金要方》系统地总结了唐以前的医学成就，所述病证大多突出脏腑辨证，尤其内科诸病以脏腑名篇，进而类分方证，其中大多涉及有关痛证的诊治。晋至唐，痛证的理、法、方、药较秦汉更加完备和严谨，这一时期的研究成果在痛证治疗发展史上起到了承上启下的作用。

宋代《太平圣惠方》《太平惠民和剂局方》《圣济总录》三部著名大型方书汇集方剂颇为丰富，收载病种及证候较多，在理、法、方、药统一上也做出了巨大贡献，从而使痛证的治疗内容更趋完善。此三部官修医书对宋代医学影响极大。

金代刘完素阐发火热病机多有建树，然而辨识痛证又不拘于热而别有新见。张从正《儒门事亲》之以主攻邪而治痛则独树一帜，汗、吐、下是其祛邪治痛的主要方法。李杲《脾胃论》创“内伤脾胃，百病由生”之说，对内伤痛证从脾胃论治进行了探究，其强调一些痛证与脾胃有关，可予补中益气汤治之，如头痛、身痛、胁痛、腹痛等。《兰室秘藏·胃脘痛门》之遣药皆以固护中气为宗旨，有别于一般胃痛用药之法。

元代朱丹溪在《丹溪心法》中对大头肿痛、头目痛、脑痛、眉骨痛、心腹痛、腰痛、腰胯肿痛、肩背痛、腰髀痛、胁痛、身体疼痛等病证的认识和诊治论述较精详，开创了先诊脉、次论因、再辨证、后施治的诊治规范。其认识和诊治痛证特别重视痰气为患。

明代张景岳的《景岳全书》述痛内容丰富，涉及痛证的概念、诊断、治则、药物与方剂应用等。虞抟的《医学正传》述痛详证治、略说理，理法方药一线贯穿。李中梓的《医宗必读》关于痛证辨证精详，实补前人之未备。

清代刘恒端《经历杂论·诸痛论》对痛证分类更为完善，其中以调补气血之法治痛有独到之处。林珮琴《类证治载》广集临床各科诸痛，理法方药及医案通融一体，证候及方药尤详。其精辟之论，对临床颇具启发。吴澄《不居集·诸痛》不拘于“不通则痛”之说，对因虚致痛做了深入的阐述，如“虚劳之人，精不化气，气不化精，先天之真元不足，周身之道路不通，阻碍气血不能营养经络而为痛也。是故水不养木而胁痛，精血衰少而腰痛，真阴竭绝而骨痛，机关不利而颈痛，骨髓空虚而脊背痛，三阴亏损而腿膝痛，此皆非外邪有余，实由肝肾不足所致也”。王清任在《医林改错》中主张“治疗之要诀在明白气血，无论外感内伤，所伤者无非气血”，由此提出补气活血、逐瘀活血之法，创立和修改古方33个，对化瘀止痛之法做出了贡献。

近年来，有关中医痛证研究的文献逐渐增多，除《针灸治痛》《痛证论》《痛证鉴别诊断》《中医痛证诊疗大全》等专著外，许多文献散见于临床各类著作之中，展示了痛证研究的广阔前景。而深入的研究必将促进痛证理论、临床水平的提升，有助于建立一套完整的中医痛证学理论体系。

第二节　疼痛康复的主要内容

一、疼痛的基本概念

许多疾病都会出现疼痛。疼痛并不是一种独立的疾病，而是疾病过程中出现的症状。临床中，需透过疼痛的症状寻找引起疼痛的疾病、治疗疾病，只有这样才能从根本上解决疼痛问题。通常疼痛会为患者带来极大的痛苦，患者对解决疼痛的需求往往比对引起疼痛的疾病的治疗需求更为迫切。另外，疼痛过甚有时会加速其原发疾病的发展，还会引起许多并发症，使病情变得错综复杂。所以，将疼痛从疾病中独立出来，单独进行分析和研究，并针对疼痛症状进行治疗，就显得很有必要了。

1979 年，IASP 对疼痛的定义是“疼痛是一种不愉快的感觉和情绪上的感受”，这种感受发生在躯体某个部位，令人厌恶和不愉快，是一种负反应。1999 年，在维也纳召开的第九次世界疼痛大会上，首次提出“疼痛不仅是一种症状，也是一种疾患”的概念。疼痛包括两方面的含义：①痛觉本身：表现为痛苦、不安、焦虑及不愉快。②疼痛为机体带来的相应反应：即所谓痛反应。痛反应是机体对疼痛刺激所产生的相应反应，如疼痛甚时会出现呼吸急促、肌肉收缩及血压升高等。

二、疼痛的分类

与疼痛相关的因素很多，不同疾病可显示不同性质的疼痛，不同部位可发生不同特点的疼痛，而不同组织的疼痛其表现也不同。因此，疼痛的分类应从不同的角度来进行。

（一）根据疼痛的原因分类

1. 创伤性疼痛　骨折、关节脱位、急性软组织损伤、慢性劳损等所致的疼痛。

2. 各种急、慢性炎性疾病所致的疼痛　如强直性脊柱炎、肩周炎、腱鞘炎、痛风、硬化性骨髓炎、骨关节炎等所致的疼痛。

3. 神经病理性疼痛　中枢或外周的神经组织因病变或损伤引起疼痛，如三叉神经痛、带状疱疹后遗神经痛。该类疼痛有过敏和超敏的特点。

4. 癌性疼痛　癌症患者疼痛的出现可由肿瘤直接压迫引起，也可由肿瘤导致组织器官出现严重病变和损害而表现为疼痛，如炎症、毁损、溃烂，以及肿瘤患者体质严重下降引起的严重感染、褥疮等所致的疼痛。此外，肿瘤治疗过程中应用放疗、化疗及手术等治疗方法也可引起严重的疼痛。

5. 心理性疼痛　精神或心理障碍引起的疼痛，多无确切病变和阳性检查结果，伴有失眠、多梦、困倦、焦虑、抑郁等心理障碍。

（二）根据疼痛的病程分类

1. 急性疼痛　发病急，疼痛短暂或持续，多为急性病变或急性外伤所致。

2. 慢性疼痛 发病缓或由急转缓，持续时间长或间断发作，见于慢性病变或劳损性病变。

3. 短暂性疼痛 呈一过性发作的疼痛，如精神性或神经性疼痛。

（三）根据疼痛的程度分类

1. 轻微痛 疼痛和痛反应均轻微，有时与痒、酸麻、沉重等不适感复合存在。

2. 甚痛 疼痛较重，痛反应明显。

3. 剧痛 疼痛难忍，痛反应剧烈。

（四）根据疼痛的性质分类

根据疼痛的性质可分为钝痛、酸痛、胀痛、闷痛、锐痛、刺痛、切割痛、灼痛、刀绞痛等。

（五）根据疼痛的部位分类

1. 躯体痛 疼痛在躯干、肢体，其疼痛容易定位，疼痛程度多明显。

2. 内脏痛 疼痛深在内脏器官，定位不易准确，多呈隐痛、胀痛、绞痛或牵拉痛。

3. 中枢痛 发生在大脑、脑干及脊髓的疼痛，如脑出血、脑肿瘤、脊髓空洞症引起的疼痛。

另外，根据疼痛的部位还可分为头痛、颌面痛、颈项痛、肩痛、背痛、胸痛、上肢痛、腹痛、腰痛、臀部痛、下肢痛等。

三、疼痛康复的对象及任务

临床上对于有明确原发疾病而易于治疗的疼痛，一般在对原发病进行治疗的同时疼痛即可缓解和消除。而有些疼痛，与缠绵不愈、反复发作的原发疾病伴发，或疼痛症状突出、影响疾病的病理变化，或疼痛慢性持续存在、显著降低患者的生存质量，这些情况都需要专门针对疼痛症状进行处理，而此类疾病就是疼痛康复学科的主要对象。

疼痛康复学科的一些技术方法可对一些慢性顽固性疼痛类疾病进行专门的治疗。如带状疱疹后遗神经痛、截肢后残端幻肢痛及顽固性头痛等，经各种针对原发病的治疗都难以取得理想的止痛疗效时，疼痛康复学科采取神经阻滞为主的综合治疗方法可使多数患者的疼痛症状得到明显的缓解，从而大大提高患者的生活质量。

疼痛性疾病的治疗大致分为以下阶段：①治疗原发疾病：治疗原发疾病，随着原发疾病的痊愈而使疼痛自然解除。②专门针对疼痛的止痛治疗：如口服止痛药物、封闭、神经阻滞等治疗方法。③康复治疗：是疼痛治疗后期的主要方法，通过物理因子治疗及运动疗法等，使肌肉及筋膜炎症消退、痉挛解除、肌力增强，可使疼痛症状逐渐减轻。来源于内脏疾病的疼痛，通过生物反馈及运动训练，调整自主神经功能，解除内脏平滑肌的痉挛，可使内脏痛得到缓解。

从疼痛的发生和治疗的方法上看，疼痛的发生涉及机体几乎全部的器官和组织，很多病理状态都会导致疼痛症状的出现，故疼痛的治疗方法涉及疾病治疗和康复的多种手段。因此，对疼痛的认识、剖析、诊断、评估、治疗及康复涉及基础医学学科和临床学科的方方面面，故从事疼痛康复的医生和治疗师应该具备多学科的知识，只有这样才能更好地诊断疼痛的原发病、认识疼痛的性质、评估疼痛的程度。同时，要精通神经、肌肉、关节的解剖，掌握介入、微创及注射技术，了解心理学知识和心理疏导技能，以便更有效地解除患者的痛苦。

第二章 疼痛的常用检查与评定

第一节 疼痛评估的原则与过程

疼痛评估是疼痛治疗的前提，准确、及时地对疼痛进行评估可以为临床治疗提供必要的指导和帮助，是有效治疗疼痛的关键。而错误的疼痛评估方法不仅会影响临床治疗，甚至可带来副作用和并发症，从而影响患者整体的康复治疗，造成生理、心理上的双重伤害。

一、疼痛评估原则

1. 正确地使用疼痛评估工具 在整个康复评估周期内，对一名患者应使用同一种疼痛评估工具。

2. 相信患者的自我报告 疼痛是患者的主观感受和情感体验，患者的主诉是最可靠、最有效的疼痛评定依据。

3. 全面、详细地收集疼痛病史 包括疼痛的强度、性质、部位、开始发作和持续时间，使其加重或缓解因素的详细描述。

4. 其他 注意患者的精神状态，分析与发病相关的心理、社会因素，以便予以相应的支持治疗。

二、疼痛评估过程

1. 收集疼痛的详细病史 一份详尽的疼痛病史是医生制定有针对性的康复治疗计划的基础，它应包括疼痛的发病时间、部位、程度、性质、周期、持续性或间断性、加重或减轻的因素、疼痛治疗史、疼痛对患者及家属的影响、病变范围、疼痛治疗情况及目前治疗存在的问题。

（1）*疼痛的发生* 了解疼痛的发展过程，引导患者按一定的时间顺序叙述，注意疼痛的时间、特点及疼痛程度、较为稳定还是逐渐加重。

（2）*疼痛的性质* 允许患者使用自己的语言描述，根据患者的描述整理为规范的描述词汇和常用术语。

（3）*疼痛的部位和向何处放射* 在描述疼痛部位时，应参照人体轮廓图，请患者在图上标明疼痛的部位和范围。如有牵扯痛，应标出疼痛放散的部位和范围。

（4）疼痛的程度　疼痛程度的测量一般对诊断无太大的帮助，但对治疗效果的评价非常有意义。

（5）疼痛与时间关系　包括疼痛的时间特点，每日、每周、每月或每个季节疼痛的变化情况及变化规律。

（6）减轻或加重的因素　帮助患者明确诱发或加重疼痛的因素，并教育患者如何避免。

（7）伴随症状　疼痛的伴随症状常可以提示疼痛的原因和性质，为诊断提供线索。

（8）疼痛的治疗　包括治疗方式、治疗效果、有无并发症、疼痛对日常生活影响的程度。

（9）伴随疾病　明确是否伴有其他疾病。患有心肺疾病的患者在治疗前必须全面检查，以防止发生误诊误治。

2. 全面的体格检查

（1）全面的体格检查，特别是神经系统检查可以明确疼痛的部位、性质和疼痛的病理生理机制，为疼痛治疗提供参考资料。

（2）身体检查应该有合理的计划和顺序，需向患者说明检查的目的，在检查疼痛部位时应提醒患者，并得到患者的理解和配合。检查内容包括精神状态，一般状况，脑神经、运动神经、感觉神经、身体协调功能和步态等，必要时进行影像学检查。

第二节　一般临床检查

一、疼痛病史采集

（一）一般资料

1. 一般情况　包括年龄、职业、工种、就诊日期、发病情况，以备建立完整的病案记录然后分析辨证，了解病情。

2. 全身情况　包括动态和静态情况，应从多角度进行观察，特别注意有无肿胀、萎缩、畸形及特殊步态，还应注意观察肌肉的营养状况，静脉回流状况，是否有肌肉的萎缩、痉挛、震颤等。在检查脊柱时，应注意患者的脊柱是否侧弯，是原发性的还是保护性的，是否随体位改变而变化。

3. 局部情况

（1）压痛情况　应从病变外周围向病灶中央逐渐触诊，避免直达病所引起局部保护性痉挛或产生恐惧而影响进一步检查。手法应轻柔，由轻到重，以判断病灶的深浅、受损程度。由于压痛往往为病灶部位，故应仔细反复验证。另外，应注意患者对压痛的反应。急性损伤往往疼痛较剧拒按；而慢性损伤则喜按喜揉。

（2）肿块　如果发现肿块，应明确其范围、大小、质地及深度，以及与皮肤粘连程度及移动度，是否有波动及压痛，表面是否有红肿热痛，是否有静脉曲张等。

（3）局部　注意局部皮温、弹性、毛细血管充盈情况，水肿、痉挛情况，局部张力大小和关节滑囊积液情况。感觉异常包括感觉过敏、减退、麻木等。局部是否叩击痛或异常声响及关节弹响音。例如，扳机指常出现弹响音或弹响感；骨折或炎症出现叩击痛；半月板损伤患者出现交锁感或交锁弹响感。

（4）动脉搏动情况　注意动脉搏动情况，这是判断是否有血管病变损伤的依据。

（二）发病的原因或诱因

应详细询问工作时的习惯体位、姿势、用力方式、工作环境等，对于有外伤的患者应详细询问受伤时的部位、受伤的因素、持续时间等。

（三）疼痛的特征

在询问患者病史时，必须了解患者疼痛的部位和放射区、性质、严重程度、持续时间、周期性，以及伴随疼痛出现的情感问题等。

1. 疼痛的部位和放射区

（1）局部痛　局部痛主要局限于发病部位，无放射扩展，可存在局限于发病部位的痛觉过敏和深部压痛现象，如滑膜炎、肌腱炎等。

（2）传导痛　传导痛指患者可感知的沿神经分布传导的疼痛。根据神经受损的部位，传导痛可呈节段样分布（如带状疱疹后遗神经痛等）和外周样分布（如三叉神经痛、臂丛神经痛等）。

（3）牵涉痛　牵涉痛是指从深部躯体和内脏牵涉与疼痛原发部位同一脊髓节段支配的远离部位，可伴有或不伴有痛觉过敏、深部压痛、肌肉痉挛和自主神经功能紊乱等。对于牵涉痛的患者，要确定相关的脊髓节段，仔细检查由这些脊髓节段所支配的躯体和内脏结构，以寻找病因。

（4）反射痛　又称扩散痛。通常指由于脊神经后支某一分支或窦椎支受到刺激后，在同一神经相应的前支支配部位所感到的疼痛。常表现为疼痛深在、区域较模糊、与神经根节段不一致、无麻木区、无肌力及反射障碍等。

2. 疼痛的性质　疼痛的性质可表明发病部位是表浅组织还是深部组织。与浅表病变有关的疼痛通常是锐痛、烧灼样痛，定位较为明确；而深部躯体结构或内脏疾病所致的疼痛通常为钝痛、弥散性疼痛，定位不明确。

3. 疼痛的严重程度　疼痛的严重程度是疼痛的另一个重要特征。由于疼痛的严重程度不能够准确测定，因此，也是疼痛评估的难题。疼痛严重程度的评估必须根据患者的陈述及检查者对患者身体状况的评估而定。

4. 疼痛的持续时间和周期性　在病史采集时需了解患者疼痛的持续时间和周期性，这些与时间相关的疼痛特征可提示疼痛的发病机制，对临床诊断有很大帮助。应询问患者疼痛是连续性、间断性或搏动性。如三叉神经痛时常出现闪电样疼痛；牙髓炎或偏头痛时常出现节律性、波动性疼痛；心绞痛或烧伤患者常出现强度逐渐增加或突然到达高峰并在消失之前无波动并保持较长时间的疼痛。同时，疼痛好发的时间、季节、气候、情绪应激或环境因素亦可为疼痛的诊断提供重要信息。

（四）既往史、家族史、心理史

1. 既往史 对于慢性疼痛患者，了解既往病史对于制定治疗方案、预测治疗结果有重要作用。应详细询问患者初次发病时的健康状况，既往疾病、手术、意外事故、创伤等。应详细询问患者可能与现实疼痛有关的心血管系统、呼吸系统、消化系统、泌尿生殖系统等的情况，及时发现相应器官和系统的症状。

2. 家族史 通过询问家族史，获得患者父母和兄弟姐妹的健康状况，以及明确他们是否患者有疼痛性疾病。强直性脊柱炎、类风湿关节炎等疾病具有家族遗传倾向。

3. 心理史 通过心理评估可以明确环境强化因素对疼痛行为的影响和对逃避行为的作用，以及抑郁症的发生率等。既往的心理疾病、职业问题、药物滥用、慢性疾病或疼痛的家庭作用模式等，均可对患者造成影响。

二、疼痛的体格检查

（一）全身检查

1. 望诊

（1）*一般情况* 检查主要包括营养、发育、神志、面容、体型、体位、姿势、皮肤颜色、出汗程度、皮肤色素情况等。

（2）*躯干、肢体情况* 从前、侧、后三个方向，站、坐、卧、行四种体位观察躯干、四肢的曲线、曲度，以及有无肢体畸形、肌肉萎缩、步态异常等。

2. 闻诊 重点注意局部闻诊。骨摩擦音是骨折的特征。退行性关节炎、半月板损伤，以及关节脱位复位时可听到关节摩擦音或弹响声。肌腱、腱鞘病变时可听到其肌腱、腱鞘的摩擦音或捻发音。

3. 触诊

（1）*局部触诊* 常用的方法包括手指触摸、按压、叩诊锤叩击法。

（2）*触皮肤及皮下组织* 注意检查皮温、湿度、张力、弹性、水肿、瘢痕。

（3）*触压痛* 了解压痛的有无、部位、范围、深度、程度及放射方向对诊断有其重要的意义。

（4）*触包块* 了解包块的大小、范围、硬度、数目、深度、活动度、搏动感、震颤感、波动感及与周围组织的关系。

4. 叩诊

（1）*局部叩击* 通过叩击，了解疼痛或麻木的部位、深度及放射区。一般有神经刺激时，局部叩诊可伴有神经分布区的放散痛及麻木感。叩击可诱发深部疼痛者，表示病变部位深在。

（2）纵轴叩击　远离伤处沿肢体纵轴叩击能诱发伤处疼痛者多表示痛处骨折或脱位。

5. 关节活动度检查　关节的活动应注意主动活动与被动活动。神经、肌肉系统疾患主动活动受限而被动活动不受限。若关节僵直，主动、被动活动均受限，一般应先检查主动活动，后检查被动活动，并注意患肢与健肢的对比。关节活动的另一类检查是躯干或纵轴的牵拉或挤压活动及侧方牵拉或纵轴活动，以观察有无疼痛及异常活动。被牵拉组织主要是韧带、肌肉、筋膜、肌腱及关节囊等，被挤压的组织主要是骨、关节及神经根等，可根据骨与关节解剖的结构力学判断部位。

6. 感觉、肌力及反射的检查

（1）感觉

1）浅感觉

①痛觉：患者闭目，用针尖均匀地轻刺患者皮肤嘱其回答“痛”或“不痛”。对意识不清患者或小儿可根据其反应做出判断。

②温度觉：用2支试管，分别盛冷水，热水，然后分别接触患者皮肤，嘱其回答“冷”或“热”。

③触觉：用毛笔或棉花丝轻触患者皮肤，嘱其说“知道”“不知道”。

2）深感觉

①位置觉：屈伸患者指或趾，询问其指或趾的位置。

②震动觉：用震动的音叉柄放在骨突起部，嘱其回答是否知道持续时间。

③定位觉：患者闭目，检查者用手指或笔杆轻触皮肤，嘱其用手指指出接触部位。

（2）肌力　是指肌肉主动运动时力量的大小。判断肌力一般从远端向近端逐一观察关节的运动情况，以关节的运动力量判断带动该关节运动的肌肉力量大小，肌力评定一般分为6级：

0级：肌肉无收缩，关节无运动，为完全瘫痪。

1级：肌肉能蠕动或稍有收缩，但不能带动关节运动。

2级：肌肉收缩能带动关节运动，但不能对抗肢体重量。

3级：能对抗肢体重量，但不能对抗阻力。

4级：能对抗部分阻力使关节活动，但关节不能稳定。

5级：肌力正常，关节稳定。

（3）反射　反射的检查有利于判定神经系统损害的部位。检查时应两侧对比，一侧反射增强、减弱或消失是神经系统损害的重要体征；而两侧反射对称性减弱或亢进，其诊断意义不大。

（二）头面部检查

头面部检查可以为头面部的疼痛提供准确的诊断依据，帮助患者发现导致疼痛、运动障碍、感觉障碍的原发病灶，排除其他的疾病，指导患者进行准确及时的治疗。

1. 咽部检查 咽腔分为鼻部、口部、喉部3段。临床进行咽部检查主要观察咽峡、咽后壁黏膜颜色和外形、腭扁桃体情况等。

2. 鼻部检查 鼻部检查主要检查鼻旁窦的情况。鼻旁窦又叫副鼻窦，主要包括额窦、筛窦、蝶窦及上颌窦4对，左右对称排列，分为前组鼻旁窦（额窦、前筛窦、上颌窦）与后组鼻旁窦（蝶窦、后筛窦）两部分。其中前组鼻旁窦均开口于中鼻道，后组鼻旁窦中后筛窦开口于上鼻道，蝶窦开口于蝶筛隐窝。

临床上鼻旁窦的压痛点检查方法：

（1）额窦 手指按压眼眶顶面，向上对着额窦的内侧端加压。

（2）蝶窦 手指按压眼内侧角稍下，鼻骨的外侧缘处加压。

（3）上颌窦 手指按压眶下缘之下、面颊部皮肤外面，即上颌窦前壁处，同时加压在口腔内尖牙的上后方。

（4）筛窦 手指按压眼内侧角与眉毛内侧端之间的部位。

3. 耳部检查 耳部检查主要观察耳郭的形态、压痛点等。耳部常见压痛点如下：

（1）咽鼓管部 用手指按压乳突尖与下颌角之间的凹陷，然后按住鼻孔，鼓颊憋气，正常情况下可以听到骨膜的冲击声。在咽鼓管上方，用手指用力按压，引起剧痛则表明中耳内有病变。

（2）乳突部 以手指用力按压乳突部，急性乳突炎时不一定有疼痛，但中耳炎合并乳突炎时则压痛明显。耳后淋巴结炎最明显的压痛点在乳突中部。

（3）鼓房部 在外耳道上方的三角区即鼓房的表面。一般有两种检查方法，一种是先将耳郭向前拉开，在三角区的后部按压；另一方法是手指压在耳郭的三角凹陷内，手指直接压在外耳道上方的三角区，此处压痛是急性乳突炎最可靠的体征。

（三）颈项部检查

1. 望诊 主要观察颈部的姿势，生理曲度有无变化，局部皮肤有无包块、瘢痕、皮疹等。检查时患者应脱去上衣，显露颈、肩、背部。患者取端坐位，头放正，下颌内收、双目平视、双肩下垂。

2. 触诊 颈项部触诊主要寻找压痛点及检查有无包块情况。

（1）压痛点 用拇指沿棘突、棘间及椎旁软组织触压，由轻而重以区别浅表病变及深部病变。

①压痛点表浅：多见于皮下、筋膜、棘间或棘突的病变。如扭伤、落枕、压痛点多在棘间韧带和斜方肌、胸锁乳突肌、头夹肌等部位，颈椎棘突间如触及硬结或条索状肿物，可能是项韧带钙化。

②风池穴压痛：多见于枕大神经炎。

③横突部压痛：多见于椎间关节病变或增生造成的颈椎病。

④锁骨上方或颈后三角下部压痛：见于颈肋、臂丛神经炎、前斜角肌综合征等。

⑤枕骨下方、乳突后方后正中线之间的凹陷内压痛：见于椎体或椎间关节病变，如其周围的软组织广泛压痛则多见于颈肌筋膜炎或纤维肌痛综合征。

⑥胸锁乳突肌乳突部周围压痛且固定：见于胸锁乳突肌和斜方肌肌腱炎。

（2）放射痛和叩击痛　颈椎病或颈椎间盘突出症的压痛多在患侧下部颈椎旁及肩胛内上角，且疼痛向患侧上肢放射并伴有麻胀感。颈椎棘突歪斜，且有压痛及叩击痛者多见于颈椎骨折或脱位；叩击头顶或椎体有放射麻感至上肢，见于颈椎病及颈椎间盘脱出。

3. 颈部活动度检查　患者取坐位或站立位，头居正中，两眼平视前方。依次行下列动作的检查：

（1）屈曲　嘱患者用颏部去触胸前，估计颈椎的活动度，正常颈椎可屈曲35°~45°。

（2）伸展　嘱患者尽量仰头，正常能后伸35°~45°。

（3）侧屈　嘱患者用右耳触碰右肩，左耳触碰左肩。正常两耳至同侧肩峰的距离相等，侧屈约为45°。事先要注意其两肩要等高，动作时肩不可抬起。

（4）旋转　嘱患者用颏部分别去接触左右肩，但不能抬高肩部去触颏部。正常的旋转每侧60°~80°。

4. 颈部特殊检查

（1）臂丛牵拉试验　检查者一手按于患者头部病侧，另一手握住患者腕部，呈反方向牵拉。如能诱发患肢疼痛、麻木感，为阳性。若在其牵拉同时使患肢作内旋转动作，称为臂丛试验加强试验。

（2）椎间孔挤压试验　患者取坐位，头微侧倾，检查者双手按住患者头部旋转并施以压力，如患侧出现放射性疼痛为阳性，这是由于侧倾时椎间孔变小，挤压致椎间孔更窄，从而挤压神经根所致。

（3）屈颈仰头试验　患者取站立位，屈颈仰头或检查者施以压力，患者出现头晕、下肢无力、站立不稳等症状即为阳性。见于椎间盘脱出、椎体后缘增生、黄韧带肥厚、关节突增生。

（4）深呼吸试验（又称Adeson征）　患者取坐位，两手放于膝上，检查者两手触摸两侧桡动脉搏动，嘱患者深吸气达高峰时将头转向患侧，并屏气。然后比较两侧桡动脉，如一侧搏动明显减弱为阳性。此试验主要用于诊断颈肋和前斜角肌综合征。

5. 颈神经根损伤定位诊断

（1）颈3神经根　颈3神经根损伤常表现为疼痛剧烈、表浅，由颈部向耳郭、眼及颞部放射，患侧头部、耳及下颌可有烧灼、麻木感。体检有时可发现颈后、耳周及下颌部感觉障碍，无明显肌力减退。

（2）颈4神经根　颈4神经根损伤临床较为常见，以疼痛症状为主，疼痛由颈后向肩胛区及胸前区放射，颈椎后伸可使疼痛加剧。体检时可见上提肩胛力量减弱。

（3）颈5神经根　颈5神经根损伤，感觉障碍区位于肩部及上臂外侧。主诉多为肩部疼痛、麻木、上肢上举困难，难以完成穿衣、吃饭、梳头等动作。体检时可发现三角肌肌力减退，其他肌肉如冈下肌、冈上肌及部分屈肘肌也可受累，但体检时难以发现。肱二头肌反射也可减弱。

（4）颈6神经根　颈6神经根损伤临床也较为常见，仅次于颈7神经根受累。疼痛由颈部沿肱二头肌放射至前臂外侧、手背侧（拇指与示指之间）及指尖。早期即可出现肱二头肌肌力减退及肱二头肌反射减弱，其他肌肉如冈上肌、冈下肌、前锯肌、旋后肌、拇伸肌及桡侧腕伸肌等也可受累。感觉障碍区位于前臂外侧及手背“虎口区”。

（5）颈7神经根　颈7神经根损伤临床最为常见。患者主诉疼痛由颈部沿肩后、肱三头肌放射至前臂后外侧及中指，肱三头肌肌力在早期即可减弱，但常不被注意，偶尔在用力伸肘时方可察觉。有时胸大肌受累并发生萎缩，其他可能受累的肌肉有旋前肌、腕伸肌、指伸肌及背阔肌等。感觉障碍区位于中指末节。

（6）颈8神经根　颈8神经根损伤感觉障碍主要发生于环指及小指尺侧，患者主诉该区有麻木感，但很少出现在腕部以上。疼痛症状常不明显，体检时可发现手内在肌肌力减退。

（四）肩及上肢检查

1. 肩部检查

（1）望诊

1）侧面检查　应注意观察肩部圆钝的曲线是否畸形。

①方肩：临床主要表现为三角肌轮廓消失，肩峰明显突出并失去正常的饱满膨隆，外见呈现扁平或方形。此种现象多见于肩关节脱位、肱骨外科颈骨折或由于腋神经麻痹而引起的三角肌萎缩或废用性肌萎缩。

②平肩：临床主要表现为患侧肩胛骨下降并外移，不能耸肩和上举上肢，肩部平坦，多见于斜方肌瘫痪。

③翼状肩：临床主要表现为肩胛骨外高且偏向内侧，其内侧缘及下部翘起并离开胸壁，状如鸟翼。患肢上举活动受限，此种情况见于前锯肌瘫痪或进行性肌营养不良致肌萎缩。

④耸肩：三角肌瘫痪时，肩部失去正常的圆形膨隆，患肢外展上举时还可出现耸肩现象。

2）后面检查　应注意观察肩峰、肩胛冈位置是否对称，有无明显突出，肩胛带肌是否肿胀、萎缩。

①肿胀：肩部前内侧与后侧肿胀见于肩关节周围的软组织炎性反应；肩部前内侧肿胀见于肩关节内积液；肩部后侧及上方肿胀、三角肌处饱满见于三角肌滑囊炎。肩部进行性肿胀，并伴有疼痛，可表面无红肿热表现，逐渐出现功能明显受限。应警惕恶性肿瘤，尤其是肉瘤。

②萎缩：冻结肩常见肩部肌肉明显萎缩。肩袖损伤多引起三角肌与冈上肌废用性萎

缩。腋神经损伤常导致三角肌麻痹，引起肩部肌肉弛缓性瘫痪。肩部外伤后未能完全恢复，也可造成肌肉萎缩。

（2）触诊　肩部触诊主要检查肩关节周围的压痛点、肌肉肌腱情况、肩关节弹响和摩擦音等。肩部常见压痛点如下：

1）结节间沟　结节间沟压痛，提示肱二头肌长头肌腱炎。此种疾病往往同时伴有其他肩部损伤。如冈上肌撕裂、肱骨骨折或肩周炎。

2）肱骨大结节　肩袖损伤，冈上肌肌腱损伤或断裂，在大结节的尖端有压痛。若冈下肌、小圆肌肌腱损伤、压痛范围较大，可扩展至大结节的后下方。

3）肩峰周围　肩峰下滑囊炎压痛点一般在肩峰下稍内侧；肩胛下肌损伤后，压痛点位于肩峰的前下位深处。

4）喙突部　肩周炎或单纯的肱二头肌短头肌腱炎可在喙突顶部触及明显压痛；力量过大的牵拉或反复劳损可使喙突至锁骨下面的三角带和斜方肌之起点发生撕裂，此处也可出现明显压痛。

5）肩胛骨内上角　为肩胛提肌附着点，颈椎病及颈背疼痛患者往往此处有压痛，可能与劳损有关。

6）肩胛冈上缘　多见于冈上肌损伤。

7）肩胛冈下缘　多见于冈下肌损伤或肩胛上神经卡压，往往压痛点较多，并可触及弹响感。

（3）肩关节活动度检查　检查时患者站立，肩关节置中立位。检查肩关节的前屈、后伸、外展、内收、外旋、内旋运动。检查时防止患者脊椎和肩胛胸壁连接参与活动，以防干扰被测肩关节活动范围。正常情况下，肩关节可前屈 90°，后伸 45°，外展 90°，内收 40°，外旋 30°，内旋 80°。

（4）肩部特殊检查

1）搭肩试验　又称杜加（Dugas）试验，主要检查肩关节有无脱位。检查时先嘱患者屈肘，将手搭于对侧肩上，如果手能搭到对侧肩部，且肘部能贴近胸壁则为正常。若手能搭到对侧肩部，肘部不能靠近胸壁；或肘部能靠近胸壁，手不能搭到对侧肩部，均属阳性征。

2）落臂试验　检查时患者取站立位，将患肢被动外展 90°，然后令其缓慢地放下，如果不能慢慢放下，出现突然直落到体侧，为阳性，说明肩部肌腱袖有破裂。

3）肱二头肌抗阻力试验　又称叶加森（Yergason）试验，主要用于诊断肱二头肌长头腱滑脱或肱二头肌长头肌腱炎。检查时嘱患者屈肘 90°，医者一手扶住患者肘部，一手扶住腕部，嘱患者用力屈肘、外展、外旋，医者给予阻力，如出现肱二头肌肌腱滑出，或结节间沟处产生疼痛则为阳性征，前者为肱二头肌长头腱滑脱，后者为肱二头肌长头肌腱炎。

4）疼痛弧试验　嘱患者肩外展或被动外展其上肢，当外展到 60°～120°时，冈上肌肌腱在肩峰下摩擦，肩部出现疼痛，为阳性，这一特定区域的外展痛称疼痛弧。

5）直尺试验　　正常的肩峰位于肱骨外上髁与肱骨大结节连线之内侧，医者用直尺贴于患者上臂外侧，一端接触肱骨外上髁，另一端能与肩峰接触则为阳性，说明有肩关节脱位。

2. 肘部检查

（1）望诊

1）肘关节肿胀情况　　肘关节内的肿胀多见于肘关节腔内液，滑膜增厚。肘关节外肿胀多见于急性或慢性创伤性滑囊炎，肱二头肌肌腱断裂，一般局限于肘后方。

2）肘关节局部肿块　　应区别肿块的大小、硬度、移动度。肘关节弯曲，在肘窝上方如出现一圆形肿块而屈压时更加明显多见于肱二肌断裂。肘前部肿块位于肌肉内，大小不定，一般系肘部受伤后血肿骨化。鹰嘴部局限性肿物，呈囊状，多为风湿性皮下小节、痛风结节等。

3）肘部畸形

①肘内翻：正常肘携带角为170°，儿童与女性较小。如携带角大于170°称为肘内翻，多见于肱骨髁上骨折，或因内上髁骨折、炎症等引起肘关节破坏而使肘内翻。

②肘外翻：肘部携带角小于170°，称肘外翻，见于肱骨外上髁骨折，或因外上髁炎等引起肘关节横轴线破坏而致携带角变小。

（2）触诊

1）肱骨外上髁处　　为前臂伸肌腱总起点，网球肘患者此处有范围局限、定位清楚的压痛点。

2）肱骨内上髁处　　此处为前臂屈肌腱的总起点，肌肉撕裂伤或上髁处慢性劳损可引起肱骨内上髁炎，在此处有较明显且固定的压痛点。

3）尺骨鹰嘴　　此处有压痛多见于骨折、鹰嘴滑囊炎。

4）桡骨头　　在桡骨头骨折、半脱位或网球肘造成环状韧带劳损时，此处可有压痛。

5）尺神经沟　　在尺神经损伤、尺神经移位时，此处可触及压痛点并伴有麻木感。

（3）肘部特殊检查

1）肘后三角　　又称修特（Hüter）三角。正常肘关节屈伸时，肱骨内上髁、外上髁与尺骨鹰嘴突三点形成一个等腰三角形，称为修特三角。肘关节伸直时，三点在一条直线上，称修特线，当肘关节发生脱位时，3点关系改变，而肱骨髁上骨折时，此三点关系保持正常。

2）密勒（MiL）征　　又称伸肘屈腕旋前试验。令患者伸直肘关节，握拳屈腕，当前臂旋前时，肱骨外上髁疼痛者为阳性，见于网球肘。

3）伸肌紧张试验　　又称柯宗（Cozen）试验。令患者屈腕、屈指，检查者将手压于各指的背侧作对抗，再嘱患者抗阻力伸指并背伸腕关节，出现肱骨外上髁疼痛者为阳性，见于网球肘。

4）屈肌紧张试验　令患者握住检查者手指，强力握拳、屈腕，检查者手指与患者握力对抗，出现内上髁疼痛者即为阳性，见于肱骨内上髁炎。

3. 腕、手部检查

（1）望诊　腕、手部望诊要系统观察腕、手的外形，有无畸形存在，注意手的休息位、功能位是否正常。

1）手的休息位和功能位　手的休息位一般为腕背伸 10°～15°，拇指尖靠近示指远侧指间关节的外侧，其余各指处于半屈位。手的功能位一般为腕背伸 20～35°，拇指充分外展，掌指关节及近侧指间关节半屈曲。远侧指间关节微屈位呈“握杯”姿势。观察时需注意是否有畸形。

2）腕、手部肿胀情况　手背中央沿肌腱纵行肿胀见于创伤性肌腱炎；鼻烟窝处局限性肿胀，凹窝消失并有压痛见于腕舟骨骨折；腕背侧正中肿胀见于月骨缺血性坏死或软组织损伤；腕掌侧饱满肿胀伴压痛、屈腕受限、第 3 掌骨处明显塌陷、手指半屈位不伸直或伴有正中神经刺激症状见于月骨脱位。

3）腕、手部畸形情况　腕、手部的畸形常见弹响指和锤状指。弹响指又称扳机指，指屈肌腱狭窄性腱鞘炎者肌腱肥厚变粗，为膨大硬结，患者不能自如屈伸，当屈曲或伸直到一定程度时，会出现弹响感或响声。锤状指为伸肌腱在远节指骨底部背侧附着处断裂，或远节指骨基底部撕脱骨折，远侧指尖关节呈屈曲状，久之近侧指间关节也继发地过伸，外形犹如铁锤，故称锤状指。

（2）触诊

1）压痛点　桡骨茎突压痛见于桡骨茎突缩窄性腱鞘炎；鼻烟窝压痛见于腕舟骨折；腕背侧中央近端处压痛见于月骨无菌性坏死或关节囊损伤；掌指关节压痛多见于各指的屈指肌腱狭窄性腱鞘炎；桡骨远侧关节前后与尺骨头周围压痛见于三角软骨盘损伤。

2）异常响声　腕关节屈伸时，前臂远端背侧可有捻发音见于前臂外侧伸肌周围炎（拇外展肌炎、拇长伸肌炎、拇短伸肌周围炎）；手指屈伸时，肌腱通过狭窄的腱鞘管发出响声见于弹响指；前臂旋转或按压尺骨头时，在桡骨远端关节尺侧听到或感到“咯嗒”响声见于三角骨盘损伤。

（3）腕、手部特殊检查

1）握拳试验　先将拇指握到掌心内，然后将腕向尺侧偏，引起桡骨茎突部剧痛者为阳性，见于桡骨茎突狭窄性腱鞘炎。

2）三角软骨挤压试验　检查者一手握住前臂下端，另一手紧握患手，使腕关节掌屈尺偏，然后将患手向尺骨小头方向不断顶撞，腕尺侧疼痛为阳性，考虑腕三角软骨损伤。

（五）胸背、腹部检查

1. 胸背部检查　临床上胸部检查除一般检查外，应注意胸椎有无侧弯，以及胸廓活动、胸部皮肤等情况。如脊柱侧弯的患者可表现为胸椎曲度的改变。强直性脊柱炎的患者可表现为胸椎曲度过大，胸部活动度变小。带状疱疹后的患者可在局部皮肤观察到陈旧性皮肤损伤。肋软骨炎的患者可在肋骨与肋软骨交界的区域出现一个或多个硬性肿物，触诊时应注意观察患者局部有无压痛点等。

2. 腹部检查 腹部检查临床上应重点检查触痛及包块情况。当触诊发现腹部压痛时，可令患者伸直双腿贴于床面，做屈颈抬肩动作。若压痛不能减轻或有加重现象，则压痛来自腹壁；若疼痛减弱或消失，则压痛来自腹腔内。疼痛部位多是病变所在，应了解腹部压痛部位与内脏体表投影的位置关系。当触诊发现包块时，应注意包块的大小、质地、形态、压痛、活动度及与周围脏器的关系。在未明确包块性质前，应避免过度用力按压，以防发生包块破裂等意外发生。

（六）腰骶部检查

1. 望诊

（1）人体的对称性 正常人体的躯干前后和左右对称，检查时应注意两肩有无一高一低、两肩胛下角是否平齐、两侧大粗隆有无一侧异常突出、腰骶菱形区是否正常、两侧臀皱襞有无不对称等。侧面检查时，应注意观察胸、腰的生理曲度是否正常。

（2）脊柱曲度观察 应注意脊柱是否侧弯。从后面观察脊柱应为一条直线，若向左右弯曲则称侧弯畸形。检查时应注意区分其部位是原发或继发。有些轻微的侧弯畸形不明显，可嘱患者向前弯腰，两上肢交叉于胸前，双手放于对侧肩部，以便检查。

（3）脊柱的前凸和后凸 脊柱的正常生理弯曲颈段呈前凸，胸段呈后凸，腰段向前凸，而骶椎段又后凸。它们都有其正常的生理范围，如果超出这一范围即为病态。

2. 触诊

（1）脊柱定位 在检查腰背部疾患时，需明确病变的位置，通常我们可采用脊椎及其相邻的解剖关系或自身的解剖特点来定位。

临床上常规用以下三条线来定位胸、腰椎的结构：①正中线：各棘突连线，为棘上韧带、棘间韧带所在部位。②椎板间线：距棘突 1.5cm 处之纵线，相当于腰肌、椎板、关节突关节及椎弓根的部位。③骶棘肌外缘线：沿骶棘肌外缘作一纵线，距正中线 3 ~6cm，其外侧缘相当于横突尖部。

在临床检查中还可以通过触摸邻近的骨性或其他标志来定位椎体。两侧髂嵴最高点连线中点相当于第 4 腰椎平面。两侧髂后上棘间连线相当于 S1、S2 棘突间隙，骶髂关节中部，蛛网膜下腔终点。

（2）棘突触诊 检查者用示、中、环三指，中指放在棘突尖，示指、环指放在棘突两侧，自上而下滑行触诊，应注意棘突是否有隆起或凹陷，棘突间隙是否相等，棘突、棘上韧带及棘间韧带有无增厚、肿胀及压痛，棘突的排列是否在一条直线上，有无侧弯或棘突偏歪。也可用拇指由上向下依次触摸、按压检查。

棘突压痛点往往为病变处，在进行触诊寻找压痛点之前，应首先嘱患者进行指点试验，即令患者用一手指准确地指出疼痛的部位，一般来说，患者如能明确地指出某一部位疼痛、反复数次而指点不变，说明此部位可能有重要的器质性损伤。寻找压痛点时注意部位、深浅。压痛点表浅多为棘上、棘间韧带、筋膜、肌肉之损伤。常见的压痛点如下：

1）腰部正中　轻压痛多为棘上韧带损伤。稍重深压痛多为棘间韧带损伤。

2）髂嵴中点下方　多表示臀上皮神经损伤或臀中肌损伤。

3）第3腰椎横突　L3横突尖部深在压痛，并有时沿臀上皮神经向臀部及大腿部放射，多见于第3腰椎横突综合征。

4）梨状肌部　在髂后上棘外下方，深在压痛并可触及条索状物，多见于梨状肌综合征。

5）棘突旁　L3、L4、L5棘突外1.5~2cm处有压痛，有时沿坐骨神经向下放射，可至足底，见于腰椎间盘脱出。

3. 腰背部特殊检查

（1）髋膝屈曲试验　患者仰卧，屈曲髋、膝关节，检查者扶患者膝部向头侧推压，使髋关节尽量屈曲，并使臀部离开床面，腰部被动前屈，如腰骶部疼痛，为阳性，见于腰部软组织损伤、劳损，以及椎间关节、腰骶关节、骶髂关节病变。但腰椎间盘脱出时常呈阴性。

（2）格登维持试验（Goldthwait）　患者仰卧，两下肢伸直，检查者一手触诊患者腰椎棘突，另一手抬高患者下肢。在抬高过程中，如放在腰椎棘突的手还未触知棘突运动患者即疼痛，说明可能有骶髂关节炎或其周围韧带损伤。若疼痛发生于腰椎运动之后，病变可能位于腰骶关节或骶髂关节。而以前者可能性最大。

（3）跟臀接触试验　患者俯卧、小腿慢慢屈曲，使足跟接触臀部，正常情况下不会产生任何障碍和疼痛，若在试验时发现患者臀部随着小腿的跟臀而抬直离开床面，称为跟臀接触试验阳性，表示腰大肌受牵扯，病变位于腰椎或腰骶关节及大腿前方的软组织。

（4）直腰抬高试验　又称拉赛格（Lasegue）征，患者仰卧，两腿伸直，由检查者协助行直腿抬高动作，然后再被动抬高。正常时，两下肢可同样抬高80°以上而无疼痛。若一侧下肢抬高幅度降低，不能继续抬高，同时又有下肢放射性疼痛者为阳性。说明有坐骨神经根受压现象。

（5）直腿抬高屈踝试验　在直腿抬高试验中，当直腿抬高到最大限度而未引出疼痛，在患者不注意时，突然将足背屈，此时坐骨神经受到突然地牵伸而紧张，从而引起患肢后侧放射性剧烈疼痛，为阳性。借此可以区别由于髂胫束、腘绳肌或膝关节后节紧张所造成的直腿抬高受限。因为足背屈只加剧坐骨神经及小腿腓肠肌的紧张，对小腿以上的肌筋膜无影响。

（6）屈颈试验　患者仰卧，检查者一手放于胸前，一手放枕后，徐徐用力使患者头前屈，如出现腰痛及坐骨神经痛为阳性。颈前屈时，可使脊髓在椎管内上升1～2cm，神经根也随之受到牵拉，神经根受压时可出现该神经分布区疼痛，见于腰椎间盘脱出及椎体压缩性骨折。

（7）梨状肌紧张试验　患者取仰卧位，将患肢伸直，并作内收内旋动作，如坐骨神经有放射性疼痛，再迅速将患肢外展外旋，疼痛缓解即为阳性。或嘱患者取俯卧位，屈曲患侧膝关节，检查手一手固定骨盆，一手握持患肢小腿远侧，推动小腿作髋关节内旋及外旋运动。若发生坐骨神经放射痛为阳性。

（8）股神经紧张试验　患者俯卧，检查者一手固定患者骨盆，另一手握患肢小腿下端，膝关节伸直或屈曲，将大腿强力后伸，如出现大腿前方放射样疼痛即为阳性，表示有股神经根受压现象。

（七）髋与下肢检查

1. 髋部检查

（1）望诊　应从不同角度观察患者骨盆有无倾斜、腰椎有无代偿性侧凸、肌肉有无萎缩、皮肤有无瘢痕等。再嘱患者行走，观察有无疼痛性跛行、短缩性跛行和其他异常步态。最后嘱患者上床，观察患者上床的动作。

1）屈曲畸形　髋关节不能伸直到中立位，检查时将健侧髋关节极度屈曲，使腰椎放平，骨盆固定摆正，此时患髋屈曲的角度（即大腿轴线与床面所形成的角度）即为畸形角度。此种畸形在患者站立位时因腰椎部分前凸代偿而不易发现。

2）旋转畸形　患者仰卧，将骨盆置于中立位，双下肢伸直，观察髌骨或𧿹趾位置是否朝向正前方，如偏向内侧或外侧，分别表示有内旋或外旋畸形。临床上引起髋关节畸形的常见原因有创伤性髋关节炎、髋关节结核、股骨头缺血性坏死、髋周肌肉与肌筋膜挛缩等。

（2）触诊

1）股骨头位置　正常股骨头位于腹股沟韧带中点之下，股动脉之后。如髋关节向后上方脱位，则股骨头转移到股动脉外侧，与髂前上棘的间距缩短，大转子亦随之上移。髋关节前脱位时，股骨头很容易在耻骨和闭孔处触及。

2）股骨头处肿块　应注意肿块的大小、边界、硬度、数目、活动度、波动及与髋关节及其周围组织的关系。

3）髋部压痛点　腹股沟韧带中点下2cm处有压痛，常提示髋关节病变。大转子内上方痛，常提示股骨头无菌性坏死。大转子最高点处肿胀并有压痛，常提示股骨粗隆滑囊炎。腹股沟内侧下方压痛，常提示股内收肌群拉伤，或髂腰肌损伤。髂前上棘内侧压痛，多见于股外侧皮神经卡压综合征。

（3）髋部特殊检查

1）屈髋屈膝试验（托马斯征）　又称髋关节屈挛缩试验。患者仰卧，尽量屈曲健侧大腿使其贴近腹壁，使腰部紧贴于床面，克服腰前凸增加的代偿作用。再嘱患者伸直患肢，如患肢不能伸直平放于床面，为阳性，提示该髋关节为屈曲挛缩畸形，或患肢大腿与髋关节结核、增生性关节炎、骨性强直。

2）臀大肌挛缩试验（又称过伸试验）　患者取俯卧位，患肢屈膝 90°，检查者一手握踝部将下肢提起，使髋关节过伸，若骨盆随之抬起即为阳性，说明髋关节后伸活动受限。腰大肌脓肿、髋腰肌损伤，以及早期髋关节结核可表现为阳性。

3）全登兰堡（Trendelenburg）试验　又称臀中肌试验，单腿独立试验。患者背向检查者，先以健肢单腿独立，患侧下肢抬起，此时患侧骨盆及臀皱皱襞上升，为阴性。再使患侧下肢站立，健侧下肢抬高，若健侧骨盆及患侧臀皱皱襞下降，此为阳性，说明负重髋关节结构不稳固或臀中肌、臀小肌麻痹或松弛。任何使臀中肌无力的疾病均可出现阳性。

4）黑尔（Hare）试验　患者仰卧，检查者将患肢膝关节屈曲，踝部放于健肢大腿上，再将膝部下压抵至床面，如为坐骨神经痛可自如放置，而髋关节疾患则不能抵至床面。

5）欧伯（ober）试验　称髂胫束挛缩试验。患者侧卧健肢在下并屈髋屈膝，避免腰椎前凸，检查者站在患者后面，一手固定骨盆，另一手握患肢踝部，使膝屈 90°，然后将髋关节外展后伸，再放松握踝之手，使患肢自然下垂。正常时应落在健肢后侧，若落在健腿前方或保持上举外展姿势，为阳性。此试验阳性说明髂胫束挛缩或阔筋膜张肌挛缩，并可在大腿外侧摸到挛缩的髂胫束。

6）大腿滚动试验（又称 Gauvain 征）　患者仰卧，双下肢伸直，检查者以手掌轻搓大腿，引起患肢的内、外旋滚动，若髋关节部疼痛或运动受限即为阳性，主要见于髋关节炎症，髋部骨折、股骨头坏死。

7）分髋试验（又称“4”字试验）　患者仰卧，一侧屈膝、髋，将外踝放在对侧膝盖上，医者一手压本侧膝部，另一手按压对侧髂前上棘，若出现疼痛即为阳性，表示髋关节或骶髋关节有病变。

8）姚曼（Yeomann）试验（又称单腿后伸试验）　嘱患者俯卧，检查者前臂托住膝部，使髋关节后伸，另一手压住骶骨，两手协调用力，骶髂关节处疼痛或有响声，提示骶髂关节病变，见于骶髂关节炎、骶髂关节致密症。

2. 膝部检查

（1）望诊　膝部望诊应系统观察膝关节有无畸形、肿胀、肌肉萎缩等情况。

1）膝关节常见畸形　膝关节常见畸形有膝内翻畸形、膝外翻畸形、膝过伸、膝屈曲畸形等。

2）膝关节肿胀与肿块　注意膝关节肿胀和肿块。一般采用仰卧观察。如膝关节积液或滑膜增厚，膝关节前上方的髂关节积液或滑膜增厚，膝关节前上方的髌上囊膨大。患者取仰卧位，若观察到髌骨前面肿胀为髌前囊发炎。髌骨周围肿胀为膝关节积液，膝关节结核时呈梭形肿大，股骨下端和胫骨上端患骨髓炎时，膝关节弥漫性肿胀。

骨肿瘤或骨囊肿坚硬而不能移动。

3）股四头肌情况　膝关节有器质性病变和损伤（如半月板损伤），股四头肌尤其是股内侧肌萎缩，往往很快出现废用性萎缩。

（2）触诊　用一手扶住患者的大腿或小腿，另一手拇指可对膝关节各个部位以适当的力量进行认真仔细的触诊，以寻找异常感觉，如压痛点、积液浮动感等。

1）压痛点　副韧带撕裂伤，压痛点多在上下韧带附着处，也可在通过关节裂隙处。髌骨与髌缘压痛，见于髌骨骨折、髌前滑囊炎、髌腱周围炎。内、外侧关节间隙半月板压痛见于该侧半月板损伤，压痛可在所在关节间隙半月板边缘的任何一点；髌韧带两侧脂肪垫压痛见于脂肪垫损伤，在膝关节伸直位时压痛最明显；腓关节压痛见于胫腓关节扭伤；胫骨上端内侧压痛见于胫骨结节骨软骨炎；胫骨粗隆压痛见于儿童胫骨粗隆炎。

2）关节积液　正常膝关节内约有5mL滑液，主要生理功能是润滑关节、缓冲力的作用、营养软骨。若关节积液量大则容易摸出；若出现少量或中等量积液则需行浮髌试验，一般积液10mL以上浮髌试验可表现为阳性。

3）关节摩擦感　膝关节面不平滑、髌骨软化、关节内有游离体等均可引起摩擦感或摩擦音。检查时一手握患肢小腿下端做膝关屈伸活动，一手于膝前侧触诊。若有髌骨软化，上下左右移动髌骨可有摩擦感及疼痛，髌骨研磨试验阳性。

（3）膝部特殊检查

1）浮髌试验　患者仰卧，膝关节伸直，股四头肌松弛，检查用一手手掌放在髌骨上方压髌上囊，并用拇指、示指压髌骨两侧，使液体流入关节腔，然后用另一手示指轻轻按压髌骨，若感到髌骨撞击股骨或髌骨有漂浮现象即为阳性，说明膝关节内有积液。

2）髌骨摩擦试验　嘱患者自动伸屈膝关节，髌骨与股骨髁间凹部髌股关节因摩擦而发出摩擦音及疼痛即为阳性，多见于髌骨软化症、老年人退行性膝关节炎、髌关节炎、髌骨骨折。

3）半蹲试验　患者单腿站立，逐渐屈膝下蹲，出现膝软、疼痛、髌下出现摩擦音为阳性。本试验主要用于检查髌骨软化症。

4）侧向运动试验　伸直膝关节，一手按住膝关节外侧，一手按踝内侧，将膝向内推，如内侧副韧带断裂，患者可出现疼痛并且内侧关节间隙增大。

5）回旋挤压试验　检查左膝外侧半月板时，医者于患者左侧，左手握左足，右手固定左膝部，尽量屈膝屈髋，先使小腿在旋位充分内收屈膝，然后外展外旋伸直，注意在伸直过程中有无弹响及疼痛。检查内侧半月板时，先使小腿在外旋位充分外展屈膝，然后内旋内收伸直。响声清脆者多为半月板损伤。

6）抽屉试验　患者取仰卧位，屈髋45°、屈膝90°，足平放床面，检查者坐于床上，用双手肘压住患者足背固定，两手握住小腿上端前后推位，向前拉为前抽屉试验，向后推为后抽屉试验。小腿向前活动幅度过大，说明前叉韧带及有关稳定组织断裂或松弛；向后过大则为后交叉韧带及有关组织断裂或松弛。

7）关节过伸试验又称“Jones”征　患者仰卧，检查者一手固定膝部，另一手握住小腿下部向上提，将膝关节过度伸展，使半月板前角受到挤压，如出现疼痛可能为半月板前角损伤或肥厚的髌下脂肪垫受挤压所致。

8）关节交锁征　患者活动膝关节时，突然在某一角度有物嵌住，使其不能伸屈并感到疼痛，此现象称为关节交锁。患者慢慢伸屈膝关节时，“咔噔”一声交锁现象解除，此表示半月板损伤。

3. 踝足部检查

（1）*望诊*　嘱患者脱去长裤、鞋袜，以站立、行走、坐或卧位等各种体位观察。

1）注意站立姿势和负重点　观察患者是否有“内八字”脚或“外八字”脚。观察足弓和足横弓判断有无扁平足。

2）注意是否有足部畸形　常见足部畸形有扁平足、马蹄足、内翻足、外翻足、仰趾足、踇外翻、踇内翻等。

3）注意踝关节肿胀情况　踝关节内肿胀见于踝关节急性扭伤、创伤性关节炎等关节间隙脂肪垫损伤；踝关节外肿胀多见于腱鞘炎或腱鞘囊肿。若跟腱附着的跟骨结节处肿胀，多为类风湿性疾病或跟腱周围炎。跟腱周围出现炎症时，肿胀一般位于跟腱下1/3，呈局限性肿胀或见整条跟腱增粗。

（2）*触诊*　踝关节触诊主要触压痛点情况为：距下关节处压痛见于该关节炎症或扭伤；跟骨后下方压痛见于跟骨骨骺炎；跟骨跟面正中偏后压痛见于跟骨骨刺或跟下脂肪垫炎；跟腱止点或跟骨骨突压痛见于跟腱滑囊或跟骨皮下滑囊炎；跟骨跟面靠前部压痛见于跟骨骨刺或跖腱膜炎；跟骨上压痛见于老年人骨质疏松症；第2、第3跖骨压痛可能为跖痛病或跖骨头骨软骨炎。

三、疼痛的影像学检查

（一）X线检查

X线检查是影像学诊断中使用最多和最基本的方法。

1. 脊柱的检查　脊柱应根据临床表现及诊断部位选择摄片位置。

（1）*正位片*　正位片主要观察椎体形态，如有无棘突偏歪，椎间隙上下比较是否狭窄，左右比较两侧是否等宽，双侧椎弓根有无间距增宽，环枢关节有无融合、脱臼，齿状突有无偏歪、缺失，有无脊椎隐裂及第5腰椎横突与髂骨融合形成假关节（即腰椎骶化），椎体两侧软组织情况，有无移行椎体等。

（2）*侧位片*　侧位片主要观察颈、胸、腰及骶尾椎生理曲度有无改变、椎体有无骨质破坏、椎间隙是否狭窄及出现前窄后宽的征象、脊柱前后纵韧带及颈部项韧带有无钙化、小关节错位及椎体上下关节突有无骨赘等。

（3）*左右斜位片*　主要用于颈段及腰段脊椎检查，颈段主要观察椎间孔是否改变。腰段主要用于观察椎弓峡部是否断裂及退行性改变。

（4）功能位片　过屈、过伸、左右倾斜位等可动态观察不同位置各段椎体有无畸形、骨赘及位置异常。

2. 四肢骨和关节的检查　主要观察骨皮质及髓质的骨小梁结构，骨端各部位所承受的重力、肌肉张力及功能活动，骨小梁的分布比例及排列方向；是否有骨膜异常；关节囊、关节间隙及关节面的结构是否改变；关节周围软组织的情况等。

3. 胸部的检查　包括胸部X线摄影、胸部透视、特殊检查和造影检查等。常规的胸部检查如下。

（1）正位　后前位胸部正位片为常规胸部摄片，可清晰观察两侧全部肺、胸部及肋膈角情况。

（2）侧位　主要用于补充后前位胸片不足，观察病变在肺内和纵隔内位置及分布情况。

（3）斜位　常用于检查肋骨腋段的骨折。

（4）前弓位　站立后倾，排除了第1肋骨及锁骨的重叠，可充分显示肺尖部病变。

4. 腹部的检查　用于初步检查肾脏及尿道区域有无结石。特殊检查目前有高千伏摄影、体层摄影、放大摄影、造影检查等。

（二）CT检查

CT主要用于诊断脊柱的各种病变，如椎间盘脱出、椎管狭窄、肿瘤、脊柱骨折、脱位、结核等。利用CT检查可以清楚地显示椎管、椎间孔、硬膜囊、神经根、椎间盘的形态及某些病变。髋关节CT还可以确定股骨头坏死的范围；在膝关节CT可以确定半月板损伤和囊肿。

1. 椎间盘膨出　椎间盘膨出发生于颈、腰椎。CT显示椎体边缘外出现对称性的、均匀一致的一圈软组织影，后缘由于有后纵韧带的维持而保持轻微内凹或平直。

2. 椎间盘突出　椎间盘突出在CT上可有4个方面表现：①椎管内可见突出的椎间盘块，其CT值低于骨，高于硬膜囊。②椎管和硬膜囊之间脂肪层消失。③神经根被推压移位。④硬膜囊受压变形。有时被挤压而穿过纤维环和后纵韧带，游离到椎管内，可向上或向下迁移，出现在椎间隙以上或以下10mm处。有时突出的椎间盘组织可发生钙化而使其CT值增高。

3. 椎管狭窄　先天性椎管狭窄可见椎管前后径及矢状径减小，而退变引起的椎管狭窄则由椎体后缘增生、后纵韧带钙化、椎弓根变短、椎板增厚及黄韧带肥厚等占据了椎管内空间造成，在影像学检查上可明显显示这些改变。如CT扫描能清晰地显示腰椎横断面的骨性和软组织结构，尤其是关节突、侧隐窝、椎间盘和椎管内外结构的变化，有助于了解椎管狭窄的性质和原因。据报道，CT扫描诊断腰椎管狭窄与临床的符合率达96% ~100%。

4. 脊髓损伤 脊髓挫伤或水肿时，CT表现为脊髓外形膨大、周围间隙变窄；椎管内血肿时CT平扫可帮助判断血肿的部位。如椎管内硬膜囊外血肿，CT可显示为紧贴椎管壁的局限性或包围整个硬膜囊的高密度影。

5. 椎管内肿瘤 椎管内肿瘤包括髓内、髓外、硬膜内及硬膜外肿瘤。根据肿瘤性质的不同，肿物可呈圆形实质性肿块影，密度高于脊髓，也可表现为肿瘤部脊髓密度均匀性降低或增高、外形不规则、边缘模糊，有的肿瘤向椎间孔延伸并浸润破坏骨质。增强CT扫描肿物多可明显强化，密度高于正常脊髓，并可与正常脊髓组织区别开来，见增生的血管。

（三）磁共振检查

磁共振成像（MRI）具有灰阶成像特点，共与X线、CT图片一样有黑白灰度，但并不表示密度，而表示信号的强度。流动的液体信号不能获得，呈无信号与周围信号形成对比。MRI可多方位、多层面成像，以二维、三维方式显示人体的解剖结构和病变，不仅能达到定位诊断，对定性诊断亦有重要的参考价值。MRI涉及多个系统。骨内感染、肿瘤、外伤的诊断与病变范围，尤其对一些细微的改变如骨挫伤等有重要价值，对关节内软骨、韧带、半月板、滑膜、滑液囊等病变及骨髓病变有较高的诊断价值。磁共振成像使全身的肌肉疾病有可能在还没有临床表现时被发现。因MRI有良好的对比度和分辨力，故已用于关节病变的诊断中，可免去关节造影可能引起的并发症，特别是包括半月板的关节，如颞颌关节、膝关节等，磁共振可显示关节半月板的变性、撕裂脱位等异常。同时，MRI也应用于关节肌腱、韧带的撕裂检查中，除诊断关节盘的脱位外，MRI尚可发现关节积液、肌肉变性、肌腱炎、关节炎症、关节粘连、筋膜增厚、关节骨质破坏等。

（四）超声成像检查

超声成像作为非侵入方式的诊断手段，能对软组织的形态、结构及病理状态做出准确评估。超声成像于20世纪60年代末首次应用于康复医学领域，并与康复医学之间的联系日益密切，随着人们对健康需求的提升，其应用程度和范围都在不断扩大。近10年来，超声成像为神经、骨骼肌肉系统疾病治疗所起的生物反馈作用提供可视证据，并在此基础上为临床实施正确、规范的物理治疗提供可靠依据。

1. 肌肉骨骼损伤疾病的超声成像

（1）肌肉损伤 急性肌肉损伤24小时内，由于新鲜出血、血肿与肌纤维、周围脂肪组织相混，呈羽状、半羽状结构，超声成像模糊较难鉴别。然而，对于慢性肌肉损伤（图2-1、图2-2）通过无回声流体包绕，腓骨长肌明显增厚，呈弥漫性低回声等为诊断提供了有价值的依据。

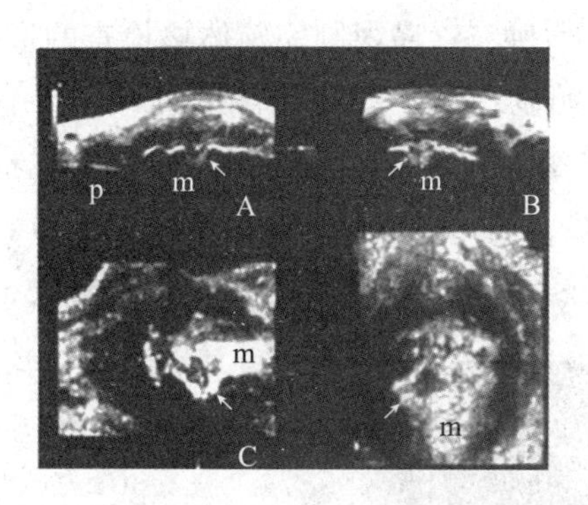

图2－1 出现侵蚀性滑膜炎的类风湿关节炎患者掌指关节超声图像

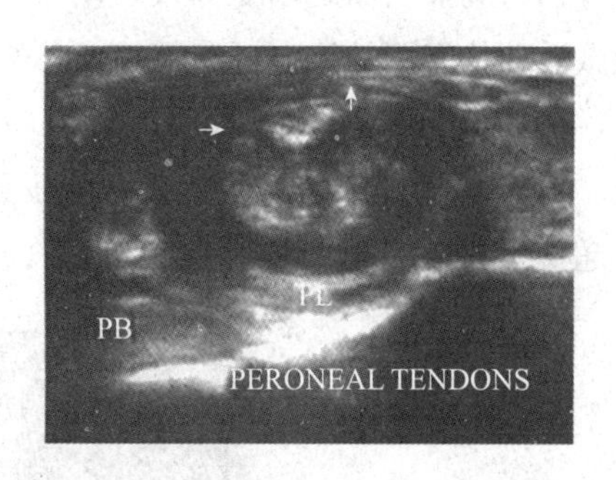

图2－2 外踝疼痛的中老年跑步运动员腓骨远端的腓骨短肌和腓骨长肌横向超声图像

（2）肌腱损伤 超声成像能实时清晰地显示肌腱运动情况及其连续性，而且配合临床体检更可明确评估肌腱是否断裂及损伤的程度（图2－3）。轻微的肌腱病变可通过超声观察腱鞘积液，并与健侧对比判断，故能在肌腱病变早期将其辨别。由于超声对瘢痕组织敏感性强，对肌腱硬化的诊断亦具有优势，局部高回声是其典型表现，需扫描双侧以排除假阴性结果。

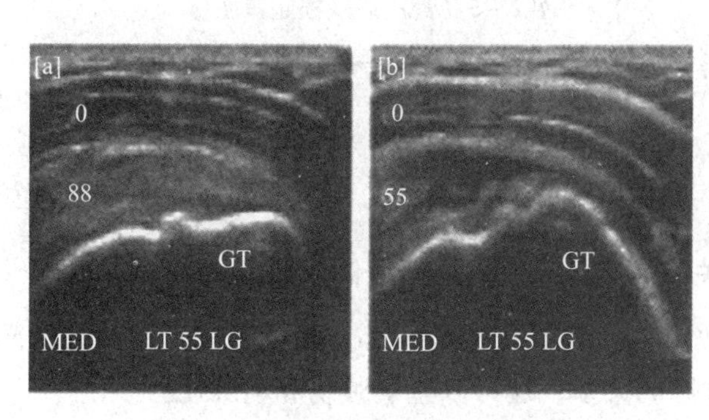

图2－3 冈上肌肌腱超声图像

注：a：基本正常的冈上肌肌腱。b：冈上肌肌腱全层撕裂。

（3）韧带损伤 反复撕裂造成的部分韧带断裂可伴有周围血管新生，彩色多普勒血流成像能直接显示内部结构（图2－4）。慢性肌腱样改变表现为肌腱中度增厚，弥漫性低回声，多普勒检查可见新生血管。此外，图中还可见肌腱底面一不规则的无回声区，毗

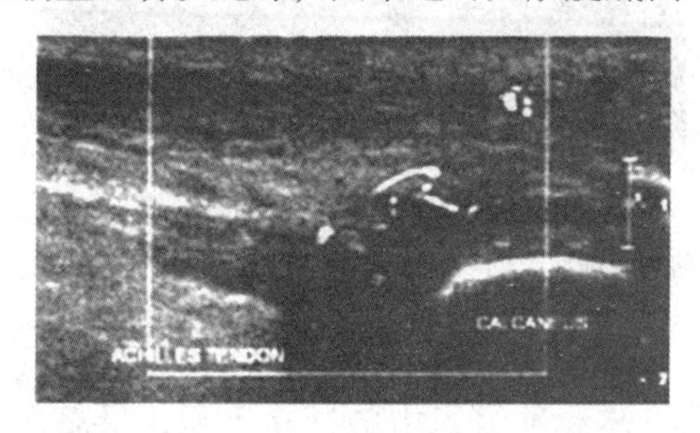

图2－4 患有慢性足跟痛的退役跑步运动员跟腱纵向超声图像

邻跟骨，与局部的撕裂厚度一致。损伤早期，局部水肿、疼痛限制完整体格检查的进行，而轻微活动状态下的检查可使局部细小裂沟显示更明显，有助于检出断裂的纤维。

（4）骨皮质缺损　　骨质完整、厚度没有改变时，超声对骨质深面的结构观察较困难。若出现骨折，超声便能显示骨皮质是否完整，进而可以诊断骨折（图2－5）。另外，超声成像设备携带方便，故可以在急救中弥补其他较大影像设备的不足之处。

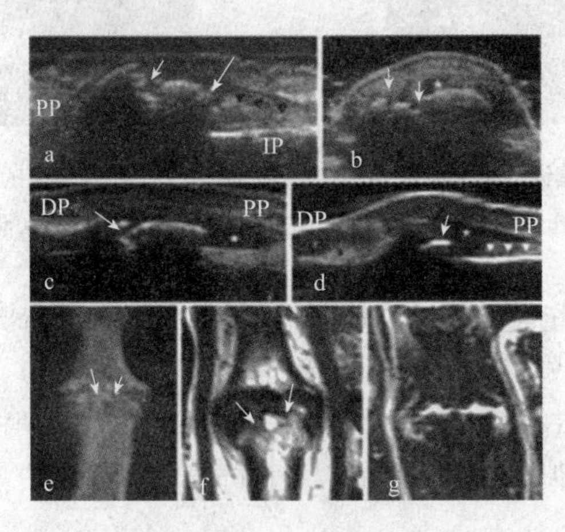

图2－5　骨皮质缺损超声图像

注：a：第4近端指间纵向超声图像显示骨皮质缺损（箭头）和灰度滑膜炎（三角标）。b：相应的轴向超声视图显示皮质骨缺损（箭头）和关节积液。c：纵向第3远端指间关节超声图像呈现出骨皮质缺损（箭头）和关节积液。d：纵向显示的第4指间关节积液，滑膜过度增生（箭头）和骨突起（三角标）联合。e：矢状X光片的多侵蚀病变。f：冠状平扫磁共振图像显示相同的骨关节面（箭头）。

2. 肌肉骨骼相关疾病病理改变的超声成像

（1）囊肿　　超声对于腘窝囊肿的诊断准确率高，结合彩色多普勒（图2－6）可以明确囊肿与腘动静脉的关系，还可以鉴别肿物和动脉瘤。

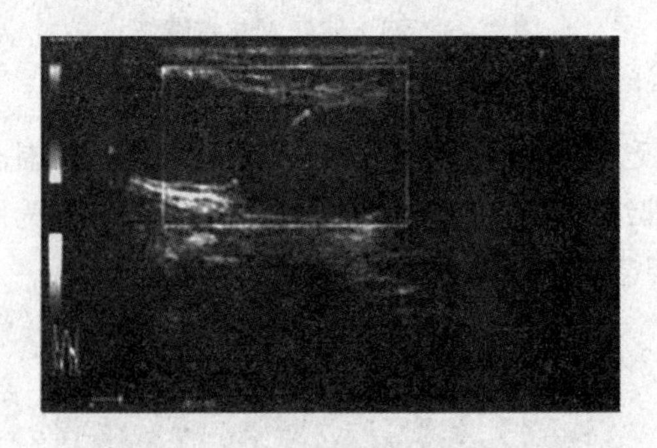

图2－6　右侧腘囊肿超声图像

注：在腘窝区，腓肠肌与半膜肌之间探及大小不等的无回声肿块，其形态为较规则的圆形、椭圆形或为不规则形，边界清楚，囊壁较薄，内壁较光滑，囊内为透声较好的液区。

（2）钙化　　钙化是机体局部组织中的钙盐沉积，呈高回声表现。超声可以发现无症状期软组织的钙化（图2－7）或其他方式不能发现的细微改变。

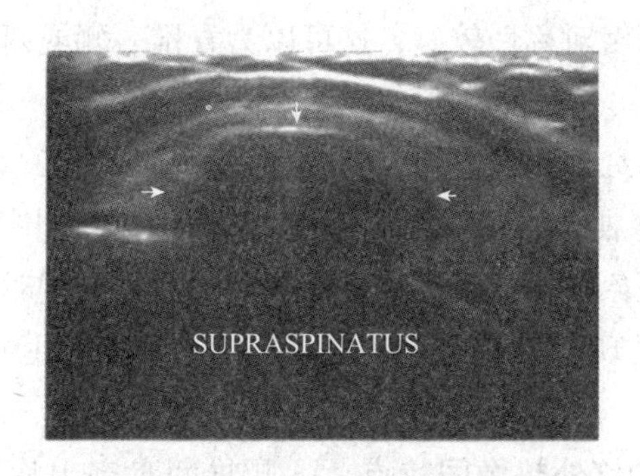

图2-7　冈上肌肌腱纵向超声图像

注：箭头指示腱内钙化和具有症状的肩袖肌腱钙化。

（3）炎症　　肌腱炎（图2-8）大部分表现为肌腱肿大增粗，回声下降或增强等。腱鞘积液或滑膜水肿增厚，其回声增强，无充血改变。

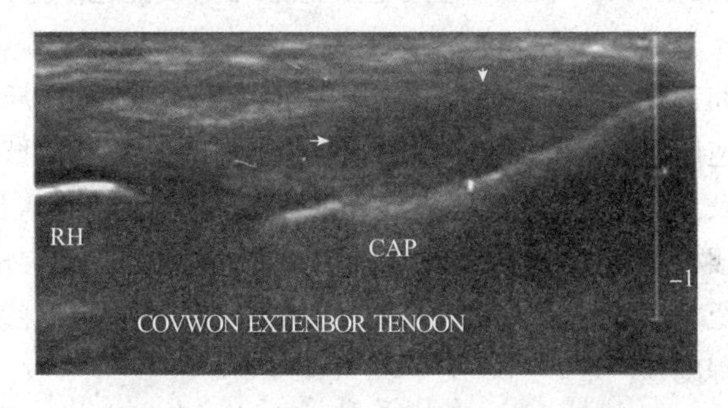

图2-8　难治性肱骨外上髁炎患者的肘外侧伸肌腱纵向超声图像

注：箭头表示的低回声焦点区域具有模糊的正常的肌腱纤维回声特性。

（五）医用红外热像图检查

医用远红外热像图仪主要的成像原理是接收人体发出的红外辐射以精确测定体表温度。并将各点温度以二维温度场，即热像图的形式表现出来。其温度分辨率达0.05℃，图像空间分辨率超过1.5毫弧度，可敏感反映人体体表温度的改变及其分布特点。如果体内病变引起了体表温度的改变，远红外热像图仪就可通过热像图反映出来。

1. 正常人背部及下肢温度特征　　正常人背部及下肢体表温度的变化会受到多种因素的影响，主要与皮肤微循环血流量和交感神经兴奋性，以及局部组织代谢活动有关。另外，还会受到环境温度、空气流动、人的精神状态和汗腺分泌活动的影响。在检测观察过程中，需使相关条件控制在相同水平下，以确保能够得到较为客观的结果。

试验显示，正常人背部的平均温度值为32.58±0.91℃，较面部的平均温度值34.04±1.68℃低，但与正常人体表温度分布的特点相一致，即头面部温度较高，躯干部次之，四肢末端最低。这是由于脑的血供丰富，躯干在近心端，温度高于四肢，因而体表各部的温度由于散热和血液供应不同而出现一定的差异。正常人背部左右两侧的温度值没有明显的差异，躯干左右两侧区的温度值无统计学意义，说明健康人的背部左右两侧及躯干左右侧区的温度对称性较好，这可以为脊椎一侧或两侧患病的诊断提供相关的依据。

正常人腰及下肢的远红外热像图特点为腰部多为均匀冷区，尤其是体形较胖者，腰椎及骶椎位置可有浅红色热区，但温度不超过34℃，热区范围符合腰骶椎正常解剖结构，无热区范围扩大的现象；双下肢红外热像表现为左、右相对应区域基本对称，膝关节前侧温度较低，后侧呈现相对高温区，温度分布的规律性可为临床诊疗提供理论依据。

2. 腰椎间盘突出症的红外热像图特点 腰椎间盘突出症远红外热像图的特点为腰骶部出现异常热区，呈菱形或梭形，可表现为片状均匀红色，多以第4、第5腰椎间盘及第5腰椎间盘、第1骶骨部位较突出，热区范围扩大，有时在红色热区内可出现深红色热区，且多偏向患侧。异常热区中心温度多超过34℃，与周边温度差多超过3～4℃。下肢大多呈低温表现，健肢多呈绿色，患肢可为浅蓝色或蓝色。患肢股后部皮温可较健侧偏低。

原因可能为椎间盘突出引起神经根及其周围组织无菌性炎症，局部炎性物质浸润、微血管扩张、血流速度增快，使局部温度增高引起相应节段皮肤区域温度增高。另外，局部炎性物质刺激及神经根受压引起疼痛可造成局部肌肉紧张、痉挛及代谢增强，亦可使体表温度增高。腰椎间盘突出症的远红外热像图表现与腰椎间盘突出的解剖学特征相符。热区范围越广泛、局部温度越高，说明突出的椎间盘引起的炎性改变越重，也就说明对神经根的影响程度越严重。

患肢远红外热像图多表现为低温区较健侧温度低，可能为患侧神经根受压影响供应相应肢体血管的收缩功能而导致肢体血流灌注下降所致，是低代谢、低血流的表现。但亦有少部分患者出现双下肢股后部皮肤温度增高，考虑可能是疼痛刺激引起局部皮肤血管扩张、代谢增强所致。下肢低温表现的患者多诉下肢乏力及感觉减退，下肢远红外热像图的分析应根据患者的情况具体分析，并考虑其他影响皮肤温度改变的因素，如关节炎、关节退行性变等。

3. 肌筋膜疼痛综合征的红外热像图特点 肌筋膜疼痛综合征病因繁多，症状复杂，以往无一种仪器可以直接客观描记疼痛，这给正确的诊断、治疗和深入研究带来相当大的困难。有研究表明，肌筋膜疼痛综合征患者腰背部的温差及患侧与临区温差明显高于正常人，红外热像为异常或明显异常。肌筋膜炎部位多表现为与损伤肌肉解剖位置一致的片状高温区。

四、疼痛的实验室检查

（一）红细胞沉降率（ESR）检查

红细胞沉降率（ESR）采用魏氏（Westergren）法检测，成年男性正常值为0～15mm/h，成年女性为0～20mm/h；采用潘氏法检测，成年男性正常值为0～10mm/h，成年女性为0～12mm/h。

红细胞沉降率的测定主要是检查血沉是否增快。魏氏法不论男女其血沉值达25mm/h时为轻度增快，达50mm/h时为中度增快，大于50mm/h则为重度增快；潘氏法不论男女血沉达20mm/h者均为增快。

（二）抗链球菌素“O”（ASO）试验

抗链球菌素“O”试验，简称抗“O”，是机体产生的以链球菌溶血素O为抗原的抗体。通过测定血清中的ASO抗体效价可以判断患者有无A族溶血性链球菌感染，并以此作为A族溶血性链球菌感染性疾病的辅助诊断方法之一。其正常值为<400U。人感染溶血性链球菌后，血清中可以出现多种抗体，如抗链激酶抗体、抗透明质酸抗体和抗“O”溶血素抗体，而抗“O”溶血素抗体是检测风湿病活动性的血清学诊断试验。风湿病活动期60%～80%的患者ASO是升高的；而多次检测均正常有助于排除风湿病。

（三）类风湿因子（RF）检查

类风湿因子（RF）是一种抗人或动物IgG分子Fc片段抗原决定簇的抗体，是以变性IgG为靶抗原的自身抗体。RF最初由Rose等（1984年）在类风湿关节炎（RA）患者血清中发现。RF与体内变性的IgG结合形成免疫复合物后可活化补体，或被吞噬细胞吞噬。吞噬细胞释放的溶酶体酶、活化肽、胶原酶、前列腺素E2等物质在细胞因子和炎性黏附分子的参与下致组织炎性损伤，因此，可使患者发生骨关节炎及血管炎。

（四）尿酸（UA）检查

血尿酸浓度超过正常上限为高尿酸血症，临床主要见于痛风的患者。血尿酸参考值：男性为143～380μmol/L；女性更年期前为95～309μmol/L，更年期后其数值接近男性。

（五）C－反应蛋白（CRP）检查

机体组织在受到损伤、炎症感染时，体内一些血浆成分的浓度在短时间内可出现显著的变化，这种现象被称为急性时相反应。而血浆成分中出现最明显变化的是一些蛋白质，如CRP、血浆铜蓝蛋白等。这些蛋白质被称为急性时相蛋白。CRP正常参考值为<10mg/L。CRP在组织受到损伤、炎症、感染或肿瘤破坏时，可以在数小时内浓度急剧上升数倍或数百倍，2～3日达高峰，待病情改善时逐渐下降，恢复正常。因此，测量血清中CRP可以作为判断有无感染、疾病是否处于活动期的指标。

五、疼痛的电生理检查

（一）肌电图（EMG）检查

肌电图是利用电子技术记录神经肌肉生物电活动的诊断技术，用电机将肌肉所产生的生物电位引导出来，经过放大，可显示出一定的波形，即为肌电图。根据神经、肌肉的解剖特点及其支配关系可以利用肌电图进行定位、定性及鉴别诊断。

1. 肌电图基本原理 肌电位是指肌肉纤维在不同状态下的电位活动，按大类可分为自发肌电、诱发肌电（在电流刺激状态下的肌电位活动）。自发肌电位即日常所称的肌电图，一般分为静息状态（自发电位）、轻收缩状态（MUP 运动单元电位）、最大用力状态（干扰相、同步电位）。诱发肌电又称神经电图，主要由 MCV（运动传导速度）、SCV（感觉传导速度）、F 波、H 反射、瞬目反射等项目组成。

2. 肌电图的基本情况

（1）正常肌电图 肌肉松弛时不出现电位，称为静息电位，肌肉收缩时只有少数运动单位兴奋产生动作电位，表现为界限清楚的单相波、双相波、三相波，较少出现多相波，随着收缩力增强，运动单位数量和每个运动单位的放电频率均增加。肌肉最大收缩时，各放电波形互相重叠，波幅参差不齐，不能分出单个电位，称为干扰相。

（2）病理肌电图 在病理状态下，失去神经支配的肌纤维，如神经损伤 15～20 日以后，在放松时即出现波形纤细、低窄的纤颤电位，时限一般为 1～2ms，波幅多小于 300μV。此外，有的患者在肌肉放松时出现自发的颤动，此时可出现自发的运动单位电位，称为束颤电位，时限宽，波幅高，常为多相波。

3. 肌电图检查的临床意义

（1）脊髓前角细胞疾病

1）运动神经元疾病 包括进行性脊髓性肌萎缩症、肌萎缩性侧索硬化症、婴儿脊髓性肌萎缩症、先天性脊髓性肌萎缩症。

2）其他脊髓前角细胞病 包括脊髓灰质炎、脊髓空洞症、脊髓肿瘤、脊髓血管畸形、脊髓炎及其他脱髓鞘病。

（2）神经根、神经丛及周围神经疾病

1）神经损伤 包括神经根损伤、臂丛神经损伤、副神经损伤、腋神经损伤、肌皮神经损伤、上肢尺神经、桡神经及正中神经损伤、下肢股神经、坐骨神经、闭孔神经、胫神经及腓总神经损伤、面神经损伤等。

2）神经压迫征 包括颈椎病、前斜角肌综合征、腰椎间盘突出症、腕管综合征等。

3）周围神经病 包括急性感染性多发性神经炎、腓肠肌萎缩症、其他原因引起的周围神经病。

（3）肌源性疾病 包括进行性肌营养不良症、多发性肌炎、皮肌炎、肌强直综合征、先天性肌强直症、萎缩性肌强直症、周期性麻痹、其他原因引起的肌病（如甲状腺毒性肌病、甲状腺机能低下肌病、甲状旁腺功能亢进肌病、垂体及肾上腺皮质功能紊乱伴发肌病、肿瘤性肌病等）。

（4）神经肌肉接头疾病 包括重症肌无力病、肌无力综合征。

（5）锥体系及锥体外系疾病 包括脑血管病、帕金森综合征、舞蹈病、手足徐动症、扭动痉挛、遗传性共济失调等。

（二）诱发电位检测

诱发电位（evoked potential，EP）是指在神经系统（包括感受器）某一特定部位予以特定刺激后，在中枢神经系统（也包括周围神经系统）相应部位检出与所受刺激有特定关系的电位变化。其基本特征是与刺激源有明显的锁时关系；重复刺激后所得到的波形（形态及幅度）基本相同，而自发脑电电位则呈现比较杂乱的变化。

1. 分类与检测方法

（1）诱发电位分类　EP按刺激模式（电流、听觉、视觉）分类可分为体感诱发电位（SEP）、听觉诱发电位（AEP）、视觉诱发电位（VEP）；EP按潜伏期分类可分为短潜伏期诱发电位、中潜伏期诱发电位、长潜伏期诱发电位；EP按电极与神经发生源的距离可分为近场电位、远场电位；EP按刺激频率分类可分为瞬态诱发电位、稳态诱发电位。

（2）刺激技术　刺激的方法有机械性刺激、电刺激、磁刺激。电刺激按刺激部位分为神经干刺激法和直接脊髓刺激法。电刺激为方波刺激，刺激电量在电脉冲方波时程为0.1～0.2ms、表面电极电量为4～20mA时即可引出清晰的短潜伏期体感诱发电位（SLSEP）。肢体可单侧分别或双侧同时刺激。

（3）记录技术　记录电极通常有表面电极和针状电极，部位有头部、脊间韧带、硬膜外腔或硬膜下腔。头部记录电极的安放常采用国际脑电图学会建议使用的标准电极放置法。记录传导性脊髓诱发电位（SCEP）时，如刺激上肢神经则选用上、中、下颈椎棘突。

2. 躯体感觉诱发电位（somatosensory evoked potential，SEP）

（1）正常体感诱发电位　一般按波形的极性及出现顺序命名：P波（positive wave）代表正相波，N波（negative wave）代表负相波。SLSEP是指对躯体感觉系统的任何一点给予适宜刺激，较短时间在该系统特定通道的任何部位都能检出的电反应。与脊髓功能检查相关的主要是SLSEP。波形测量及观察方法如下：

1）各波潜伏期　潜伏期是指刺激至出现的某一点的间隔时间，一般多选用波峰顶点作为测量点，即峰潜伏期，单位为毫秒。

2）波幅测量　波幅测量单位为微伏（μV），测量方法有几种：①基线至波峰：由于基线常不稳定，除了刺激后第一个波可以测量，其余波形测量较困难，甚至无法测量，故往往采用他法。②测量一个极性的波峰到下一个极性的波峰：测量的指标为峰－峰波幅值。以上两法测出的波幅为峰－峰波幅值。③波峰下面积测量：需借助计算机进行。

3）波形观察　EP波幅个体差异较大，个体之间比较很不准确，因而临床需要进行同侧双体比较来帮助判断，尤其是健侧和患侧的比较更有意义。根据比较的结果可进行临床判断：①潜伏期延长，波幅、波形正常者，临床病变不大。②潜伏期正常，波幅、波形异常者，提示可能有临床功能障碍。③潜伏期延长，波幅、波形异常者，或有临床功能障碍。

（2）异常体感诱发电位

1）潜伏期异常　①绝对潜伏期异常临床意义不大，只有在保持受检测肢体的温度正常，并按身高或肢长对绝对潜伏期值进行校正后才有临床意义。②峰间潜伏期异常：不同部位、不同SLSEP的峰间潜伏期异常反映了不同部位的神经病损，可以是周围神经的病变，也可以是中枢神经的异常。波幅异常且确定SLSEP异常时应非常慎重，因为即使是正常人的SLSEP波幅也可有较大的变异，甚至同一个体左右差别也很大。

2）脊髓损伤的诱发电位　脊髓不同程度的损伤可有不同表现：①完全性脊髓损伤：脊髓失去传导功能，诱发电位消失。②不完全性脊髓损伤：脊髓传导功能部分存在，诱发电位表现异常，一般无规律可循，可表现为潜伏期延长，波幅降低和波形异常。③脊髓半切综合征：以感觉障碍为主的一侧诱发电位异常。

3. 运动诱发电位（Motor Evoked Potential，MEP）　MEP是刺激中枢神经组织并在脊髓远端、外周神经记录到的电信号，能直接反映脊髓下行传导束或外周运动神经的功能状态。SEP技术已成功地用于脊髓诊断和手术中检测，是临床上最实用有效的功能性诊断方法之一。SEP信号主要经脊髓背索传导，反映感觉传导功能；而运动传导束主要于脊髓前索和前外侧索的锥体束传导。因此，SEP检测在理论上不能反映脊髓前外侧损伤的状况。

第三节　常用康复评定

一、疼痛的评定

疼痛是复杂的、多维的人体感觉体验。与疾病相关的疼痛评估参数主要有疼痛强度、疼痛阈值、疼痛敏感度、疼痛的持续时间、身体对疼痛的应答、疼痛缓解状况等。目前，疼痛的评估多依赖于患者的主诉。疼痛评估和测量的目的主要包括确定疼痛的强度、性质和持续时间，协助诊断，帮助选择治疗方法，评价不同治疗方法的相对有效性。

目前最常用的疼痛测量方法包括视觉模拟评级、人体面积评分、多因素疼痛调查评分、痛阈的测定、行为疼痛测定法。

（一）视觉模拟评分（visualanaloguescales，VAS）

VAS是一种简单、有效的测量方法。其最早由Huskisson和Sriwatanakul等于1983年设计提出，并被广泛应用于临床和研究工作中，是可快速获得疼痛程度的指标。

1. 测量方法　最普通的VAS采用一条10cm的横线或竖线，两端分别标有“无疼痛”和“最严重疼痛”（或类似的描述词语）。患者需在10cm长的线上标出与他正在感觉的疼痛强度相对应的点。从VAS底端到患者标出点的厘米距离读数即为疼痛严重性的数量指标。另外，也可以使用疼痛测量尺，正面是无刻度的10cm长的滑道，上面有一个可以滑动的标定物，患者根据疼痛的强度滑动标定物至相应的位置，疼痛测量尺的背面标有具体的刻度，根据标定物的位置可以直接读出疼痛程度指数。此法要求患者视觉和运动功能正常。

2. VAS的优点

（1）能有效测定疼痛强度。既往研究表明，VAS与其他疼痛强度测量方法之间相关性良好。大多数患者认为，视觉模拟评分法易于理解使用，甚至少儿（大于8岁）亦能使用。

（2）评分分布均匀，评分可随时重复进行。

（3）能对疼痛疾患的昼夜变化、疼痛疾患间的区别，以及治疗作用的时间、过程提供满意的结果。

3. VAS的不足

（1）它假定疼痛是单一方面的经历；只对疼痛的强度进行测量，而忽略了其他方面。

（2）患者在线上做标记时非常随意，从而易导致标记值与脑中对疼痛的评分不一致。

（3）需要测量直线的长度以得出一个疼痛评分值，不仅耗费时间而且有可能发生测量错误。

（4）老年人不宜使用，因为其感知直线和标定坐标位置的能力不足。

（5）图形的复制和印刷有可能造成直线扭曲及比例失误，从而影响测量结果。

（二）数字评定量表（numericalratingscales，NRS）

是在VAS方法的基础上延伸出来的一种疼痛评定方式，应该是目前应用最广的工具。常用的有11点数字评分法（the11－pointnumericscale，NRS－11）、101点数字评分法（the101－pointnumericscale，NRS－101）、11方框评分法（the11－pointboxscale，BRS－11）。

1. 测量方法

（1）*11点数字评分法* 此方法由0～10共11个点组成，数字从低到高表示从无痛到最痛。0分表示不痛，10分表示剧痛，由患者自己选择不同分值来量化疼痛程度，评分越高则疼痛强度越大。

（2）*101点数字评分法* 与11点数字评分法相似。在一根直尺上从0到100共101个点，0表示无痛，100表示最剧烈的疼痛。由于选择点增多，使疼痛的评分更加数据化，主要用于临床科研和镇痛药研究领域。

（3）*11方框评分法* 使用0到10共11个点表示从无痛到最剧烈的疼痛，用方框包绕每个数字，使数字更为直观，方便患者将抽象的数字与疼痛联系起来。方法与

11 点数字评分法相同，患者更容易接受。

NRS 方法可以用口述或以书面的形式使用，此外，在临床上也用于生活质量的评价。NRS 方法可以教会患者和家属使用。在评价疼痛治疗效果时，患者在家中能够详细记录每日的动态变化，利于对比治疗前后疼痛强度的变化，为治疗提供参考依据。

2. NRS 的优点 其优点是较 VAS 方法更为直观，患者被要求用数字（0～10）表达出感受疼痛的强度，由于患者易于理解和表达，明显减轻了医务人员的负担，是一种简单有效和最为常用的评价方法。

3. NRS 的缺点 不足之处是患者容易受到数字和描述字的干扰，降低了其灵敏性和准确性。另外，和 VAS 一样，NRS 也难以捕获具有复杂性和特异性的疼痛感受。

（三）45 区体表面积评分

45 区体表面积评分法（45bodyareasratingscale，BARS－45）是由 Ransford 等人提出的，主要用于反映疼痛的范围及其变化，也是定量分析的重要内容，既能表示疼痛的范围，又可以反映疼痛的强度。

1. 测量方法 此方法是将身体表面人为地分为 45 个区域（图 2－9），每个区域内标上对应的号码。人体正面分为 22 个区，人体背面分为 23 个区，全身共分成 45 个区。请患者将自己相应的疼痛部位在图中标出。假如患者疼痛只在一个区域内，为一个疼痛记分；无标记的区域为 0 分，意味着这些区域患者无疼痛或疼痛消失；对不同时段的结果进行前后对比，则更有意义，可以分析出疼痛范围的动态变化。

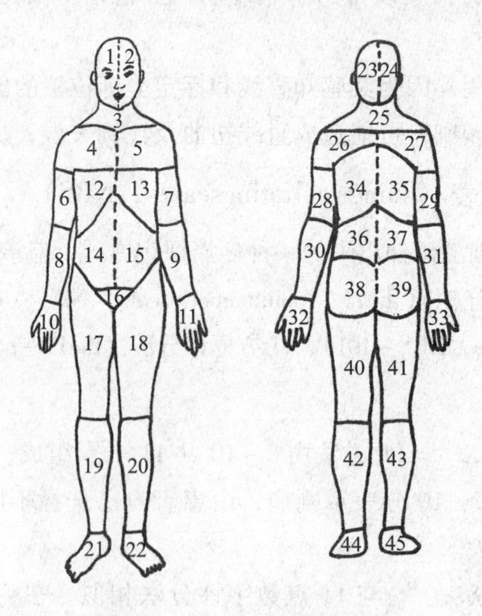

图 2－9 45 区体表面积评分法

评分标准：每个区域疼痛覆盖的范围无论大小均为 1 分，即使疼痛的范围仅占该区域的一小部分也为 1 分。在疼痛的区域以不同的颜色涂抹用来表示疼痛的不同程度；或使用不同形状的线条或图形来表示疼痛的程度。一般将疼痛分为无痛、轻度疼痛、中度疼痛及重度疼痛四个等级。具体方式可以在使用图表前进行约定。通过这些疼痛区可以计算疼痛所占的体表面积百分比，也可以得出疼痛范围的体表面积，为临床疼痛的评估提供了更为全面的参考（表2-1）。

表2-1　疼痛区占体表面积的百分比

疼痛区号码	各占体表面积百分比
25、26、27	0.5
4、5、16	1
3、8、9、10、11、30、31、32、33	1.5
1、2、21、22、23、24、44、45	1.75
6、7、12、13、28、29、36、37	2
38、39	2.5
14、15	3
19、20、42、43	3.5
34、35	4
17、18、40、41	4.75

2. 特点　此方法可以同时确定患者的疼痛程度、部位、评分和面积，比其他方法全面。此法不需要专门人员操作，可由稍加训练的护士和助手进行，数据也适合计算机处理。但对于头痛患者所示参考信息不完善。

（四）多因素疼痛调查评分

1. McGill疼痛问卷（McGill pain questionaire，MPQ）　是1971年由Melzack和Torgerson首先建立的一种说明疼痛性质强度的评价方法。此方法将疼痛分为感觉、情绪和评价等因素，并将这三种因素分开使其数量化。它将描述疼痛的102个词分为3类16组：①感觉类：包括疼痛的时间、空间、压力、温度等特点。②情感类：包括描述与疼痛相关的紧张、自主感受和恐惧等。③评价类：包括一组评价疼痛强度的词。检测者根据患者的感觉程度，对每一个词的强度按照1~5级给予评定。

1975年，Melzack又在此基础上提出了较完整的、系统的MPQ。从感觉、情感、评价和其他相关4个方面因素及现时疼痛强度进行较全面的评价。共含有4类20组疼痛描述词，每组词以疼痛程度递增为列。其中，1~10组为感觉类，11~15组为情感类，16组为评价类，17~20组为其他相关类。被测者在每一组词中选一个与自己痛觉程度相同的词。

（1）测量方法　①疼痛评定指数（PRI）：根据被测者所选出词在组中的位置可以得出一个数值，所有这些选出词的数值之和即疼痛评定指数（表2-2）。MPQ可以求出4类之和，也可以分类计算。②选出词的总和。③现时疼痛强度（PPI）：用6分NRS

评定当时患者全身总的疼痛强度，并将疼痛分为6级，即0——无痛、1——轻微疼痛、2——不适疼痛、3——窘迫疼痛、4——严重疼痛、5——剧烈疼痛。

MPQ需要受过培训的医护人员协助患者完成。要求患者在每一组词中选择出最适合描述自己痛觉的词，没有合适的词可以不选。

表2-2 疼痛评定指数（PRI）分级

分组		1级	2级	3级	4级	5级
感觉	1组	时隐时现	时轻时重	搏动性痛	跳痛	重击样痛
	2组	跳跃样痛	掠过样痛	弹射样痛	抽击样痛	
	3组	穿刺样痛	钻痛	锥刺样痛	戳刺样痛	撕裂样痛
	4组	锐痛	刀割样痛	撕裂样痛		
	5组	挤捏样痛	挤压样痛	咬痛	夹痛	
	6组	牵拉样痛	重扯样痛	扭痛		
	7组	热痛	烧灼样痛	滚烫样痛	烧烙样痛	
	8组	刺痛	痒痛	剧痛	惨痛	
	9组	钝痛	酸痛	伤害样痛	创伤样痛	猛烈样痛
	10组	触痛	紧张性痛	挫痛	裂开样痛	
情感	11组	疲倦	疲惫			
	12组	厌恶的	窒息的			
	13组	害怕的	恐怖的	恐惧的		
	14组	处罚的	严惩的	残酷的	狠毒的	致死的
	15组	沮丧样的	不知所措的			
评估	16组	烦忧的	烦人的	悲惨的	严重的	难忍的
其他	17组	扩散的	放射的	穿通的	刺骨的	
	18组	紧	麻木的	抽吸的	碾压的	撕碎的
	19组	凉的	冷的	冰冷的		
	20组	烦恼的	作呕的	极痛苦的	畏惧的	折磨的

（2）MPQ的优点　在主观疼痛测定中的敏感性强，结果可靠，不仅能顾及疼痛体验的多个方面，而且对疼痛治疗效果和不同诊断亦十分灵敏。

（3）MPQ的局限性　①包含一些较难理解的疼痛描绘词汇，要求患者具有相当高的文化教育水平以理解文字的抽象性和复杂性。另外，常需要观察者和医生为一些患者做详细的解释工作，以确保测量的准确性。②此调查表的观察项目较多，应用较费时，每次为12~20分钟。随着应用熟练程度的提高，时间可缩短至5~10分钟。③MPQ评分的三部分之间密切相关，但不同部分的得分可能仅取决于某一方面。因此，人们对各亚组得分的稳定性和内部统一性仍存疑问。

2. 简化的 McGill 疼痛问卷（SF－MPQ）　SF－MPQ 是在 MPQ 基础上简化而来的（表 2－3）。由于 MPQ 包括内容多，检测花费时间长且较繁琐，故 Melzack 又提出了内容简洁、费时较少的 SF－MPQ。SF－MPQ 由 MPQ 的 15 个代表词组成，11 个为感觉类，4 个为情感类，每个描述语都使患者进行强度等级的排序：0——无，1——轻度，2——中度，3——严重。使用 PPI 和 VAS 提供总强度的指数。SF－MPQ 适用于检测时间有限，需要得到的比 VAS 或 PPI 更多信息的情况。SF－MPQ 也同样是一种敏感、可靠的疼痛评价方法，其评价结果与 MPQ 具有很高的相关性。SF－MPQ 对各种疼痛治疗产生的临床变化敏感，对癌痛引起的慢性疼痛也同样有效。SF－MPQ 应与 VAS 和 PPI 同时使用，以便于进行总的疼痛强度评分。

表 2－3　简化的 McGill 疼痛问卷（SF－MPQ）

	无疼痛	轻度	中度	严重
跳动的	0	1	2	3
射穿的	0	1	2	3
刺伤的	0	1	2	3
锐利的	0	1	2	3
痉挛的	0	1	2	3
剧痛的	0	1	2	3
热/烧灼的	0	1	2	3
隐痛的	0	1	2	3
沉痛的	0	1	2	3
触痛的	0	1	2	3
分裂痛的	0	1	2	3
疲劳的/筋疲力尽的	0	1	2	3
令人厌恶的	0	1	2	3
可怕的	0	1	2	3
惩罚的/令人痛苦的	0	1	2	3

3. 疼痛行为测定法

（1）测量范围和内容　行为测定主要用于：①婴儿。②缺乏语言表达能力的儿童。③言语表达能力差的成年人，意识不清、不能进行有目的交流的患者。④需要与患者主观自我评价一同使用时。行为测定主要观察内容：①躯体行为：患者求医用药行为。②功能损害：疼痛使患者的运动和活动减少、保护性体位、睡眠状况、人际关系的破坏等。③疼痛的表情：表现出疼痛患者面部表情扭曲、惊恐和呻吟。

（2）测量方法

1）疼痛行为量表（pain behavior scale，UBS） 是对疼痛引起的行为变化做定量的测定方法（表2-4）。此评分法将10种疼痛行为按严重程度和出现时间作三级评分（0、1/2、1），患者的各项行为指标的总积分即为其疼痛行为的得分。UBS是一种使用简便、可靠、结果可信的疼痛间接评价方法，为提高评价结果的准确性，检测人员需要接受必要的训练，以统一检测标准。

表2-4 疼痛行为量表（UBS）

疼痛行为		评分
1. 发音性主诉：语言性的	无	0
	偶尔	1/2
	经常	1
2. 发音性主诉：非语言性的（呻吟、喘气）	无	0
	偶尔	1/2
	经常	1
3. 躺着的时间（因为疼痛，每天躺8~20小时）	无	0
	偶尔	1/2
	经常	1
4. 脸部怪相	无	0
	轻微和/或偶尔	1/2
	严重和/或经常	1
5. 站立姿势	正常	0
	轻微变形	1/2
	明显变性	1
6. 运动	观察不出影响	0
	轻度跛行和/或影响行走	1/2
	明显跛行和/或吃力行走	1
7. 身体语言（抓、擦疼痛部位）	无	0
	偶尔	1/2
	经常	1
8. 支撑物体（按医嘱不算）	无	0
	偶尔	1/2
	经常	1

续表

疼痛行为		评分
9. 静止运动	能持续坐或站	0
	偶尔变换位置	1/2
	一直变换位置	1
10. 治疗	无	0
	非麻醉性镇痛药物和/或心理治疗	1/2
	增加剂量或词数和/或麻醉性镇痛药物和/或失控	1

2）六点行为评分法（the6 - pointbehavioralratingscale，BRS - 6） 此法由 Budzynski 等人提出，目前临床多用于测定头痛和其他类型的疼痛，也用于疼痛患者的对比性研究。该方法将疼痛分为6级：无疼痛；有疼痛但易被忽视；有疼痛，无法忽视，但不干扰日常生活；有疼痛，无法忽视，干扰注意力；有疼痛，无法忽视，所有日常活动均受影响，但能完成基本生理需求如进食和排便等；存在剧烈疼痛，无法忽视，需休息或卧床休息。

3）疼痛日记评分法（paindiaryscale，PDS） 由患者、患者亲属或护士记录每天每时间段内（0.5 小时、1 小时、2 小时、4 小时）与疼痛有关的活动，其活动方式为坐位、行走、卧位。在疼痛日记表内注明某时间段内某种活动方式使用的药物名称和剂量。疼痛强度用0～10 的数字量级来表示。睡眠过程按无疼痛记分（0 分）。常用的疼痛日记评分见表2 - 5。

表2 - 5 疼痛日记评分表

时间间隔	坐位活动时间	行走活动时间	卧位活动时间	药物名称剂量	疼痛度0 - 10
AM6 -					
7 -					
8 -					
9 -					
10 -					
11 -					
12 -					
PM1 -					
2 -					
3 -					
4 -					

续表

时间间隔	坐位活动时间	行走活动时间	卧位活动时间	药物名称剂量	疼痛度 0 – 10
5 –					
6 –					
7 –					
8 –					
9 –					
10 –					
11 –					
12 –					
AM1 –					
2 –					
3 –					
4 –					
5 –					
总计					
备注					

注：0 为无痛，10 为剧烈疼痛。

二、关节活动度的评定

关节活动度的测量是评定肌肉、骨骼、神经病损患者的基本步骤，是评定关节运动功能损害的范围与程度的指标之一。关节活动度测量的主要目的是确定是否有关节活动受限及关节活动受限的程度，寻找和确定关节活动受限的原因或因素，为选择适当的治疗方式方法提供依据，客观测量关节活动范围的进展情况以评价康复治疗及训练的效果。

（一）适应证

骨关节伤病及手术后患者，肌肉伤病及手术后患者，神经系统疾患或其他原因导致关节活动障碍的患者。

另外，此法还有助于评定治疗效果。

（二）注意事项

关节急性炎症期不做被动关节活动范围测量；关节内骨折未做处理时，不进行主动和被动关节活动范围测量。

（三）设备与用具

1. 关节活动范围用通用量角器测量。通用量角器由一个圆形或半圆形的刻度盘和固定臂、移动臂构成，固定臂与刻度盘相连接，不可移动，移动臂的一端与刻度盘的中心相连接，可以移动。

2. 电子量角器与通用量角器相似，但固定臂和移动臂为2个电子压力传感器，刻度盘为液晶显示器。显示器可以与固定臂和移动臂固定在一起，也可以通过连接线与两臂相连。电子量角器重复性好，使用方便，精确度优于通用量角器。

3. 指关节测量器包括小型半圆形量角器、直尺（用于测量手指外展或屈曲的距离）和圆规（用于测量拇指外展即虎口开大程度）。

4. 脊柱活动以背部活动范围测量计或电子量角器（用于测量脊柱的屈伸活动范围）测量。也可以不应用仪器，通过测量直立位向前弯腰、向后伸腰及向两侧屈曲时中指指尖与地面的距离来评定脊柱的活动范围。

（四）操作方法与步骤

测量各关节及各关节不同的功能活动都有标准的测量体位，一般情况下均应按要求操作，如患者存在特殊情况无法处于标准测量体位时，应在评价表格备注栏内加以说明。

量角器测量时，需将量角器的轴心与所测关节的运动轴心对齐，固定臂与构成关节近端骨长轴平行，移动臂与构成关节的远端骨长轴平行（患者有特殊运动障碍时可以适当调整）。

1. 不同量角器的测量方法

（1）通用量角器　使用时将量角器的轴心与所测关节的运动轴心对齐，固定臂与关节近端骨的长轴平行，移动臂与关节远端骨的长轴平行并随之移动，移动臂所移动的弧度即为该关节的活动范围。

（2）电子量角器　使用时将固定臂和移动臂的电子压力传感器与肢体的长轴重叠，并用固定胶带（双面胶）将其固定在肢体表面；当所测关节运动时，液晶显示器所显示的数字即为所测关节的活动范围。

（3）指关节测量器

①半圆形量角器测量：测量掌指关节时，将量角器的固定臂放在掌骨远端，移动臂放在近端指骨上，并随之移动；测量指间关节时，量角器的两端分别放在指骨关节的近端和远端，移动臂随远端骨移动，所移动的弧度即为所测关节的活动范围。

②直尺测量：测量手指外展时，将直尺横放在相邻手指的远端，测量手指外展的最大距离（以“cm”表示）；测量手指屈曲时，将直尺放在测量手指与手掌之间，测量屈曲手指指尖到手掌的垂直距离（以“cm”表示）。

③圆规测量拇指外展：先将圆规两脚放在拇指和示指指尖，测量两指之间的最大距离，再在直尺上量出该距离的读数（以“cm”表示）。

2. 脊柱活动测量

（1）*背部活动范围测量计*　将测量计放在拟测量活动范围的脊柱节段的棘突上，随着背部向前屈曲，测量计上显示的度数即为所测节段的屈曲度数。

（2）*测量指尖与地面距离*　被测试对象双脚分开与肩同宽，分别向前弯腰、向后伸腰、向两侧侧屈。通过测量中指指尖与地面的距离来评定脊柱的整体活动范围（以“cm”来表示）。

三、徒手肌力评定

徒手肌力评定是根据受检者肌肉或肌群的功能，使患者处于不同的受检位置，嘱患者在减重、抗重力或抗阻力的状态下做规定的动作，并使动作达到最大的活动范围。

（一）适应证

健康人群及各种原因引起的肌力减弱，包括废用性、肌源性、神经源性和关节源性等。

（二）禁忌证

骨折未愈合，关节脱位，关节不稳，急性渗出性滑膜炎，严重疼痛，急性扭伤及各种原因引起的骨关节破坏等。

（三）操作方法与步骤

1. 检查前准备

（1）向受检者说明徒手肌力评定的意义及步骤，取得受检者配合。

（2）充分暴露被检查部位，比较两侧肌肉形态的对称性，必要时测量两侧肢体的围度。

（3）确定与被检查部位相关的关节被动活动度，以该范围作为全关节活动范围，用于衡量肌力大小。

（4）正确选择并摆放受检者体位，将被检查肢体摆放于抗重力位并有效固定身体近端。

2. 检查时

（1）向受检者解释并示范检查动作，可通过被动活动引导受检者完成一次检查动作。

（2）发出口令嘱受检者收缩肌肉并完成全关节范围活动，观察受检者的动作，必要时触诊被检查肌肉。

（3）假如受检者能够完成抗重力位全关节范围活动，则可进一步行抗阻运动。将阻力施加于肢体远端，嘱受检者用最大力量抗阻完成动作。

（4）假如受检者无法完成抗重力位活动，则需将被检查部位摆放于非抗重力位，并应用滑板、滑石粉等方法以减少接触面摩擦，嘱受检者用最大力量收缩肌肉并完成全关节范围活动。

3. 检查后　记录徒手肌力等级、检查日期，评估受检者表现。

（四）评定标准

徒手肌力检查所用评定标准见表2－6和表2－7。

表2－6　Lovett分级法评定标准

分级	评价	评级标准
0	零	无可见或可触知的肌肉收缩
1	微弱	可触及肌肉的收缩，但不能引起关节活动
2	差	解除重力的影响，能完成全关节活动范围的运动
3	可	能抗重力完成全关节活动范围的运动，但不能抗阻力
4	良好	能抗重力及轻度阻力完成全关节活动范围的运动
5	正常	能抗重力及最大阻力完成全关节活动范围的运动

表2－7　MRC分级法评定标准

分级	评定标准
0	无可测知的肌肉收缩
1	可触及肌肉轻微收缩，但无关节运动
1＋	肌肉强力收缩，但无关节运动
2－	去除肢体重力的影响，关节能活动到最大活动范围的1/2以上，但不能达最大活动范围
2	去除肢体重力的影响，关节能活动到最大活动范围
2＋	去除肢体重力的影响，关节能活动到最大活动范围（如抗重力），可活动到最大活动范围的1/2以下
3－	抗肢体本身重力，关节能活动到最大活动范围的1/2以上，但不能达最大活动范围
3	抗肢体本身重力，关节能活动到最大活动范围
3＋	抗肢体本身重力，关节能活动到最大活动范围，且在运动终末可抗轻度阻力
4－	能抗比轻度稍大的阻力，活动到最大活动范围
4	能抗中等度阻力，活动到最大活动范围
4＋	能抗比中等度稍大的阻力，活动到最大活动范围
5－	能抗较充分阻力，稍小的阻力，活动到最大活动范围
5	能抗充分阻力，活动到最大活动范围

第三章　疼痛的康复治疗方法

第一节　常用药物疗法

常用药物疗法是疼痛治疗中最基本和最常用的方法。为了维持治疗水平的血浆药物浓度，患者应定时定量服用相关药物。常用的镇痛治疗药物包括非甾体消炎药、麻醉性镇痛药、非麻醉性镇痛药、抗抑郁药、抗癫痫药、催眠镇静药、糖皮质激素类药等。

一、非甾体消炎药

根据其对环加氧酶（COX）作用的选择性，非甾体消炎药可分为非选性 COX 抑制药和选择性的 COX－2 抑制药；按化学结构又可分为水杨酸类、苯胺类、巴吡唑酮类及其他有机酸类产物。非甾体消炎药共同特征是具有解热、镇痛、抗感染与抗风湿作用，对于轻到中度的疼痛有较好的止痛效果，如骨骼肌功能紊乱、关节痛、头痛、牙痛、头痛、术后疼痛、神经痛和癌性疼痛等，长期应用无耐受性和成瘾性。常用药物有阿司匹林、吲哚美辛、布洛芬、双氯芬酸钠、酮洛酸、吡罗昔康、美洛昔康、塞来昔布等。

二、麻醉性镇痛药

麻醉性镇痛药又称阿片类镇痛药，可通过激动阿片受体产生强烈的镇痛作用，是中枢性镇痛药，能解除或减轻疼痛并改变患者对疼痛的情绪反应。剂量增大时可产生镇静和嗜睡的效果，连续使用易产生耐受性和药物依赖性。在疼痛治疗中，麻醉性镇痛药主要适用于治疗严重创伤、急性心肌梗死等引起的急性疼痛，以及手术后疼痛和癌性疼痛。按麻醉性镇痛药与阿片受体作用的关系麻醉性镇痛药可分为阿片受体激动药、阿片受体激动－阻滞药和阿片受体阻滞药。常用的阿片受体激动药有吗啡、羟考酮、可待因、美沙酮、芬太尼及其衍生物、哌替啶、丁丙诺啡。

三、非麻醉性镇痛药

1. 曲马多　是人工合成的非阿片类中枢性镇痛药，主要用于中度到重度的各种急性疼痛及手术后疼痛的镇痛治疗，对各种类型的慢性癌性疼痛和非癌性疼痛，包括神经源性疼痛均有效。

2. 可乐定 在疼痛治疗中，可乐定主要用于术后镇痛和癌性疼痛治疗，其给药途径可为神经鞘内或椎管内给药，具有镇静、镇痛、抗焦虑、抗惊厥、抗休克等作用。血容量不足、心动过缓、心脏传导系统异常的患者应禁忌使用可乐定。

3. 氯胺酮 是一种苯环哌啶类衍生物，系非巴比妥静脉全麻药。小剂量氯胺酮用于手术后疼痛、癌性疼痛、神经病理性疼痛等的治疗。

4. 维生素 维生素 B_1 是糖代谢中所必需的辅酶，在疼痛治疗中主要适用于神经炎和神经痛及慢性疼痛的治疗，如面神经炎、三叉神经痛、慢性腰腿痛等。维生素 B_{12} 为细胞合成核酸过程中的重要辅酶，参与体内胆碱、蛋氨酸的合成及脂肪代谢，对保持有髓神经纤维的完整功能、修复神经髓鞘、促进神经再生等方面具有重要作用，适用于神经病理性疼痛的治疗。

5. 高乌甲素 为非麻醉性镇痛药，镇痛作用强，用于治疗各种急、慢性中等程度的疼痛，如关节痛、肩周炎、带状疱疹、扭伤、术后痛及癌性疼痛。

四、抗抑郁药

抗抑郁药指具有提高情绪、增强活力作用的药物，用于治疗由紧张及焦虑等精神、心理因素导致的疼痛，以及治疗慢性疼痛患者的抑郁症状。其镇痛作用既有继发于抗抑郁作用的效应，又具有不依赖其抗抑郁作用的独立镇痛效应。抗抑郁药的镇痛作用主要通过改变中枢神经系统的递质功能而实现。常用药有氟西汀、帕罗西汀、左洛复、多塞平等。

五、抗癫痫药

抗癫痫药用于治疗神经病理性疼痛，如三叉神经痛、幻肢痛等。抗癫痫药可单用于不能耐受抗抑郁药治疗的患者，亦可用于阿片类药物引起的肌阵挛者。目前卡马西平、拉莫三嗪和加巴喷丁是用于治疗神经病理性疼痛的较常用药物。

六、催眠镇静药

催眠镇静药以苯二氮䓬草类最常用，如地西泮和硝西泮等。该类药物在慢性疼痛治疗中多作为辅助用药，反复应用后可引起药物依赖和耐药性，故不应滥用。

七、糖皮质激素类药

糖皮质激素类药的药理作用非常广泛，具有抗感染、免疫抑制、抗毒素、抗休克作用及对代谢和各器官系统的功能产生明显的影响。糖皮质激素具有显著的抗感染作用，常用于慢性炎症性疼痛的治疗。常用药物有地塞米松、甲基泼尼松龙、倍他米松、曲安奈德。

第二节 物理因子疗法

物理因子疗法是用自然界中或人工制造的物理因子作用于人体，以治疗与预防疾病、恢复或改善身体功能和结构的方法。物理因子种类很多，用于康复治疗的有两大类：一是自然物理因子，包括自然之物与自然环境，如日光、空气、海水、矿泉等；二是人工物理因子，如电、光、声、磁、冷、热等。

物理因子疗法的应用除了应有针对性外，还要注意个体化、剂量、治疗部位及治疗的频率和疗程。严重的心脏病和动脉硬化、高热、恶性血液系统的疾病、恶性肿瘤等属某些物理因子治疗的禁忌证。对皮肤感觉障碍的患者治疗时要慎重，避免皮肤损伤。常用的物理因子疗法有电疗法、磁疗法、光疗法、超声波疗法、水疗法、冷疗法、传导热疗法等。

一、低频脉冲电疗法

低频脉冲电疗法是应用频率1000Hz以下的脉冲电流治疗疾病的方法。其特点是对感觉及运动神经有强刺激作用。因此，能够起到兴奋神经肌肉组织、促进局部血液循环、镇痛等治疗作用，适用于肌肉废用性萎缩、软组织粘连、血液循环障碍、各种神经痛、关节痛、术后疼痛、产痛、癌性痛等。急性化脓性炎症、出血性疾病、严重心脏病、高热等不宜做低频电疗。

低频脉冲电疗法用以刺激神经肌肉引起肌肉收缩，促进动脉供血、静脉和淋巴回流，改善局部营养代谢，促进受损神经纤维的再生，还可使肌肉节律性收缩，防止由于损伤或炎症造成的肌纤维和肌膜间粘连。低频脉冲电疗的止痛作用可能是由于抑制了痛觉神经向中枢传递冲动，或是低频脉冲电促进了局部血液循环消散局部的致痛物质，改善组织代谢功能而实现。

常用的低频电疗法包括神经肌肉电刺激疗法、经皮神经电刺激疗法、间动电疗法、低频高压电疗法等。

二、中频电疗法

中频电疗法是应用频率为1000～100000Hz的脉冲电流治疗疾病的方法，有镇痛、促进血液循环和兴奋骨骼肌的作用。常用的中频电疗法有等幅中频电疗法、干扰电疗法、调制中频电疗法等。等幅中频电疗法兼有低、中频电流的特点，用于止痛或促进血液循环，较低、中频电单独应用作用明显，用于神经肌肉刺激时，由于皮肤刺痛小，耐受较大电量的患者。干扰电疗法是利用两组频率相差0～100Hz的等幅中频正弦电流，交叉输入人体同一部位。在交叉部形成干扰电场，在体内按正弦电波的差拍原理产生0～100Hz的低频调制中频电流。此法临床主要应用于各种软组织损伤、肩周炎、关节痛、肌肉痛、神经痛、局部血循环障碍性疾病等的治疗。调制中频电疗法的中频正弦电流不产生电解作用、不引起组织的化学损伤；频率高，组织阻抗小，可使用较大电流量；对感觉神经刺激较小，患者易于接受。

临床上常用中频电流治疗软组织损伤、神经炎、肢体循环障碍，周围神经损伤引起的肌肉麻痹、胃肠及膀胱平滑肌无力等。镇痛效果以正弦调制中频电流最佳，对因急性软组织损伤造成的疼痛效果较好；刺激肌肉收缩以动态立体干扰电场效果最佳，疼痛刺激小，作用深入。急性化脓性炎症、安装心脏起搏器、治疗部位有较大金属异物的患者不宜接受中频电疗法治疗。

三、高频电疗法

高频电疗法是应用频率大于100000Hz的高频电流或其所形成的电场、磁场或电磁场治疗疾病的方法，有促进结缔组织再生作用，对化脓性炎症消炎作用显著。高频电疗按医疗上所用的波长可划分为短波、超短波、分米波、微波；按波形分类可分为减幅正弦电流、等幅正弦电流、脉冲正弦电流；按功率分类有小功率输出、中等功率输出和大功率输出。

高频电疗的适应证包括炎症、疼痛、急性损伤等，如骨关节炎、风湿性关节炎、肩周炎、坐骨神经痛、颈椎病、肌肉韧带损伤、软组织损伤等。恶性肿瘤患者、孕妇的腰腹部、心脏起搏器携带者、体内局部金属异物、出血或有出血倾向者属禁忌证。

四、直流电疗法

在导体中，电荷流动方向不随时间而改变的电流称为直流电。直流电疗法是使用低电压的平稳直流电通过人体一定部位以治疗疾病的方法，强度一般小于50mA。直流电疗法具有消炎止痛、促进神经再生和骨折愈合、调整神经系统功能、提高肌张力等作用，适应于偏头痛、三叉神经痛、关节痛、肌痛、慢性胃炎、胃肠痉挛、高血压、角膜炎、结膜炎、鼻炎、皮肤溃疡等。恶性血液系统的疾病、恶性肿瘤、急性湿疹及对电流不能耐受者不宜使用；对皮肤感觉障碍的患者，治疗时要慎重，避免烧伤。

五、磁疗法

磁疗法是利用磁场作用于机体，通过磁场对机体内生物电流的分布、电荷的运行状态和生物高分子的磁距取向等方面的影响而产生生物效应和治疗作用，具有消炎、止痛、镇静、消肿作用。临床各科疾病均可应用，一般常用于治疗气管炎、支气管哮喘、关节炎、早期高血压、肠胃炎、神经痛、神经衰弱、软组织损伤、肱骨外上髁炎、腱鞘炎、血肿、滑囊炎、手术后伤口及瘢痕疼痛、落枕、痛经、牙痛等。磁疗法目前尚无绝对禁忌证，凡白细胞下降、体质过度衰弱、高热、危重患者及孕妇下腹部等应慎用或不用。

六、超声波疗法

超声波是指频率在2000Hz以上，不能引起正常人听觉反应的机械振动波。将超声波作用于人体以达到治疗目的的方法称为超声波疗法，适用于腰痛、肩周炎、腱鞘炎、瘢痕粘连等结缔组织增生、神经痛、带状疱疹等。活动性肺结核、严重心脏病、急性化脓性炎症、出血倾向，孕妇下腹部、小儿骨骺部位等不宜用超声波治疗。

七、光疗法

利用阳光或人工光线防治疾病和促进机体康复的方法称为光疗法。临床常用的光疗法主要是红外线疗法和紫外线疗法等。

1. 红外线疗法 红外线疗法可使肌肉、皮下组织等产生热效应，加速血液循环，增加新陈代谢；有效改善局部血循环、促进炎症消散；降低神经兴奋性、降低骨骼肌张力，解痉镇痛、减少渗出、促进肉芽生长、加速伤口愈合；减轻术后粘连、软化瘢痕、减轻瘢痕挛缩。适用于慢性炎症、神经性皮炎、神经根炎、周围神经损伤、褥疮、软组织损伤、术后粘连。急性损伤的24～48小时、动脉阻塞性疾病、出血倾向、高热、活动性肺结核、闭塞性脉管炎、重度动脉硬化均不宜做红外线疗法。

2. 紫外线疗法 紫外线是不可见光，在光谱中紫外线波长最短，因而紫外线光子能量大，光化学、生物学作用更强。国际上通常将紫外线光谱分为三个波段：长波紫外线（简称UVA）波长为400～320nm，中波紫外线（简称UVB）波长为320～275nm，短波紫外线（简称UVC）波长为275～180nm。

小剂量紫外线照射可促进组织再生，如骨创伤、周围神经损伤等均可应用小剂量紫外线促其再生。红斑量紫外线照射具有显著的镇痛作用，对感染性炎症、非感染性炎症痛、风湿性疼痛及神经痛均有良好的镇痛效果。紫外线照射后在体内产生与蛋白质相结合的组织胺，具有一定的抗原性能。剂量渐增的紫外线重复照射所产生的组胺可促进机体分泌组织胺酶以破坏体内过量的组胺，从而起到非特异性的脱敏作用。采用全身无红斑量紫外线照射可促进维生素D的生成，调节钙磷代谢，预防和治疗由紫外线缺乏带来的疾病。

八、冲击波疗法

冲击波是一种机械波，具有压力瞬间增高和高速传导的特性，体外冲击波疗法（extracorporeal shock wave therapy，ESWT）是利用液电能量转换及传递原理，造成不同密度组织之间产生能量梯度差，产生裂解硬化骨、松解粘连、刺激微血管再生、促进骨生成等作用，达到治疗疾病的目的。根据冲击波波源产生的不同形式，将体外冲击波治疗分为4种：液电式、电磁波式、压电式和气压弹道式。体外冲击波能够促进骨不连处的骨膜下发生血肿，从而刺激骨痂生长，加速骨折愈合。同时也可击碎骨不连处的骨端钙化，促进新骨形成。

体外冲击波治疗时应该给予充分止痛。轻者可用镇静、安定药或一般性止痛剂，重者进行麻醉。体外冲击波疗法的适应证包括骨组织疾病如骨折延迟愈合、骨不连，以及软组织慢性损伤性疾病如钙化性肌腱炎、肱骨外上髁炎等。

严重心脏病、心律失常及高血压患者，安装有心脏起搏器患者，年老体弱，全身情况很差，或有严重内科疾病如心、肺、肝、肾等重要脏器功能障碍等，属于冲击波治疗的禁忌证。

第三节　运动疗法

一、运动疗法的概念

运动疗法是运动在医学中的应用，是以运动学、生物力学和神经发育学为基础，以改善躯体、生理、心理和精神的功能障碍为主要目标，以作用力和反作用力为主要治疗因子，以提高或维持身体素质为目的。运动疗法有助于促进血液循环，减轻炎症反应，防止组织粘连，从而影响体内疼痛处理系统，并可进一步改善心理行为效果。借鉴运动疗法应用于疾病的镇痛机制及特点同样适用于手术后镇痛，调节患者术后恐惧心理，促进术后早期功能恢复。

二、运动疗法的分类

运动疗法主要包括关节松动技术、麦肯基技术、神经松动术、动态关节松动术、肌力训练、关节活动度训练和镜像疗法等。

（一）关节松动技术

关节松动技术是治疗师在患者关节活动允许范围内完成的一种针对性强的手法操作技术，用来治疗关节功能障碍，如关节疼痛、关节活动受限或关节僵硬。应用时常选择关节的生理运动和附属运动作为治疗手段。

关节的生理运动是指关节在生理范围内完成的运动，如关节的屈伸、内收外展、旋转等运动，可以主动完成，也可以被动完成。关节的附属运动是关节在自身及周围组织允许的范围内完成的关节内运动，是维持关节正常活动不可缺少的运动，不能主动完成，需其他人或对侧肢体帮助才能完成，主要包括滑动、转动、轴旋转、压迫、牵拉和分离等运动。

任何一个关节都存在附属运动，当关节因僵硬、疼痛而限制了活动时，其生理活动及附属运动均可受到影响，在改善生理运动之前，通常先改善附属运动，附属运动的改善可以促进生理运动的改善。

1. 关节松动技术的基本手法　关节松动技术中基本手法可以分为以下几类：

（1）*摆动*　骨的杠杆样运动称为摆动，摆动时要固定关节近端，关节远端做往返运动。摆动须在关节活动范围达到正常的60%时才可应用，如没达到可先用附属运动的手法来改善。

（2）*滚动*　当一块骨在另一块骨表面发生滚动时，两骨的表面形状可不一致，接触点同时变化所发生的运动为成角运动，转动的方向与关节面的凹凸形状无关，与骨的角运动方向相同。功能正常的关节不产生单纯的转动，一般都伴随着关节的滑动和旋转。

（3）滑动　滑动时一侧骨表面的同一个点接触对侧骨表面的不同点。关节面的形状越接近，运动时滑动就越多，反之则滚动越多。临床应用时由于滑动可以缓解疼痛，合并牵拉可以松解关节囊，使关节放松，改善关节活动范围。

（4）旋转　指移动骨在静止骨表面绕旋转轴运动，旋转常于滑动及滚动同时发生，很少单独作用。

（5）分离与牵拉　分离与牵拉统称为牵引，当外力使构成关节两骨表面呈直角相互分开时，称分离或关节内牵引；当外力作用于骨长轴使关节远端移位时，称为牵拉或长轴牵引。

2. 关节松动技术的手法幅度　根据关节的可动范围和操作时治疗师应用手法的幅度大小，关节松动技术可分为4级。

Ⅰ级：治疗师在患者关节活动的起始端小范围、节律性地来回松动关节。

Ⅱ级：治疗师在患者关节活动允许范围内大范围、节律性地来回松动关节，但不接触关节活动的起始端和终末端。

Ⅲ级：治疗师在患者关节活动允许的范围内大范围、节律性地来回松动关节，每次均接触到关节活动的终末端，并能感觉到关节周围软组织的紧张。

Ⅳ级：治疗师在患者关节活动的终末端小范围，节律性地来回松动关节，每次均接触到关节活动的终末端，并能感觉到关节周围软组织的紧张。

4级手法中，Ⅰ、Ⅱ级常用于治疗因疼痛引起的关节活动受限；Ⅲ级手法用于治疗关节疼痛并伴有僵硬；Ⅳ级手法用于治疗关节因周围软组织粘连、挛缩引起的关节活动受限。手法分级可用于关节的附属运动和生理运动。当用于附属运动时，Ⅰ~Ⅳ级手法皆可选用。而生理运动治疗时，关节活动范围要达到正常的60%才可以应用，因此，多用Ⅲ~Ⅳ级，而极少用Ⅰ级手法。

3. 关节松动技术治疗作用

（1）缓解疼痛　关节松动可以促进关节液的流动，滋养关节软骨和软骨盘的无血管区。当关节肿胀或疼痛不能进行全范围活动时，关节松动可以缓解疼痛，防止因活动减少引起的关节退变，这些是关节松动的力学作用。关节松动的神经作用表现为促进可以抑制脊髓和脑干致痛物质的释放。

（2）改善关节的活动范围　关节松动技术由于牵拉了关节周围的软组织，因此可以保持或增加其伸展性，改善关节的活动范围。

（3）增加本体反馈　本体感受器位于关节肌腱内，传入神经将关节感受器接受的冲动传入到中枢神经，可增加位置觉和运动觉。

关节松动术的适应证有关节内及周围组织粘连、关节疼痛、肌肉紧张及痉挛、进行性关节活动受限、脱位关节的复位、关节内组织错乱的复位等。外伤或疾病引起的关节肿胀、关节活动过度、关节不稳定、骨折未愈合、恶性肿瘤、严重骨质疏松、脊髓受挤压、急性神经根性炎症或压迫等禁忌应用此法。

（二）麦肯基技术

麦肯基技术是澳大利亚学者 Robin McKenzie 独创的一种专门治疗颈肩腰腿痛的技术。该技术是目前治疗颈肩腰腿痛的最新非手术疗法。具有安全、见效快、疗程短、容易预防复发的特点，受到全世界的物理治疗师和医师的认可。

McKenzie 认为，坐姿不良和反复低头、弯腰是造成颈肩腰腿痛的重要因素，因此，正确姿势的维持和有针对性的运动会消除患者颈肩腰腿痛的症状。麦肯基疗法的特点是直接对疼痛的关节部位施于某种力量，恢复受损或者减退的关节功能。例如改善关节的弯曲、恢复已经失去了的关节的可动区域，从而消除疼痛、麻木、发胀等症状。

1. 动态间盘模型　脊柱进行某一方向的反复运动时，对于运动节段的椎间盘产生了非对称性的挤压力，使得间盘内容物向挤压的反方向移动。间盘的移动改变了纤维环和/或神经根的张力，从而使疼痛的部位发生变化，疼痛加重或减轻。

2. 椎间盘结构、作用与运动　椎间盘由纤维环、髓核和软骨板组成。纤维环与椎体牢固地连接是髓核的保护壁。椎间盘有压力缓冲作用。压力向各方向传递不同时，在纤维环内层某点产生相对高的压力，出现由内向外的放射状或环状裂缝，容易引起损伤，髓核由裂缝膨出。当纤维环外层完全断裂时，髓核可脱出。髓核突出挤压神经根可产生疼痛等症状。神经受压越重，症状越重，且症状的部位越远离脊柱；当神经受压减轻时，症状减轻，其部位越靠近脊柱附近。

只有在纤维环外层保持完整的条件下，脊柱的运动才可产生髓核运动，应用麦肯基力学治疗方法治疗才可能有效。如果纤维环外层破裂，髓核已经脱出，脊柱运动对髓核无影响。此时应用麦肯基力学治疗方法无效。

3. 治疗三大综合征

（1）姿势综合征　患者年龄多在 30 岁以下，多为办公室职员，缺乏体育运动。其症状多局限，疼痛常在脊柱中线附近，不向四肢放射。疼痛为间歇性。患者可分别或同时有颈、胸和腰椎各部位的疼痛。体检无阳性体征，运动试验结果无变化，运动中无疼痛，仅于长时间的静态姿势后出现疼痛，活动后疼痛立即缓解。疼痛的原因是正常组织被长时间过度地牵拉。如果脊柱各节段在其活动范围的终点长时间静态承受负荷，则会引起软组织机械性变形，从而引起疼痛。长时间不良的坐姿和站姿易引起姿势综合征。

姿势综合征的治疗原则首先是姿势矫正，使患者避免产生姿势性疼痛的应力。其次是健康教育，使患者认识到姿势与疼痛之间的关系，自觉保持正确的姿势，出现疼痛时知道通过调整姿势来缓解症状。

（2）功能不良综合征　患者年龄多在 30 岁以上（创伤除外），发病原因多为长年不良姿势并缺乏体育运动，使得软组织弹性降低、长度适应性缩短；也有许多患者的发病原因为创伤后组织纤维化愈合过程中形成了短缩的瘢痕。疼痛的原因是短缩的组织受到过度牵拉。当患者试图进行全范围活动时，机械性地牵拉短缩的软组织而引起疼痛。疼痛为间歇性，多局限于脊柱中线附近，疼痛总是在活动范围终点发生，而不在运动过程中出现。运动试验结果为在进行受限方向全范围活动时产生疼痛，加重不维持。当有神经根粘连时可出现肢体症状。

功能不良综合征的治疗原则首先依然是姿势矫正，排除姿势因素引起的症状。其次对短缩的组织进行牵伸时要有一定的力度，否则短缩的组织无法重塑牵长。有效牵伸力度的临床标准是牵伸时一定要出现瞬间疼痛。有效的牵伸还需要一定的频度，建议的牵伸频度是每1~2小时1组，每组10次，每日10组。有规律地重复是有效牵伸的重要因素。同时要注意安全牵伸，对短缩的组织进行牵伸时，牵伸的力度不能引起微细损伤。安全牵伸的临床标准为在牵伸中引起的疼痛在牵拉力去除后立即消失，一般要求10~20分钟以内必须消失。

（3）移位综合征　患者的年龄多在20~55岁。患者常有不良坐姿，他们经常有突发的疼痛，即在几小时或2日内由完全正常的情况发展至严重的功能障碍。通常发病时无明显诱因。症状可能局限于脊柱中线附近，可能放射或牵涉至远端，症状为疼痛、感觉异常或麻木等。疼痛可为持续性，也可为间歇性。某些运动或某些体位对症状有影响，使症状产生或消失，加重或减轻，疼痛的范围可以变化，疼痛的程度可以加重或减轻，疼痛可能跨越中线，例如从腰右侧发展至腰左侧。运动或体位引起症状变化的结果是可以持续存在的，即运动试验结果可为产生、加重、外周化、加重维持或减轻、消失、向心化、好转维持。移位综合征中，尤其是严重的病例，可能出现运动功能明显丧失。在严重病例中常可见急性脊柱后凸畸形和侧弯畸形。

移位综合征的治疗要根据移位的方向选择脊柱反复单一方向的运动，反复运动产生复位力，可将移位的髓核复位。在短时间内，避免与复位相反的脊柱运动，可使复位得以维持。症状消失后，逐渐尝试与复位时方向相反的脊柱运动，可使各方向的脊柱运动范围保持正常，且不出现任何症状，防止功能不良综合征的发生。为了保证治疗的安全性，在开始选择治疗方向时需使用较小的力，一旦出现了症状减轻或向心化现象，表明该方向是适合的治疗方向，则应在必要时，逐渐增加该运动方向的力。一般情况下，力的升级是从静态体位、患者自我运动开始，增加到患者自我过度加压、治疗师过度加压，其后再进行松动术、手法治疗，以确保治疗的安全性和有效性。

（三）神经松动术

神经系统分为中枢神经系统和外周神经系统。当人的躯干或四肢进行屈曲、伸展等活动时，相应的中枢和周围神经会随着躯干和肢体的活动方向出现延展。神经组织本身的弹性很小，但神经系统能够适应性地延长以适应身体的运动和姿势，并抵消牵拉损伤。

神经松动技术是针对神经组织导致的疼痛进行治疗的一种手法技术，是依据神经的解剖结构，利用肢体的运动，使神经组织在神经外周的软组织中进行滑动、加压、延展，以改善神经间的微循环、轴向传输和脉冲频率等。

周围神经松动术利用治疗师徒手对周围神经进行牵拉、弹拨、分离、推按等手法，向上位中枢输入信号，建立良性神经通路，从而达到对周围神经减压，并促进神经功能恢复的一类手法。它具有术中无创伤、患者痛苦小、易于被患者接受等优点，主要包括尺神经、桡神经、腓总神经、臂丛神经、正中神经、坐骨神经等松动技术。

（四）动态关节松动术

动态关节松动术（mobilisations with movements，MWMS）是由新西兰物理治疗师、手法治疗先驱 Brian Mulligan 创立的。MWMS 的治疗原理是应用关节内的持续滑动并配合关节的生理运动或功能动作，改善关节运动轨迹，使关节运动避免造成关节进一步损伤和疼痛，以利于疼痛等症状快速缓解。

治疗师进行传统的关节松动术治疗时，患者是被动治疗，而动态关节松动术则强调肢体的运动，治疗兼具主动训练和被动运动。治疗师施以松动术的同时，患者自己做主动运动配合完成训练，使肌肉得到刺激，而治疗师帮助其完成动作，又确保了患者能在无痛的情况下完成活动范围的运动。这种手法主要针对由于关节错位所造成的疼痛症状。除了松动并调整关节位置外，此法还可同时达到松弛软组织的效果。

与传统的手法相比，MWMS 治疗过程无痛苦，效果持续时间长。如果手法正确，治疗效果立竿见影，可以使关节在短短几次的手法治疗下恢复自然顺畅的活动。

有研究表明，MWMS 可提高继发性冻结肩关节活动度，有利于快速缓解肱骨外上髁炎的疼痛，有效改善握力，对于治疗桡骨远端骨折后关节僵硬也有显著疗效。

（五）肌力训练

肌力指肌肉收缩时产生的最大力量。影响肌力的因素主要有肌肉的收缩方式及收缩的速度、肌肉的生理横断面、肌肉的初长度、关节角度的影响、年龄和性别、心理因素等。肌力下降的原因与年龄的增长、废用性肌肉萎缩、神经系统疾病、肌营养不良、多发性肌炎等疾病有关。治疗师通过对患者的肌力训练可以帮助渐渐萎缩的肌肉恢复力量。

1. 训练原则　阻力原则、超常负荷原则、肌肉收缩的疲劳度原则。

2. 训练的具体方法

（1）*辅助主动运动*　指在外力的辅助下通过患者主动收缩肌肉来完成的运动或动作，辅助力量由治疗师、患者的健肢提供，亦可利用器械、引力或水的浮力来帮助完成。该方法的适应于肌力恢复到 2 级尚不能独立主动完成运动的部位。在训练时要随着肌力的恢复不断地改变辅助的方法和辅助量。

（2）*主动运动*　指患者主动以肌肉收缩形式完成的运动。运动时既不需要助力，也不需要克服外来阻力。该法适应肌力达到 3 级以上的患者。

（3）*抗阻力主动运动*　指在肌肉收缩过程中需克服外来阻力完成的运动。该法的适应于肌力已达 4 级、能克服重力和阻力完成关节活动范围的部位。应当注意训练时的负荷量要缓慢、逐渐地增加，防止血压过度增加，在训练中应协调好呼吸，用力时要吸气，放松时将气体慢慢呼出。

对有下列症状的患者应禁止使用抗阻力的运动方法：肌肉、关节发炎或肿胀者；关节不稳定，如有肌腱的断裂或关节周围肌肉张力极其低下的患者；有 2 级以上高血压或其他心血管合并症患者等。

（4）等长运动　肌肉收缩时，没有可见的肌肉缩短或关节运动，可用于肌力 2 ~ 5 级的患者。

训练时应注意选择合适的地点和适当的训练方法、注意调节阻力、掌握正确的运动量、在肌力的强化训练中应防止出现代偿运动、注意心血管反应。

（六）关节活动度训练

关节活动度训练是指利用各种方法恢复因组织粘连或肌痉挛等因素引起的各种关节功能活动障碍的运动疗法。限制关节活动范围的因素主要包括关节周围软组织挛缩、神经性肌肉痉挛、粘连组织的形成、关节内异物、关节疾患、关节长时间制动等。

1. 关节周围软组织挛缩造成关节活动障碍的训练　患者身体由于损伤而制动，一段时间可能引起关节的挛缩，故在患者卧床期间就要采取措施预防关节挛缩，常用的方法有保持肢体良好的体位、体位转换（如翻身等）、被动运动、关节松动术。

2. 神经肌肉性挛缩造成关节活动障碍的训练　利用等长运动的方法维持并逐步扩大关节的活动范围，在骨关节疾病或术后的早期，可用石膏固定使挛缩的肌肉处于伸展的状态。对于神经性痉挛或挛缩可使用放松训练及主动的关节活动训练方法扩大关节的活动范围。被动运动用来防止肌肉松弛无力，维持关节的运动范围和其伸展性。

3. 软组织粘连致关节活动障碍的训练　当组织粘连有可能造成关节活动障碍时，应及时治疗，改善因组织粘连或挛缩引起的功能障碍。损伤部位可用冰袋、冷喷剂进行冰敷，用弹力绷带等给予一定压力，将患肢抬高至高于心脏的位置，可以防止伤处出血、肿胀。伸张训练、摆动训练、持续关节功能牵引、利用器械进行的持续关节被动活动可以用来改善软组织粘连挛缩。

4. 注意事项　如果患者有肌肉、肌腱、韧带撕裂，以及骨折未愈合、肌肉、肌腱、韧带、关节囊或皮肤手术初期或关节旁的异位骨化等情况时，不宜进行关节活动度训练。

（七）镜像疗法

镜像疗法是根据平面镜反射相等的物像及距离，以正常的肢体镜像代替患侧的肢体，达到消除异常感觉或恢复运动功能的治疗方法。

镜像疗法可应用于幻肢痛、外周或中枢神经损伤、慢性区域性疼痛综合征、感觉过敏或者感觉迟钝的患者。幻肢感是在截肢部位出现的无痛幻觉，比如肢体截肢部分的某个特定部位出现类似触碰感、冷感或热感、肢体截肢部分的运动感等幻觉。镜像疗法通过使残留的肢体在镜子中呈像，使患者感受到类似原来已经截除肢体存在的感觉从而使幻肢痛得到缓解。脑卒中偏瘫患者遗留上肢功能障碍时，可嘱患者利用镜盒装置注视健手活动的影子，想象患手在活动，再通过常规康复训练完成此动作。

第四节　中医康复疗法

中医学认为，造成疼痛的致病因素包括七情（喜、怒、忧、思、悲、恐、惊）、六淫（风、寒、暑、湿、燥、火）、饮食劳倦、痰饮、瘀血、外伤和虫兽伤害等。在人体正常功能下降时，即正气不足时，这些因素将造成疼痛的产生。而造成疼痛的病机概括起来不外乎两点。其一，"不通则痛"。不管造成疼痛的病因如何，都是外邪导致经络瘀阻、气血凝结不通，故"不通则痛"属实痛。其二，"不荣则痛"。这是指在各种致病因素的作用下，导致气血阴阳不足，脏腑经脉等失于温养濡润所致的疼痛，属虚证。"不通则痛"和"不荣则痛"都属于气血运行异常所造成的疼痛。

一、中药内服

中药内服法为治疗痛证最常用的方法，适用于所有的疼痛性疾病，临床治疗时需辨证施治。其治法是以证候为依据，立法以辨证为前提，根据八纲、脏腑辨证及药物属性组方，分而治之。内服药物治疼痛，从病机上分为"补""通"两大原则，具体分为以下治法：

1. 祛风止痛法　适用于风邪引起的疼痛性疾病。常用方剂如川芎茶调散、大秦艽汤、镇肝熄风汤、天麻钩藤饮等。

2. 温经散寒止痛法　适用于寒邪引起的疼痛性疾病。常用方剂如四逆汤、附子理中汤等。

3. 除湿止痛法　适用于湿邪引起的疼痛性疾病。常用方剂如羌活胜湿汤、苓桂术甘汤、肾着汤等。

4. 清热泻火止痛法　适用于火热之邪或五志化火所致的疼痛性疾病。常用方剂如荆防败毒散、仙方活命饮、龙胆泻肝汤等。

5. 通下止痛法　适用于燥结所致的疼痛性疾病。常用方剂如大承气汤等。

6. 理气止痛法　适用于气滞所致的疼痛性疾病。常用方剂如四逆散、柴胡舒肝散、通气散等。

7. 活血止痛法　适用于瘀血所致的疼痛性疾病。常用方剂如血府逐瘀汤、少腹逐瘀汤、膈下逐瘀汤等。

8. 消食止痛法　适用于饮食所致的疼痛性疾病。常用方剂如保和丸、枳实导滞丸等。

9. 化痰逐饮止痛法　适用于痰饮所致的疼痛性疾病。常用方剂如葶苈大枣泻肺汤、温胆汤等。

10. 驱虫止痛法 适用于因肠道寄生虫所致的疼痛性疾病。常用方剂如乌梅丸、化虫丸等。

11. 补血止痛法 适用于脏腑功能减退，气血、阴阳亏虚所致的疼痛性疾病。常用方剂如大补阴丸、左归饮、四物汤等。

二、中药外治

中药外治作用迅速，简、便、廉、验，易学易用，容易推广，使用安全，不良反应少，患者乐于接受，尤其对老幼虚弱之体，攻补难施之时或不肯服药之人，不能服药之症，它与内服法有殊途同归、异曲同工之妙，更有内服法所不能及的诸多优点。治疗一些疑难顽症之疼痛，也常获令人满意的疗效。

（一）贴药疗法

将膏药或膏药上掺药粉贴于患处的方法称为贴药疗法。本法具有舒筋通络、活血祛瘀、散结止痛之功效。

1. 适应证 适用于肢体各部位及颈、背、腰等处的疼痛性疾病。

2. 操作方法 清洁皮肤，毛发较密较长者应剃除。选取大小合适的膏药，剪去其周边四角，置酒精灯上加温，使之软化后揭开；再在膏药外缘以棉花围绕一周，趁热贴于患处；最后以胶布或绷带固定。

3. 注意事项

（1）烘烤膏药不能过热，以膏药柔软能揭开而不烫手为度，防止粘贴时烫伤皮肤或膏约外溢。

（2）发现皮肤发红、起疹、出水疱、痒痛时应立即取下，局部随即用汽油或松节油、红花油等擦拭干净。

（二）敷药疗法

将药物敷布于患处或穴位以达到治疗作用的方法，称为敷药疗法。此法通经活络、消肿祛瘀、清热解毒，起止痛作用。

1. 适应证 风寒湿痹所致的各种疼痛，如胸痛、胁痈、偏头痛、跌打扭挫伤痛、癌肿疼痛，以及疥、痈等引起的局部疼痛。

2. 操作方法 首先清洁局部，再将调制好的药膏或草药平摊于棉垫或纱巾上，另取一块大小相等的棉纸或纱布覆盖在药物上，将四边往里折叠整齐，然后将药物敷于患处，用胶布或绷带固定。

3. 注意事项

（1）敷药时必须注意温度适中，厚薄均匀，一般以0.2～0.5cm厚为宜，围敷范围必须超出病痛处1～2cm。

（2）用水或药汁、醋调配的敷药容易干燥，需用原调配剂加以湿润；用饴糖调配的膏药，热天易于发酵，宜新鲜配置或加适量0.1%～0.2%苯甲酸防腐。

（3）敷药后应注意观察患者全身及局部反应，如发现异常应终止敷药。

（三）熏洗疗法

熏洗疗法是将药物煎汤，趁热在患处进行熏蒸及洗涤的治疗方法。该法通过疏通腠理、流畅气血、清热解毒、除湿祛风达到止痛目的。常用的方法包括溻渍法、淋洗法、熏洗法。

1. 适应证 风湿关节筋骨疼痛、头痛、目赤肿痛及疖、痈、丹毒、痔瘘、软组织损伤、骨折等引起的疼痛。

2. 操作方法

（1）溻渍法 将煎好的药方倒入盆中，盆上放置带孔木架，患肢放在木架上，进行熏蒸。为不使热气散失，要盖上布单毛巾。药汤不烫时，再用消毒纱布蘸药汤热敷患处，稍凉时再添加或更换热药汤，连续趁热溻渍，一般每个部位热敷20～30分钟。

（2）淋洗法 将煎好的药趁热装入小喷壶内，连续淋洗患处，或将煎好的药倒入盆中，用消毒纱布蘸药并不断淋洗患处。

（3）熏洗法

1）全身熏洗法：将药物用量加倍，煎汤倒入浴盆内进行全身沐浴。或将药汤倒入大木桶或大水缸内，桶内放入一木凳，高出水面10cm，患者坐在木凳上，用布单或毯子从上面罩住（仅露头在外面），勿使热气外溢，待药汤不烫时，取出小木凳，患者再进入药汤内沐浴，以出汗为度；擦干全身，盖毛毯卧床休息。

2）局部熏洗法 包括以下四种方法：

①手足熏洗法：将药汤倒入盆内或木桶内，将手或足架于其上，用布单盖严进行熏蒸。待药汤不烫时，再将手或足浸入药汤中进行泡洗。

②眼熏洗法：将药汤倒入盆内，用布单将头及盆围盖严密进行熏蒸。待药汤不烫时，用消毒棉花或纱布蘸药汤，连续洗患眼或用洗眼杯洗眼。

③坐浴法：将药汤倒入盆内，将盆放坐浴盆架的木屏上，患者暴露臀部坐在木架上进行熏蒸。待药汤发烫时，将肛门、会阴部及臀部浸入盆中泡洗。

④热庵法：将药汤倒入盆内，用消毒棉花或纱布蘸药汤敷患处，另用消毒纱布一块不断蘸药汤淋渍患处，使患处保持一定的湿度、热度，使之达到持续热渍热庵的效果。依法将药物制成粉末装入布袋并缝好袋口，入搪瓷盆内加水煎汤，趁热熏洗，或取出药袋在患处进行湿热敷。

3. 注意事项

（1）冬季室内注意保温，患者暴露部位尽可能加盖衣被，防止感冒。

（2）药汤温度要适宜，不可过热或过凉。

（3）熏洗前告知患者做好准备，如排净大小便，洗净患处。包扎部位熏洗时应先揭去敷料，熏洗完毕应及时更换敷料重新包扎好。

（4）急、重症者及饱食、饥饿、过劳时不宜洗浴；妊娠及月经期不宜坐浴。

（5）熏洗时要密切观察患者反应，遇有不适应停止熏洗。

（6）夏天熏洗，药汤要随煎随用，不要过夜，以免变质影响疗效。

三、针灸治疗

针灸治疗疼痛的原理是运用经络与脏腑生理和病理上的联系，在腧穴上进行针刺及艾灸等操作，取得“通其经络，调其气血”的作用，所谓“通则不痛”，其功效和意义即在于此。针灸治疗疼痛具有操作简便、起效迅速等特点。

（一）针刺疗法

针刺对疼痛的治疗很早就应用于临床治疗中，通过对相应穴位和部位的针刺，可针对疼痛的病因、病理进行治疗，从而减轻疼痛的程度。

1. 取穴治疗原则

（1）取穴原则　穴位的选择包括近部和远部选择穴位。所谓近部穴位是指邻近疼痛区域的穴位，可以是同一经络，也可以是不同经络，如肩髃、肩贞分属手阳明经和手太阳经，在治疗肩部疼痛时往往配合使用。它们虽属于局部取穴，但又分属不同经络。所谓远部穴位是指远离疼痛部位而与疼痛部位有着密切联系的穴位，如胃脘痛取用足部的足三里、梁丘，就是典型的远道取穴。如果能够合理运用局部和远部穴位，可以达到良好的治疗效果。

（2）穴位配伍　所谓配伍是指合理搭配穴位。如同药物的配伍一样，穴位也有合理运用的问题。灵活运用穴位是镇痛的重要方法，体现了病因治疗和病理治疗的相互结合，标本兼治的作用。其配伍有前后伍用、上下搭配、左右兼顾、表里运用、远近相应等方法。

（3）特定穴位与经验穴的运用　常用阿是穴、经验穴、奇穴。如奇穴中的阑尾穴、胆囊穴等对特殊疼痛有独特作用。

2. 操作注意事项

（1）操作前难备

1）根据患者疼痛部位灵活选择体位，如仰卧位、俯卧位、侧卧位等。嘱患者自然放松；环境宜安静柔和。

2）在需要部位用75%酒精棉球擦拭，由中心向外绕圈擦拭，或先用2%碘酒涂搽，稍干后再用75%酒精棉球脱碘。

3）根据需要可以选用长25～40mm的针灸针，其针尖端光滑，形如松针，针体挺直匀称，坚韧而有弹性。

（2）操作注意事项

1）一般而言要避开筋骨和血管，重要脏器区域勿深刺。背和腰部临近重要脏器，故应慎重。乳中、脐中、小儿囟门禁刺。

2）体质虚弱者、孕妇、危重症患者慎用针刺。后项部为延髓，所在不可深刺，胸部穴位靠近肺部宜平刺。

（3）操作过程中异常情况的处理

1）弯针　表现为针身弯曲、出针困难，往往是由于用力过猛、针体质量差或患者体位改变所致，一般可以预防。

2）断针　多由于暴力或针刺前失于检查所致，发生概率较小，但危害严重，应当及时取出。严重者可以在X射线定位下外科手术取出。

3）滞针　针刺滞涩难行，多由于长时间单向捻转、肌肉痉挛所至，轻轻拔除即可。

4）晕针　患者针刺时突然面色苍白、头晕目眩、心慌气急、冷汗胸闷，精神委靡，多由于体质差、过度紧张劳累所致。一旦发生应停止针刺，患者以头低位平卧，保暖休息多可恢复。严重者需配合其他急救措施。

5）血肿　多见于血管丰富的部位，如头面、四肢末梢等。压迫止血可促进血肿吸收。

（二）灸法

灸法是将艾绒或其他药物放置在体表的穴位上进行烧灼，借灸火的温度和药效利用经络的传导作用起到温经止痛作用的方法。

1. 取穴治疗原则　灸法在选择穴位和原则上基本同于针刺。灸法结合针刺对于某些针刺效果较差的情况可以取得较好的效果。

2. 注意事项

（1）高热、高血压、中风等情况应当根据病情慎用灸法。

（2）面部、五官、心前区、颈项部、关节肌腱、血管、神经周围、阴部勿施直接灸法。

（3）头部少用灸法；孕妇腰部禁用灸法。

（4）防止灸柱掉落，以免烧伤；防止疮口感染。

（5）根据患者病情给予适量刺激。

（6）灸法操作应当先上后下以引火归原。

（三）耳针疗法

耳郭与人体各部位存在着一定的生理联系，运用针刺或其他方法刺激耳郭上的穴位可以取得防病治病的效果。

1. 取穴治疗原则　应在耳部穴位区域反复寻找反应点，也可以按照定位点进行治疗。使用毫针一般留针时间为20～30分钟；皮内埋针、压籽者留针3～5日。每日自行按压3次。

耳针的运用可以治疗各种疼痛性的疾病，如三叉神经痛、肋间神经痛、带状疱疹、坐骨神经痛等神经性疼痛，扭挫伤、落枕等外伤痛，颅脑、胸腔、四肢各种外科手术后所产生的伤口痛，麻醉后的头痛、腰痛等手术后遗痛。另外，耳针还可用于耳针麻醉、戒烟、戒毒。

2. 注意事项 应注意耳部易于感染，同时部位敏感，不宜刺激过度。

（1）陈伤或炎症的部位应该禁针。针后如见针孔充血、耳郭肿胀，应用2%碘酒涂搽，并酌情应用抗生素。

（2）有习惯性流产史的孕妇，不宜使用耳针。对年老体弱、高血压及动脉硬化患者，针刺前后宜适当休息，手法宜轻，留针时间宜短。

（3）耳针亦可引起晕针，应当注意预防。

（四）三棱针疗法

刺破患者身体一定穴位或浅表血管放出少量血液的治疗方法称为三棱针刺络法。

三棱针的刺法一般采用点刺法、散刺法、泻血法等方法，具有通经活络、消肿止痛作用，适用于瘀血和经络瘀滞的疼痛。

需注意无菌操作，防止感染；放血宜少量，手法要轻柔、快捷；虚证或老年患者应慎用三棱针疗法。

（五）穴位注射

穴位注射又称水针，是选用中西药物注入有关穴位以治疗疾病的一种方法。

1. 取穴治疗原则 穴位注射取用穴位可以根据针刺穴位选用。也可以用拇指或示指指腹以均匀力量在患者体表进行按压、触摸、滑动，以检查有无压痛、条索或结节，以及皮肤表面的异常变化。软组织损伤者，可以注射最明显的压痛点；肌肉或肌腱损伤时，可以注射起止点；腰椎间盘突出者，可以将药物注入神经根附近。

药物注入剂量取决于注射部位及药物性质和浓度。头面部、耳穴用量少，一般为0.1～0.5mL。四肢及腰背部用量较大，为2～15mL；刺激性药物宜少量缓慢注入，通常由临床灵活掌握运用。

2. 注意事项

（1）注意无菌操作，防止感染。

（2）注意药物的药理作用、性质、剂量、配伍禁忌及过敏情况。

（3）药物一般不注入关节腔、蛛网膜下隙和血管内。

（4）躯干部位不宜深刺，防止刺伤脏器。

（5）年老、怀孕者慎用水针疗法。

四、针刀疗法

小针刀是由金属材料做成的在形状上似针又似刀的一种针灸用具，是在古代九针中的针、锋针等基础上，结合西医外科学手术刀而发展形成的，是与软组织松解手术有机结合的产物。小针刀疗法是一种介于手术方法和非手术疗法之间的闭合性松解术。是在切开性手术方法的基础上结合针刺方法形成的。小针刀可在治疗部位刺入深部，于病变处进行切割、剥离等不同的刺激，以达到止痛祛病的目的。其适应证主要包括软组织损伤性病变和骨关节病变。

（一）小针刀疗法的适应证

1. 因筋脉粘连、挛缩所致的四肢、躯干各处的顽固性疼痛点，其中以粘连面积小或只有一个痛点的疗效最佳；粘连面积大疗效较差。

2. 所有骨、关节附近因肌肉或韧带紧张、挛缩、牵拉应力过度引起的骨质增生，可应用小针刀松解相应的肌肉、韧带，以恢复应力的动态平衡。

3. 各种损伤引起的滑膜囊闭锁及滑液排泄障碍造成滑膜囊膨胀，出现酸胀、疼痛和运动障碍者，应用小针刀将滑膜囊切开数处，多可立见成效。

4. 各类腱鞘炎，尤其是狭窄性腱鞘炎，应用小针刀治疗效果明显。

5. 外伤性肌痉挛和肌紧张（非脑性）者，若病位明确、施术恰当可取得立竿见影的效果。

6. 骨化性肌炎初期，肌肉韧带尚有一定弹性者，可使用小针刀治疗，但疗程较长，一般为2个月左右。

7. 病理性损伤后遗症，如骨髓炎、类风湿关节炎等疾病导致的筋脉挛缩、粘连等而使关节屈伸受限，小针刀对恢复关节功能有一定疗效。

（二）小针刀疗法禁忌证

发热患者、严重内脏病变、施术部位有皮肤病变、重要神经、血管、脏器而施术时无法避开者，以及血友病患者、年老体弱者及妊娠期妇女禁行小针刀治疗。

（三）小针刀的操作方法和注意事项

1. 针刀疗法四步进针规程

（1）定点　确定病变部位、明确局部解剖结构后，在进针部位做一记号，局部消毒，铺消毒小孔巾。

（2）定向　使刀口线和大血管、神经及肌肉纤维走向平行。

（3）加压分离　将刀口压在进针点线上，稍加压力使局部形成一个长形凹陷（注意不可刺破皮肤），将神经、血管分离到刀刃两侧。刺入：继续加压感到刀口下有坚硬感时，说明刀口下皮肤已被推挤到接近骨骼，神经、血管已被分离，稍一加压即可穿过皮肤。

（4）手术七法

1）纵行疏通剥离法　粘连发生于肌腱、韧带附着点时，刀口线应与肌肉、韧带走行方向平行，刺入后按附着点的宽窄分几条线疏剥。

2）横行剥离法　当肌肉、韧带与骨骼发生粘连时，将刀口线与肌肉或韧带走行方向平行刺入。当刀口接触骨面时，做与肌肉或韧带走行方向垂直的铲剥。当觉得针下有松动感时，即可出针。

3）切开剥离法　当肌肉之间，韧带之间或肌肉、韧带之间互相粘连时，使刀口线与肌肉或韧带走行方向平行刺入，将粘连和瘢痕切开。

4）铲磨削平法　对长于关节边缘或骨干的较大骨刺，先将刀口线与骨刺竖轴线垂直刺入，刀口接触骨刺后，逐步将骨刺尖部或锐边削去磨平。

5）瘢痕刮除法　对腱鞘壁、肌腹或肌肉附着点处的瘢痕组织，先沿纵轴切开数条口，在切开处反复疏剥二三次，刀下有柔韧感时即可出针。

6）通透剥离法　当某处有范围较大的粘连时，可在粘连处肌肉及其与其他组织的间隙处取数点进针。当针口接触骨面时，除软组织在骨骼的附着点外，全部从骨面铲起，并尽可能将软组织之间的粘连疏剥开来，将粘连带切开。

7）切割肌纤维法　当某处部分肌紧张或痉挛引起顽固性疼痛、功能障碍时，将刀口线与肌纤维垂直刺入，切断少量紧张或痉挛的肌纤维可使症状立即缓解。

2. 注意事项

（1）由于小针刀治疗是在非直视下进行的操作，故要求术者掌握人体解剖特别是治疗部位局部解剖知识，并注重操作手法，以免造成损伤。

（2）选穴应准确。选择阿是穴作为治疗点的应先找准痛点的中心再进针，进针需保持垂直（非痛点取穴可以灵活选择进针方式）。如偏斜进针，其易在深部偏离病变部位，易损伤非病变组织。

（3）注意无菌操作，特别是行深部治疗时，重要关节如膝、髋、肘、颈等部位的关节深处切割尤当注意。必要时可在局部盖无菌洞巾，或在无菌手术室内进行。

（4）小针刀进针要速而捷，这样可以减轻进针带来的疼痛。在深部进行铲剥、横剥、纵剥等剥离操作时，手法宜轻，以免加重疼痛，甚或损伤周围组织。在关节处做纵向切剥时应注意不要损伤或切断韧带、肌腱等。

（5）术后对某些伤口较轻的治疗点可以做局部按摩以促进血液循环和防止术后出血粘连。

（6）对于部分病例短期疗效很好，但1～2个月或更长时间疼痛可复发，又恢复原来的疾病状态，尤其是负荷较大的部位如膝关节、肩关节、肘关节、腰部等。

（7）纠正患者的生活习惯、走路姿势、工作姿势等，防止疾病复发。手术解除了局部粘连，但术后创面可因缺乏局部运动或遭受风、寒、湿邪的侵袭而再次形成粘连。因此，生活起居尤当特别注意。

五、银质针疗法

银质针源于中国古代“九针”。20世纪70年代，我国软组织外科的创始人宣蛰人根据软组织松解术的原理，采用银质针，“以针代刀”按压痛点，密集进针至肌筋膜在骨骼上的附着点，以治疗软组织疼痛性疾病，取得了很好近期和远期疗效。此后，王福根在宣氏的基础上扩大了治疗范围并将加热方式由艾条改为电脑温控，使之成为更精确、操作更安全的规范性银质针松解术，在临床上广泛应用于各种慢性软组织损伤的治疗，疗效显著。

（一）银质针疗法的适应证和禁忌证

1. 适应证

（1）由颈椎管或腰椎管外软组织损害而致的慢性疼痛　主要表现为头面部痛、颈肩臂痛、肩周炎、腰臀腿痛、骶髂关节痛、股骨头缺血性坏死、膝关节痛、足跟痛等。

（2）与软组织损害相关的血管神经受累　主要表现为半身麻木、发凉、多汗，上肢或下肢发凉、麻木、肌萎缩、眩晕、耳鸣、视物模糊、猝倒、头部发木、眼胀、张口困难等。

（3）与软组织损害相关的脏器功能障碍　主要表现为痛经、阳痿、生殖器痛、胸闷、气短、心悸、腹胀、腹痛、便秘、尿频、尿急、排尿无力等。

2. 禁忌证

（1）严重的心脑血管病、肾衰竭者。

（2）月经期、妊娠或贫血衰弱者。

（3）血小板减少等血液疾病或有出血倾向者。

（4）局部皮肤有过敏性或感染性疾患者。

（二）操作步骤

1. 针刺治疗需要采取相应舒适的体位，如头颈背部采用坐位，并取颈部前屈位。腰部或臀部则采取俯卧、侧卧体位，股内侧部或膝踝关节部取仰卧位，以利于操作而且可以避免晕针的发生。

2. 依据病情的需要确定针刺部位与范围。在软组织痛的特定病变组织中选取压痛点，一般压痛点之间的针距为1.0～2.0cm。故称为密集型针刺法。压痛点多为肌肉或肌筋膜与骨膜的连接处，具有严格的解剖学分布，同手术松解的部位和范围相一致。

3. 在无菌操作下于每个进针点各作0.5%利多卡因皮内注射形成直径约5mm的皮丘，使进针时艾球燃烧不致皮肤的刺痛与灼痛。对于较大部位的压痛区域如腰部、臀部或颈背部目前已采用恩钠乳剂局部涂抹进针点，2个小时后即产生麻醉作用，进针区域皮肤、皮下肌肉可以达到无痛。

4. 选择经高压消毒的长度合适的银质针分别刺入皮丘，对准深层病变区域方向作直刺或斜刺。经皮下肌肉或筋膜直达骨膜附着处（压痛点），引出较强烈的酸沉胀麻针感为止。通常软组织病变严重，其针感愈强，往往合并痛感。每一枚针刺入到位后，不必提插捻针，这与一般针刺方法不同。

5. 进针完毕后，在每一枚银质针的圆球形针尾上装一直径约1.5cm的艾球，点燃后徐徐燃烧。此刻患者自觉治疗部位深层软组织出现舒适的温热感，痛觉全然驱走。由于皮丘的麻醉作用，针体的发热作用不会使皮肤产生灼痛。

6. 艾火熄灭后针体的余热仍有治疗作用，需待冷却后方可起针。逐一起针后在每一针眼处涂2%碘酒。嘱其暴露（夏秋季节）或纱布覆盖（冬春季节），3天内不与水接触，这样可以避免进针点感染。

（三）注意事项

1. 在同一个病变区域通常仅作一次针刺治疗，多个病变区域的治疗间隔时间以2～3周为宜。因银质针针刺后人体软组织会进行一次应力调整，特别是邻近部位表现为明显的肌紧张，而针刺部位则往往处于肌松弛状态。

2. 对颈椎和胸椎病变伸肌群，尤其是肩胛骨脊柱缘附着的软组织针刺要特别谨慎，切勿刺伤胸膜或脊髓神经。颈椎、胸椎的其他部位及锁骨上窝软组织病变区域禁忌银质针治疗。

3. 银质针治疗不需用针刺手法产生补泻作用，也不需用强刺激手法产生镇痛作用。因为密集型的针刺方法能够产生显著的镇痛作用和肌肉松弛效应。

4. 若艾球燃烧加热值高峰时，因针体选择欠长会使针眼周围皮肤产生灼痛难忍，此时可用备好的装满凉水的20mL注射器将水从针头喷出直至高热的针柄，瞬间即可降温而消除灼痛。但切勿使用酒精代替凉水，以免引燃酒精发生烫伤。

六、推拿疗法

推拿疗法是中医学重要的外治方法之一，具有调节内脏平衡、平衡阴阳、促进气血生成、活血化瘀，以及促进组织代谢、解除肌肉紧张、理筋复位的作用。是临床治疗各种急慢性疼痛常用的方法。

（一）作用机制

1. 改善血循环　外伤和病变组织的修复及复原，细胞的活动都需要能量与营养物质作为基础。研究显示，推拿术后毛细血管被刺激而扩张，毛细血管量的增多，说明局部血液灌注量的提高，为局部组织提供了充分的营养物质和能量，从而加快了康复的速度。

2. 加速淋巴的流动　在动物的关节腔内注入染料，经过推拿后可发现关节内染料逐渐消失，而四周组织中有大量染料存在，未经推拿的肢体，染料则大部分停留在关节腔中，说明推拿手法促进了淋巴的流动，有利于关节内血肿、组织水肿的吸收。

3. 提高新陈代谢　有人测量经过手法治疗后局部皮肤的温度可提高0.5～3℃，温度的升高提示新陈代谢的加快，而新陈代谢率的加快必然有利于病变组织的康复。

4. 松解粘连　通过推拿手法，一方面由于手法对肌腱、韧带等组织的直接拨动及牵拉，可机械性地将粘连分开。另一方面改善了局部血液循环及淋巴的流动促进水肿、粘连的吸收，组织营养状况得到改善而富有柔性、弹性，恢复了组织的功能。

5. 恢复关节的正常关系　脱位的关节可通过手法复位，其中一部分由于轻微的关节错动或滑动嵌插于关节之间，可以通过手术按摩使原已紊乱之关节恢复正常解剖关系，达到消除疼痛而恢复功能的目的。

（二）基本手法

按摩、推拿手法源远流长，经过几千年的发展，如今手法可达近百种，包括按法、摩法、推法、拿法、揉法、㨰法、摇法、扳法、踩法及多种复合手法。临床上一般将基本手法分为六类：

摆动类：包括㨰法、一指禅推法、揉法等。

摩擦类：包括摩法、擦法、推法、搓法、抹法等。

挤压类：包括按法、点法、捏法、拿法、捻法、踩法等。

叩击类：包括拍法、击法、弹法等。

振动类：包括抖法、振法等。

运动关节类：包括摇法、背法、扳法、拔伸法等。

在临床应用时，各类手法都应系统完整地掌握，要求做到持久、有力、均匀、柔和以到达渗透之效。具体推拿手法有以下几种：

1. 㨰法　用手背近小指侧着力于一定部位，以小指掌指关节背侧为支点，肘关节微屈并放松，靠前臂的旋转及腕关节的屈伸，使产生的力持续地作用在治疗部位上（图3－1）。

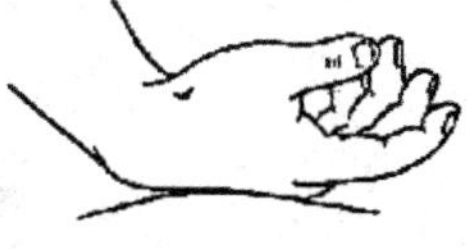

图3－1　㨰法

2. 揉法

（1）指揉法　用指端着力于一定的部位，做轻柔缓和的环旋活动（图3－2）。

（2）鱼际揉法　用大鱼际或小鱼际着力于一定的部位或穴位，做轻柔缓和的环旋活动（图3－3）。

（3）掌根揉法　用掌根着力于一定的部位，做轻柔缓和的环旋活动；亦可双掌重叠，以掌根着力于一定部位，左右方向地用力按揉（图3－4）。

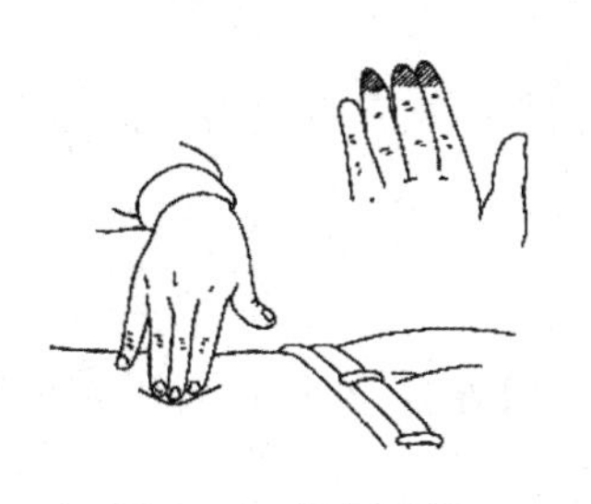

图3－2　指揉法图

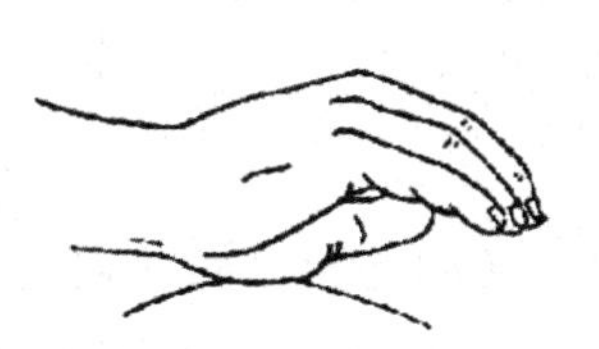

图3－3　鱼际揉法

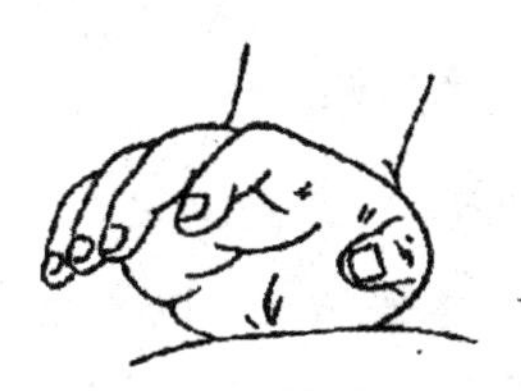

图3－4　掌根揉法

3. 按法

（1）拇指按法　医者拇指伸直，其余四指自然弯曲，握虚拳状，拇指指间关节紧靠示指，以加强稳定性（图3－5）。

（2）掌按法　以一手掌置于施治部位，另一手手掌置于该掌之上，以掌发力、拇指着力，垂直于体表着力下按（图3－6）。

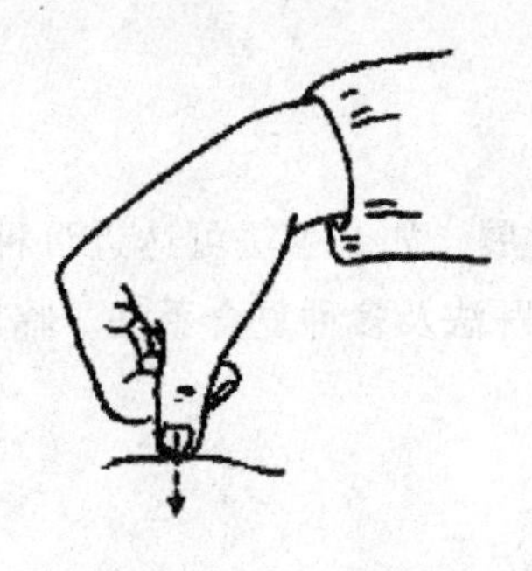

图3－5　拇指按法

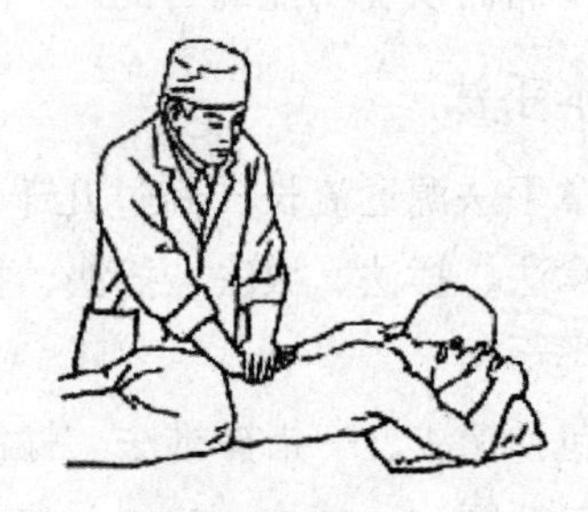

图3－6　掌按法

4. 击法

（1）拳击法　以拳面、拳背、拳底有弹性地击打患者的体表。本法用于背部、腰骶、下肢（图3－7）。

（2）掌根击法　手指微屈，腕略背伸，以掌根着力，有弹性、有节律地击打体表。本法用于腰背部（图3－8）。

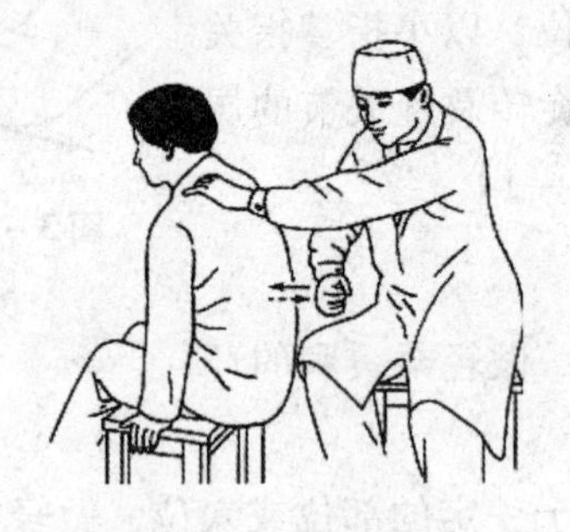

图3－7　拳击法

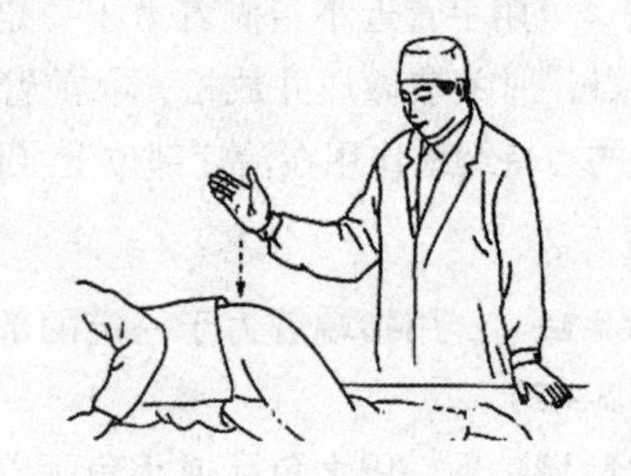

图3－8　掌根击法

（3）侧击法　五指伸直分开，腕关节伸直，以手的尺侧（包括第5指和小鱼际）着力，双手交替有弹性、有节律地击打体表。也可两手相合，同时击打施治部位。本法用于颈肩、腰背及下肢后侧。

（4）桑枝棒击法　医生手握拍打棒的手柄，有弹性、有节律地击打患者的腰背部及下肢的后侧。

5. 擦法

（1）掌擦法　以掌着力于施治部位，做往返直线快速擦动。本法接触面积大，产热低且慢，主要用于腰骶、四肢、肩部（图3－9）。

（2）侧擦法　以手的尺侧着力于施治部位，做往返直线快速擦动。本法接触面积小，产热明显且迅速，主要用于腰骶、肩背及四肢（图3－10）。

（3）鱼际擦法　以大鱼际着力于施治部位，做往返直线快速擦动。本法接触面积小，产热较快，主要用于上肢及颈肩部（图3－11）。

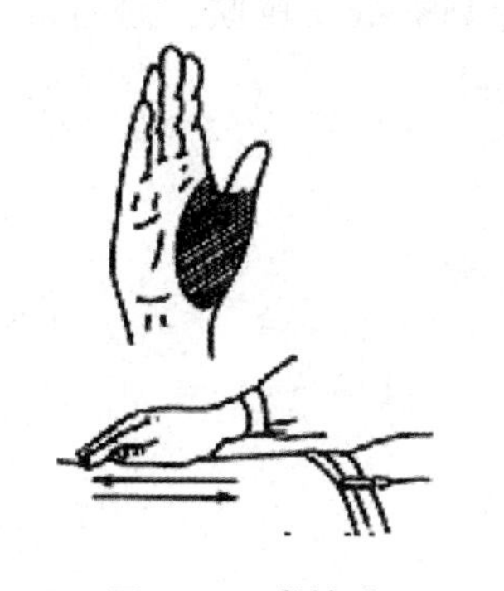
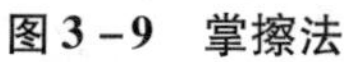
图3－9　掌擦法

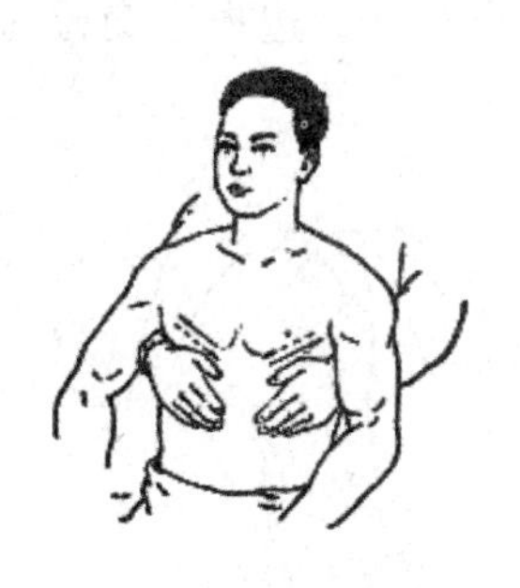
图3－10　侧擦法

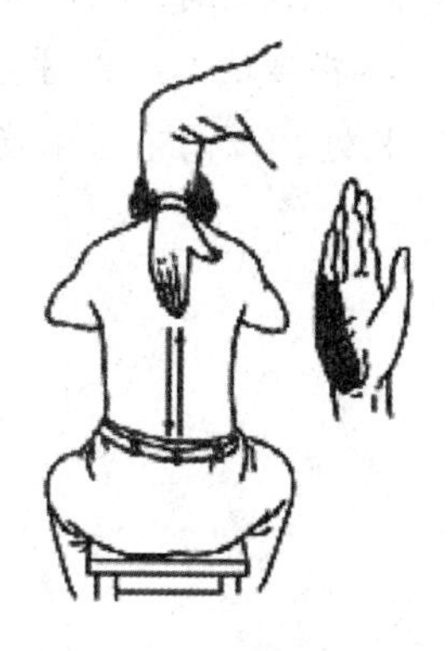
图3－11　鱼际擦法

6. 推法

（1）掌推法　　以掌着力于治疗部位上进行单方向的直线推动。推动时应轻而不浮，重而不滞。本法多用于背部、胸腹部、季肋部、下肢部（图3－12）。

（2）指推法　　以指着力于治疗部位上，进行单方向的直线推动（图3－13）。

（3）肘推法　　以肘着力于治疗部位上，进行单方向的直线推动。本法用于脊柱两侧（图3－14）。

（4）鱼际分推法　　以两手拇指桡侧及大鱼际着力于腹部，自腹部正中线沿肋弓向两侧分推（图3－15）。

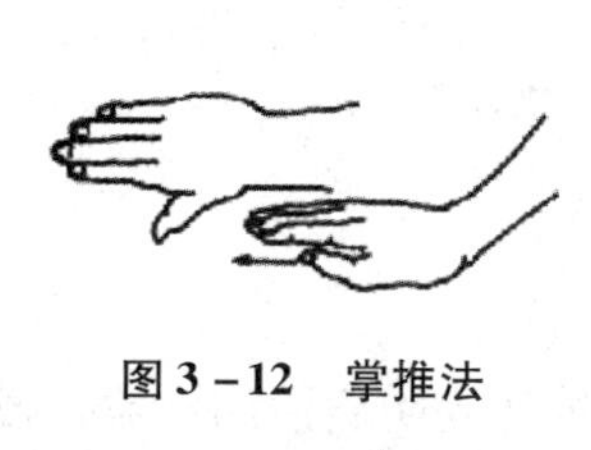
图3－12　掌推法

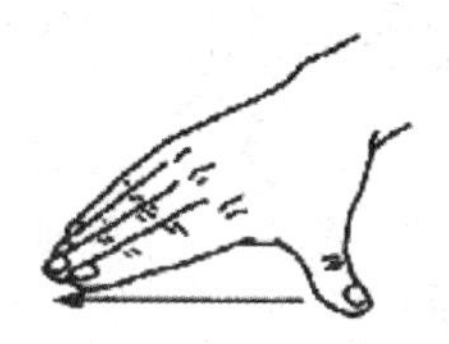
图3－13　指推法

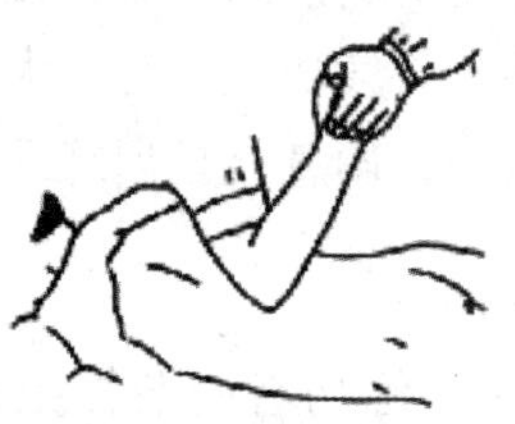
图3－14　肘推法

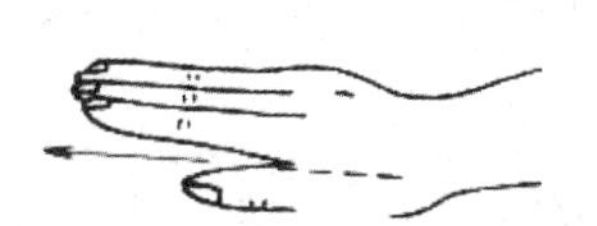
图3－15　鱼际分推法

7. 点法　　以指端着力持续按压人体穴位的方法即为点法，也称点穴。在点穴时也可瞬间用力点按人体的穴位。点穴时可单用拇指点，也可用示指或食中指一起点按穴位。此法临床主要用于穴位或压痛点的按压（图3－16）。

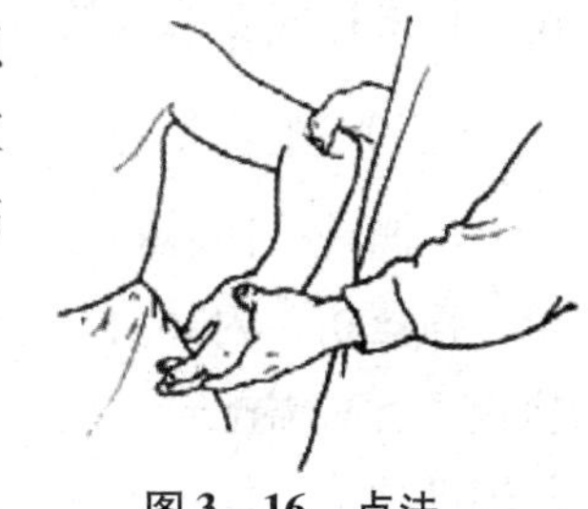
图3－16　点法

8. 捏法

（1）三指捏法　　两手腕关节略背伸，拇指横抵于皮肤，示中两指置于拇指前方的皮肤处，以三指捏拿肌肤，两手边捏边交替前进（图3－17）。

（2）二指捏法　两手腕关节略尺偏，示指中节桡侧横抵于皮肤，拇指置于示指前方的皮肤处，以拇指、示指捏拿皮肤，边捏边交替前进。

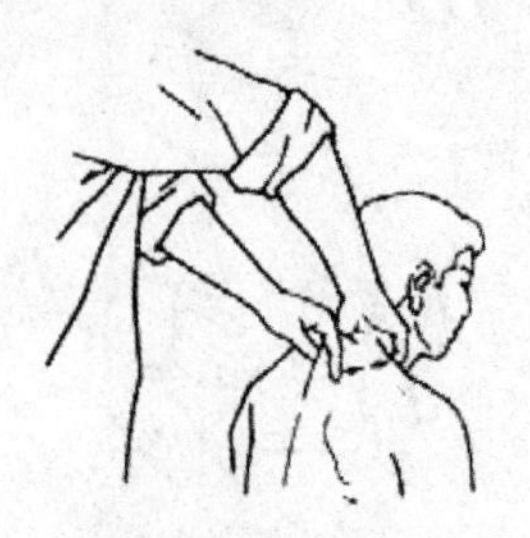

图3－17　捏法

9. 拔伸法　患者取俯卧位。一助手固定患者肩部。医生双手托住患者的双踝关节。医生两臂伸直，身体后仰，与助手相对用力，拔伸患者的腰部（图3－18）。

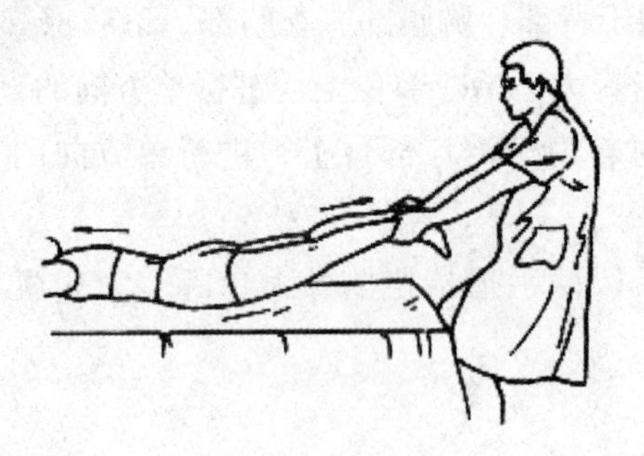

图3－18　拔伸法

七、气功康复

气功是练功者通过意、气、形的综合锻炼达到防病治病、益智强身、延年益寿目的的自我身心修炼的方法。是中医学的重要组成部分。气功主要有三大要素，即调身、调心和调息。调身就是身体放松；调心就是精神集中；调息就是训练深而慢的呼吸。

（一）分类

按不同分类方法气功可分成多种类别。如根据练功者的肢体是否活动分静功与动功：静功是一种肢体不动而思想入静的修炼方法；动功是通过活动肢体或自我按摩、自我拍打来行气功锻炼的方法。

（二）静功功法

将调身、调心和调息三大要素加以变换和搭配便产生不同形式的静功功法。如松静功、强壮功、内养功、太极功、虚阴功、周无功、六字诀等。当然，静功也并不是绝对静止，有时需配合一些动作，如太极内功就是太极拳和气功的结合。也有时静功需要一些辅助功法，以帮助稳定情绪、排除杂念、诱导入静。如咽津功、诱导功等，可根据需要选用静功辅助功法。如用气功治疗四肢麻痛可选用太极功和自我诱导法。采用站式或卧式诱导体内真气随着吸气沿麻痛的肢体向下行、随着呼吸向上行，如此在体内不断运行，以达疏通经络气血和治疗肢体麻木的目的。

（三）动功功法

动功是指通过肢体活动进行的气功锻炼，又叫导引术。自中国上古时代就流传至今的导引术，是起源于先民为抵抗恶劣环境与疾病的侵袭而创编的治病强身的锻炼方法。《吕氏春秋·仲夏纪第五之古乐》曾这样记载："昔陶唐氏之始，阴多，滞伏而湛积，水道壅塞，不行其原，民气郁阏而滞著，筋骨瑟缩不达，故作为舞以宣导之。"可见，那时候的人自觉身上"气郁阏而滞著"，身体不适或疼痛时，就会以"舞宣导之"，此处的"舞"就是后来的导引之术。

临床常用导引术有五禽戏、八段锦、太极拳等。

1. 五禽戏　五禽戏是汉代名医华佗在前人的基础上改进而创编的。汉华佗授广陵吴普这样记载五禽戏："老君曰：'古之仙者为导引之事，能鸟伸。'挽引肤体，动诸关节，以求难老，名曰五禽之戏。"改功法通过模仿虎、鹿、熊、猿、鹤五种动物的动作，以通利关节、强身健体。练习时，可以单练一禽之戏，也可选练一两个动作。单练一两个动作时，应增加锻炼的次数。

五禽戏是一种动中求静、动静具备、刚柔并济、内外兼修的仿生功法，与太极拳、柔道相似。锻炼时要注意全身放松，意守丹田，呼吸均匀，以求外形和神气都要像五禽，达到舒筋活络的效果。有研究显示，练习五禽戏可有效改善老年人的神经、肌肉功能状态，增加髋腰部的灵活性，改善中枢神经系统的功能，不仅提升骨骼肌的力量，还能增大线粒体的体积，提高痛阈。

2. 八段锦　八段锦是一种气功动功功法。由八节组成，体势动作古朴高雅，故名八段锦。主要分为坐势和站势两种，坐势运动量小、恬静，适合起床前或睡觉前锻炼；而站势运动量大，适合平常锻炼。其运动强度适中，动作精练，可疏通经络气血、活血化瘀、分解粘连、滑利关节、通络定痛、强筋壮骨，适于各种慢性病，尤其是伴随疼痛导致的功能恢复不良患者的康复治疗。

八段锦通过主动活动尽可能地拉伸四肢百骸，降低经络筋脉对气血运行的阻碍，气血通畅，有利于对四肢百骸的灌溉和对脏腑的濡养。研究显示，八段锦可以加强颈椎三维空间六个自由度、共扼运动、瞬时旋转轴的活动。可滑利颈椎关节、松解粘连、增强肌力和韧带弹性、解除嵌压、促进局部代谢、镇痛、维护颈椎力学平衡。也有人通过八段锦治疗腰椎间盘突出症的研究发现，八段锦中的躯干运动可刺激命门和任督二脉，可固肾壮腰；而下肢运动可有效刺激足三阴经、三阳经，可调理脾胃；同时，伸筋拔骨的伸展性动作可助肝之疏泄，可有效缓解腰椎间盘突出症之疼痛。

3. 易筋经　相传易筋经为天竺和尚达摩所创，然而现代考古资料证明，易筋经为明末天台紫凝道人创编，系道家导引之术。这是一种通过修炼丹田真气打通全身经络，改变筋骨的内功。其特点表现为动作舒展，伸筋拔骨，柔和匀称，协调美观，动息相融，以形导气，意随形走。相关文献记载，锻炼易筋经可有效改善血液流变学的某些指标，可活血通络，还可大大降低血液中炎性介质的含量，从而消炎消肿、缓解疼痛等。其外，该功法注重脊柱的功能，如“九鬼拔马刀势”中要求的脊柱左右旋转屈伸动作，“打躬势”中要求椎骨节节拔伸前屈、卷曲如勾、放松伸直动作，以及“掉尾势”中要求操练者做到脊柱前屈后于反伸的状态下的侧屈、侧伸动作，均有利于刺激脊髓和神经根以致增强脊髓控制和调节全身功能，达到健身防病、延年益智的目的。

4. 太极拳　太极拳蕴含传统的中医理论和古典哲学理念，综合历代拳法及导引之术，具有内外兼练、柔和、缓慢、轻灵的特点。太极拳奉行‘身心合一、神形兼养的原则，具有“身动、自静、气敛、神静”的作用。

操练者练习太极拳时，力求四肢节节贯穿，在缓慢而且连续不断地转换重心过程中放松肢体，伸展拉长肌肉、关节和韧带，大幅度提升肌肉、关节、韧带的韧性，以达到舒筋活络、镇静止痛的作用。

第五节　神经阻滞疗法

神经阻滞是直接在神经干、神经丛、脑脊神经根、交感神经节等神经周围或附近注入药物或物理刺激而阻断神经信号传导的方法，神经阻滞包括物理性和化学性阻滞两种。利用神经阻滞为主的方法诊断和治疗疼痛及做出疼痛性疾病预后的判定，称为神经阻滞疗法。

一、神经阻滞疗法的特点

（一）对于各种急慢性疼痛的治疗临床效果显著

许多患者长期应用镇痛药物，但临床效果不明显，对这些病例如果改用神经阻滞疗法，常可以获得明显的除痛效果。

（二）可用于临床多种疾病的诊断

神经阻滞疗法不仅用于疼痛性疾病的治疗，也可用于疼痛性疾病的诊断和鉴别诊断。例如，患者颌面部疼痛可用神经阻滞的方法鉴别是三叉神经痛还是舌咽神经痛或是与自主神经有关的颌面性颌面痛；此外，诊断为三叉神经痛的患者也可通过神经阻滞的方法鉴别疼痛来源。

（三）可应用多种药物

神经阻滞疗法如果只应用局麻药则可致其治痛适应证范围受限；如应用神经破坏药则可以获得长久的镇痛效果，并具有扩大治疗范围、可选择性强的特点。

（四）操作技巧和疗效密切相关

阻滞操作的技巧直接影响疗效，且与合并症的发生与否关系密切。这也是神经阻滞疗法的一大特点。例如，星状神经节阻滞，如果操作准确，则所获得的疗效非常好，否则不仅没有效果，还可引起刺激症状，增加患者的痛苦，甚至产生合并症。

二、神经阻滞疗法的机制

（一）阻断疼痛的传导通道

用局部麻醉药或神经破坏药在神经干或神经节进行阻滞时，可以阻断远端痛刺激源经过神经纤维向中枢传导，从而出现镇痛作用。

（二）阻断疼痛的恶性循环

疼痛的刺激源，如外伤、手术、注射痛、带状疱疹等疾病的痛刺激经过感觉神经进入脊髓后，一部分到达脑，而感到疼痛；一部分经脊髓反射，刺激交感神经和运动神经，分别引起血管收缩和肌收缩、紧张，这些变化共同引起局部组织缺血、缺氧、代谢产物蓄积，由此产生致痛物质，它又刺激感觉神经，如此形成恶性循环。在一定水平上进行神经阻滞可以阻断这种恶性循环，阻断刺激的传导，解除肌紧张及痉挛，解除血管收缩，改善缺血缺氧，改善代谢，使内环境保持稳定，经过一定时限即可获愈。

（三）改善血流状态

末梢血流障碍可以导致疼痛，这类疼痛是比较特殊的，对此首先应改善血流才能治痛，在此基础上发挥自然治愈能力，为此，采用交感神经节阻滞是首选的方法。例如，对闭塞性血管性脉管炎、闭塞性动脉硬化症等患者，交感神经节阻滞起着重要的治疗作用。

（四）抗感染作用

神经阻滞疗法具有抗感染作用，由此可获得良好的镇痛作用，其中最明显的是交感神经节阻滞疗法。近年来的研究显示，体内可产生内源性镇痛物质，与此同时在体内也能产生内源性抗感染物质，即天然性抗感染物质，这是白细胞内微小的蛋白质，在某种原因致血流不良时，其可充分发挥作用，起到抗感染作用。所以交感神经节阻滞所带来的血流增加能增强自然治愈能力，在治痛上具有极其重要的意义。

三、神经阻滞疗法常用药物

（一）局部麻醉药

在疼痛治疗中常用的局部麻醉药有普鲁卡因、利多卡因、布比卡因和罗哌卡因等。在疼痛治疗神经阻滞时，一般选用0.25%～1%的普鲁卡因溶液，它适用于浅层组织神经阻滞。利多卡因属中效局部麻醉药，它具有起效快、弥散广、穿透性强、无明显扩张血管作用、安全范围较大等特点。布比卡因为酰胺类长效局部麻醉药，该药麻醉性能强，起效较慢，作用时间长（作用时间可达5～6小时），适用于疼痛的神经阻滞治疗，常用于慢性疼痛治疗、术后镇痛及癌性疼痛治疗。罗哌卡因是一种新型的长效酰胺类局部麻醉药，与布比卡因比较，罗哌卡因具有心脏毒性较低、中枢神经系统耐受性好、术后运动功能恢复更快等特点。因此，在临床急慢性疼痛治疗时，罗哌卡因是一较为理想的局部麻醉药。

（二）糖皮质激素

由于糖皮质激素具有明显的抗感染及免疫抑制作用，因此一般常用于慢性疼痛的治疗。在临床疼痛治疗中应用的糖皮质激素主要有强的松、强的松龙、地塞米松、倍他米松、氟羟强的松龙。常用混悬液针剂进行痛点、关节腔及腱鞘内或硬膜外间隙注射，每次剂量0.5～1mL，5～7天治疗1次，2～3次为一疗程，常与局部麻醉药混合注射。在临床疼痛治疗中也注入混有糖皮质激素的局部麻醉药液行周围神经阻滞，获得了良好的治疗效果。凡合并高血压、糖尿病、溃疡病和急症化脓性炎症的患者忌用糖皮质激素。

（三）维生素

维生素是维持机体正常功能代谢的必需物质，疼痛患者常处于亚应激状态或应激状态，使机体对维生素的消耗和需求都相应增加，需要及时补充，有些疼痛性疾病如周围神经炎等与维生素的缺乏有关。神经阻滞时，临床上常与局部麻醉药、糖皮质激素混合应用，以期在局部发挥营养神经的作用。一般常用维生素 B_1 10～25mg，维生素 B_{12} 0.5～1mg。

（四）神经破坏药

是指对周围神经具有破坏作用，能毁损神经结构，使神经细胞脱水、变性、坏死，导致神经组织的传导功能中断，从而达到较长时间感觉和运动功能丧失的一类化学性药物。临床上只应用于采用一般神经阻滞效果不佳的患者。常用的神经破坏药有10%～20%生理盐水、乙醇和苯酚，行周围神经阻滞、蛛网膜下腔或硬膜外隙阻滞时均应严格应用指征。

四、常用神经阻滞技术

（一）颈神经丛阻滞

1. 解剖 颈神经丛由C1～C4脊神经前支组成。颈神经丛分为深丛及浅丛，还形成颈袢，与颈5部分神经纤维形成膈神经。颈浅神经丛在胸锁乳突肌后缘中点形成放射状分布，向前即颈前神经，向下为锁骨上神经，向后上为耳大神经，向后为枕小神经，分布于颌下、锁骨、整个颈部及枕部区域的皮肤浅组织，呈披肩状。颈深神经丛主要支配颈前及颈侧面的深层组织。

2. 操作步骤

（1）*颈深神经丛阻滞法*　　患者仰卧去枕，头偏向对侧，分别在第 2、第 3、第 4 颈椎横突处作标记，常规消毒皮肤后在横突标记处作皮丘。先从第 4 颈椎横突开始，用 22G 长 3.5cm 穿刺针从颈椎侧面经皮丘垂直穿刺，方向轻微偏尾侧以避免损伤椎动脉、椎静脉，若进针深度为 2～3cm 有坚实骨质感表明已触及横突，此时患者可有酸胀感，回抽无血或脑脊液，即可注入 3～4mL 局麻药。以同样方法在第 2、第 3 颈椎横突面上各注 3～4mL 局麻药，若手术不涉及颈上部和颌下部可不阻滞第 2 颈神经（图 3－19）。

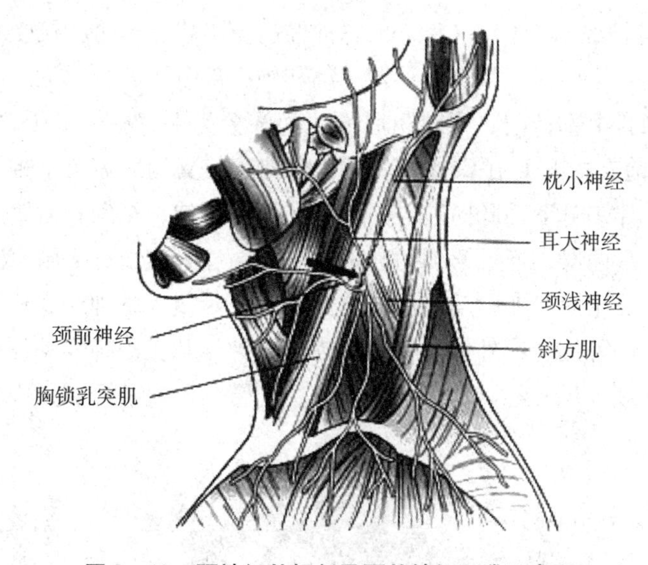

图 3－19　颈神经丛解剖及颈丛神经阻滞示意图

（2）*颈浅神经丛阻滞法*　　于第 4 颈椎横突处作标记，或采取颈外静脉与胸锁乳头肌后缘交点，常规消毒后在标记处作皮丘。由标记处垂直刺入皮肤，缓慢进针，遇一刺破纸样落空感后表明针尖已穿过颈阔肌，将局麻药注射至颈阔肌和皮下，亦可在颈阔肌表面向横突、锁骨和颈前方行浸润注射，以阻滞颈浅丛各分支，一般每侧药量 10mL 左右。

3. 常见并发症

（1）*局麻药毒性反应*　　主要是穿刺针误入颈部血管而未及时发现所致，因此注药前应抽吸，证明针尖深度在横突部位；如果注药压力过大、速度过快，亦会因局麻药迅速大量吸收而导致中毒。

（2）*高位硬膜外阻滞或全脊麻*　　穿刺针进针过深或进针方向偏内均可致针尖进入硬膜外腔，甚至蛛网膜下腔。使用短针，进针切勿过深，注药 2～3mL 后观察无脊麻反应后再注入余液，即可预防。

（3）*膈神经阻滞*　　膈神经主要由第 4 颈神经组成，同时接受第 3、第 5 颈神经的小分支。颈深丛阻滞常易累及膈神经，双侧受累时可出现呼吸困难及胸闷，故应避免进行双侧颈深丛阻滞。

(4) 喉返神经阻滞　针刺过深，注药压力太大均可使患者迷走神经阻滞而致患者声音嘶哑、失音，甚至呼吸困难，此症状一般在1小时内缓解。

(5) 霍纳综合征　颈交感神经被阻滞后出现同侧眼睑下垂、瞳孔缩小、眼球内陷、眼结膜充血、鼻塞、面微红及不出汗等症状，短期内可自行缓解。

(6) 其他　椎动脉刺伤后可引起出血、血肿形成。

(二) 臂神经丛阻滞

1. 解剖　臂神经丛由C5～C8、T1脊神经前支组成，有时亦接受C4及C2脊神经前支发出的小分支，主要支配整个手、臂运动和绝大部分手、臂感觉。组成臂丛的脊神经出椎间孔后在锁骨上部，前、中斜角肌的肌间沟分为上、中、下干。上干由C5～C6前支，中干由C7前支，下干由C8和T1、T2脊神经前支构成。三支神经干从前中斜角肌间隙下缘穿出，伴锁骨下动脉向前、向外、向下方延伸，至锁骨后第1肋骨中外缘每个神经干分为前、后两股，通过第1肋和锁骨中点，经腋窝顶进入腋窝。在腋窝各股神经重新组合成束，三个后股在腋动脉后方合成后束，延续为腋神经及桡神经；上干和中干的前股在腋动脉的外侧合成外侧束，延续为肌皮神经和正中神经外侧根；下干的前股延伸为内侧束，延续为尺神经、前臂内侧皮神经、臂内侧皮神经和正中神经内侧根（图3－20）。

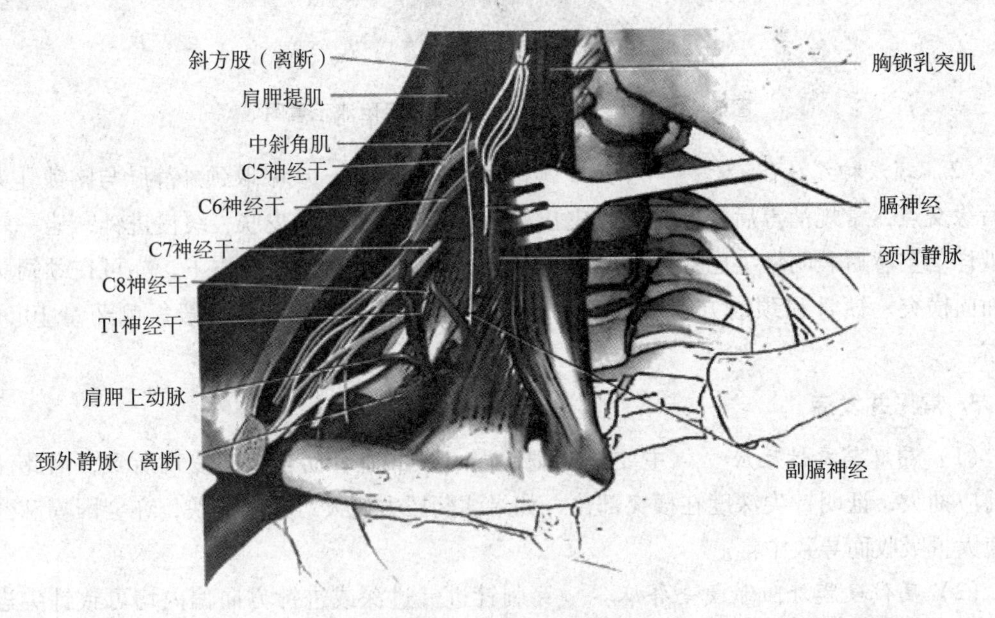

图3－20　臂丛神经解剖图

2. 操作步骤

(1) 经颈路臂丛阻滞法　患者仰卧去枕，头偏向对侧，手贴体旁。令患者抬头，暴露胸锁乳突肌，在锁骨上4cm及胸锁乳突肌外缘2cm交叉点，为穿刺点。经此穿刺点垂直皮肤刺入即可探及异感，若未出现异感，则调整方向在该穿刺点四周环外半径0.5cm范围内可探到异感。回抽无血即可注入30mL局麻药。注药后患者可诉整个上肢发麻、无力，麻醉范围包括肩及肱骨上段区。该操作易于掌握，小容量药液可阻滞上臂及肩部，不易出现中毒反应，不会出现气胸，不会引起硬膜外及蛛网膜下腔阻滞。缺点是尺神经有时阻滞起效延迟，不宜同时双侧阻滞，临床可出现一过性霍纳综合征，少数患者可出现膈神经阻滞（图3-21）。

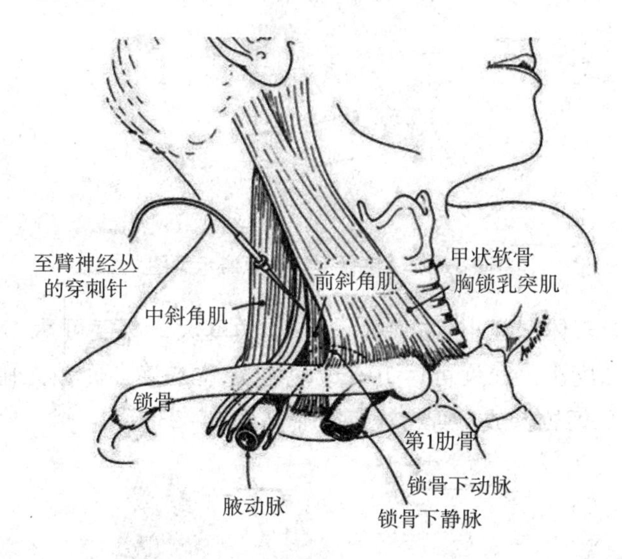

图3-21 经颈路臂丛阻滞示意图

2）锁骨上臂丛阻滞法　①传统锁骨上阻滞法：患者取仰卧位，患侧肩下垫一薄枕，头偏向对侧，上肢紧贴体旁并尽量下垂，锁骨中点上方1~1.5cm处即穿刺点。穿刺针刺入皮肤后水平进针直到上肢出现异感或触及第1肋骨，然后穿刺针沿第1肋骨骨面前后移动寻找异感，出现异感后回抽无血、气体即可注入20mL局麻药。由于臂丛在此处神经干最粗大，故阻滞完善但起效迟。该操作定位简单，但血胸、气胸发生率高。②锁骨下血管旁阻滞法：该法为Winnie于1964年根据臂丛鞘解剖对传统锁骨上入路的改进。体位同传统方法，摸及前中斜角肌间隙向下移动于锁骨上窝处可及锁骨下动脉搏动。从锁骨下动脉搏动点外侧朝下肢方向直刺，方向不向内也不向后，沿中斜角肌内侧缘缓慢推进可体会到刺破臂丛鞘感觉并可探及异感。若无异感，可调整方向，使针稍偏内、偏后，即针刺方向偏向对侧足跟，常易获异感。回抽无血或气体即可注药。该操作可以较小剂量局麻药取得较高水平臂丛阻滞，合并上肢外展困难者穿刺中不必移动上肢，误注入血管可能性小，不致发生误入硬膜外间隙或蛛网膜下腔。但该方法仍有气胸可能，不能同时进行双侧阻滞，穿刺时若无异感，失败率可高达15%（图3-22）。

3）锁骨下臂丛阻滞法　患者仰卧去枕，头偏向对侧，阻滞侧上肢外展90°。以锁骨中点下缘2.5cm为穿刺点，用10cm长22G穿刺针于穿刺点刺入，然后沿臂丛神经走向向外、向后，稍向脚侧刺入，直至探及异感或用神经刺激仪定位。穿刺深度与患者

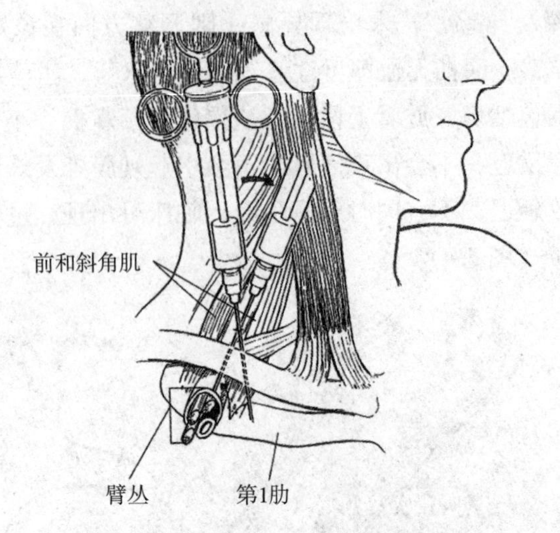

图3-22 锁骨上臂丛阻滞示意图

体型及针方向有关。若体型瘦小且穿刺针与皮肤角度大，深度可达2.5~3cm；若身材高大肥胖或穿刺针角度小，深度可达10cm。一旦定位准确，回抽无血，可注入局麻药25~30mL，亦可放置留置针或导管行连续阻滞（图3-23）。

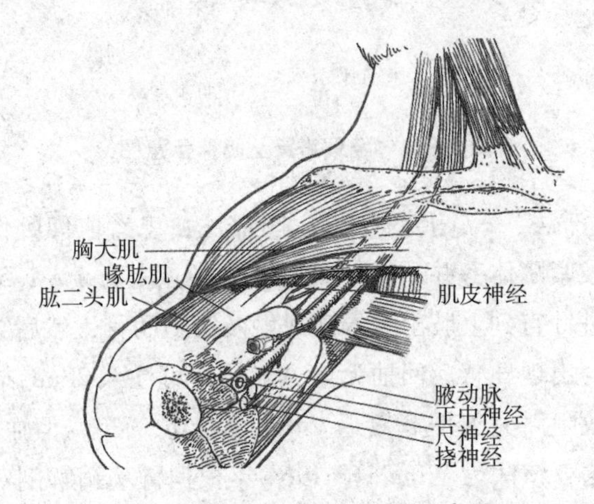

图3-23 锁骨下臂丛阻滞示意图

（三）尺神经阻滞

尺神经起源于臂丛内侧，在腋动脉内侧分出，主要由颈8和胸1脊神经纤维组成。尺神经在上臂内侧沿肱二头肌与三头肌间隔下行，于肱中段穿出间隔，向内向后方入肱骨内上髁与尺骨鹰嘴间沟内（尺神经沟），然后在尺侧腕屈肌二头之间进入前臂，再下行至腕部，位于尺侧腕屈肌与指深屈肌之间，在尺动脉内侧进入手掌。尺神经具有运动支和感觉支。

尺神经阻滞包括：①肘部尺神经阻滞：患者取前臂屈曲90°，在尺神经沟内可扪及尺神经，按压尺神经患者多有异感。在尺神经沟下缘相当于尺神经部位作皮丘，取23G

穿刺针刺入皮肤，针与神经干平行，沿沟向心推进，遇异感后即可注入局麻药 5～10mL（图 3－24）。②腕部尺神经阻滞：从尺骨茎突水平横画一直线，相当于第 2 腕横纹，此线于尺侧腕屈肌桡侧交点即为穿刺点，患者掌心向上握掌屈腕时该肌腹部最明显。在上述穿刺点作皮丘，取 23G 穿刺针垂直刺入，出现异感即可注入局麻药 5mL，若无异感，在肌腱尺侧穿刺，或向尺侧腕屈肌深面注药，但不能注入肌腱内（图 3－25）。

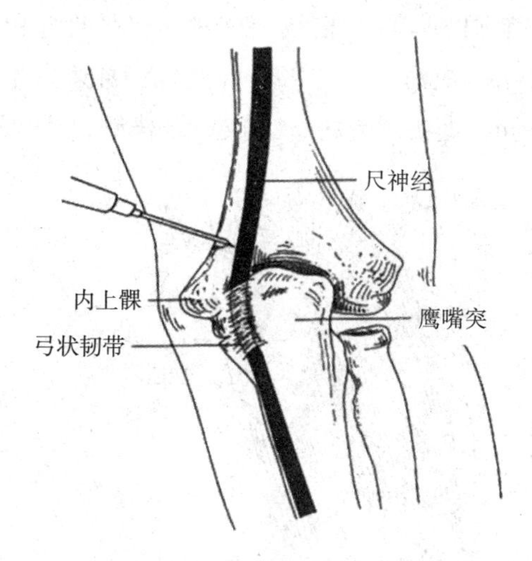

图 3－24　肘部尺神经阻滞示意图

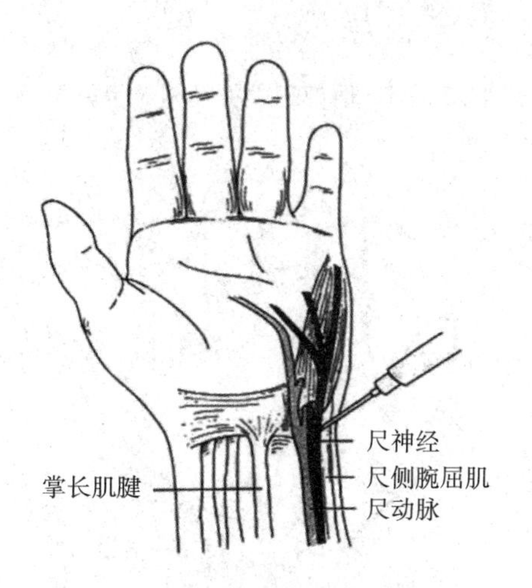

图 3－25　腕部尺神经阻滞示意图

（四）正中神经阻滞

正中神经主要来自于 C6～T1 脊神经根纤维，于胸小肌下缘由臂丛神经的内侧束和外侧束分出，两束的主支形成正中神经的内外侧根。正中神经开始在上臂内侧伴肱动脉下行，先在肱动脉外侧，后转向内侧，在肘部侧从肱骨内上踝与肱二头肌腱中间穿过旋前圆肌进入前臂，走行于屈指浅肌与屈指深肌之间，沿中线降至腕部，在掌横韧带处位置最表浅，在桡侧腕屈肌与掌长肌之间的深处穿过腕管，在掌筋膜深面到达手掌。

正中神经阻滞包括：①肘部正中神经阻滞：肘部正中神经在肱二头肌筋膜之下，肱骨内髁与肱二头肌肌腱内侧之中点穿过肘窝。肱骨内外上髁之间画一横线，该线与肱动脉交叉点的内侧0.7cm处即正中神经所在部位，相当于肱二头肌肌腱的外缘与内上髁间的中点，在此处作皮丘。取22G穿刺针经皮丘垂直刺入，直至出现异感，或作扇形穿刺以探及异感，出现异感后即可注入局麻药5mL（图3－26）。②腕部正中神经阻滞：腕部桡骨茎突平面横过腕关节画一连线，横线上桡侧腕屈肌肌腱和掌长肌肌腱之间即为穿刺点，握拳屈腕时，该二肌腱更清楚。取22G穿刺针经穿刺点垂直刺入，进针穿过前臂深筋膜，继续进针约0.5cm，即出现异感，并放射至桡侧，注局麻药5mL（图3－27）。

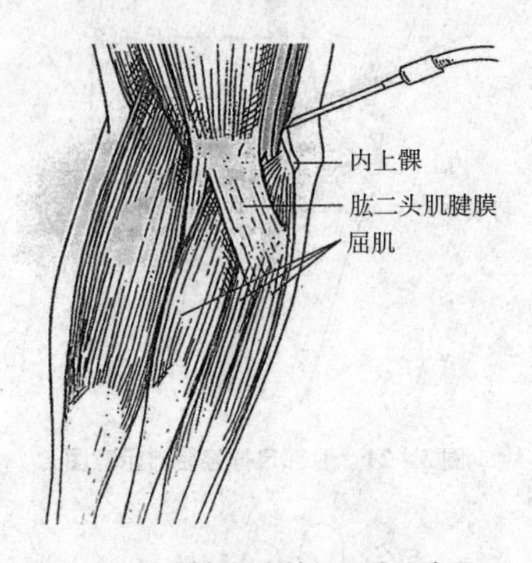

图3－26　肘部正中神经阻滞示意图

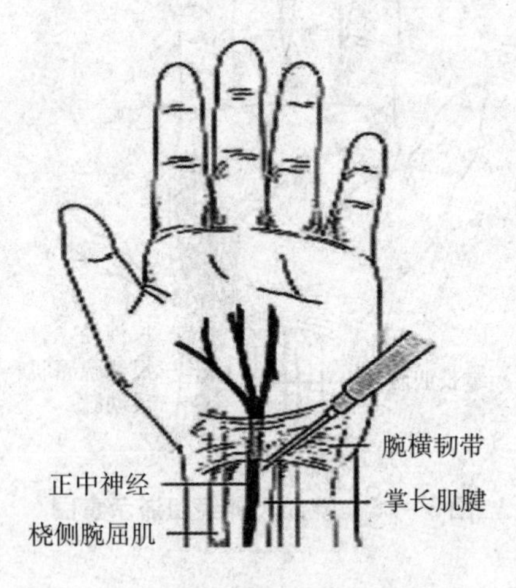

图3－27　腕部正中神经阻滞示意图

（五）桡神经阻滞

桡神经来自臂神经丛后束，源于C5～C8及T1脊神经。桡神经在腋窝位于腋动脉后方，折向下向外方，入肱骨桡神经沟内。达肱骨外上髁上方，穿外侧肌间隔至肱骨前方，在肘关节前方分为深、浅支。深支属运动神经，从桡骨外侧穿旋后肌至前臂背面，在深浅伸肌之间降至腕部；浅支沿桡动脉外缘下行，转向背面，并降至手臂。

桡神经阻滞包括：①肘部桡神经阻滞：在肱骨内、外上髁作一连线，该横线上肱二头肌肌腱外侧处即为穿刺点。取23G穿刺针经穿刺点垂直刺入，刺向肱骨，寻找异感，必要时行扇形穿刺以寻找异感，探及异感即可注入局麻药5mL（图3-28）。②腕部桡神经阻滞：腕部桡神经并非一支，分支细而多，可在桡骨茎突前端作皮下浸润，并向掌面及背面分别注药，在腕部形成半环状浸润即可（图3-29）。

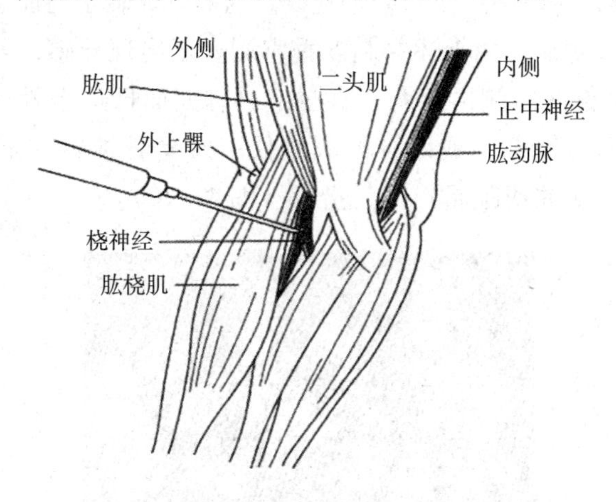

图3-28 肘部桡神经阻滞示意图

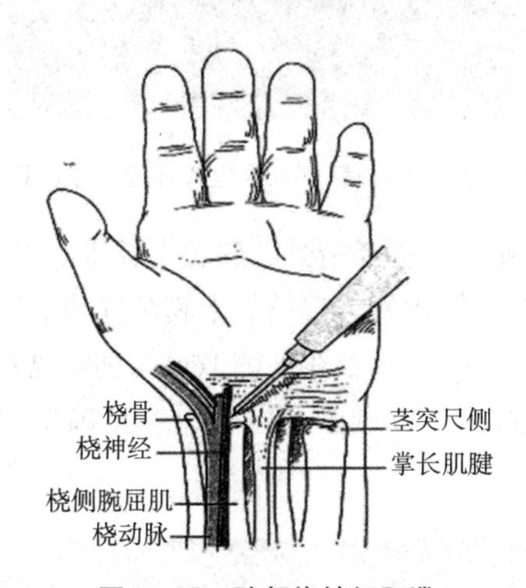

图3-29 腕部桡神经阻滞

（六）下肢神经阻滞

1. 腰神经丛阻滞

（1）腰大肌间隙腰丛阻滞　患者俯卧或侧卧，以髂嵴连线向尾侧3cm、脊柱外侧5cm处为穿刺点。经皮垂直刺入，直达L4横突，然后将针尖滑过L4横突上缘，再前进约0.5cm有明显落空感后，表明针已进入腰大肌间隙，或用神经刺激器引发股四头肌颤抽以确认腰丛，注入局麻药35mL。

（2）腹股沟血管旁腰丛阻滞（三合一阻滞）　仰卧在腹股沟韧带下方扪及股动

脉搏动，用手指将其推向内侧，在其外缘作皮丘。由上述穿刺点与皮肤呈45°向头侧刺入，直至出现异感或引发股四头肌颤抽，表明已进入股鞘，抽吸无血可注入局麻药30mL，同时在穿刺点远端加压，促使局麻药向腰神经丛近侧扩散。

2. 坐骨神经阻滞

（1）传统后侧入路　置患者于侧卧位，阻滞侧在上，屈膝屈髋。由股骨大转子与髂后上棘作一连线，连线中点作一条垂直线，与股骨大转子与骶裂孔连线的交点即穿刺点。应用10cm 22G穿刺针由上述穿刺点垂直刺入至出现异感，若无异感而触及骨质（髂骨后壁），针可略偏向内侧再穿刺，直至滑过骨面而抵达坐骨切迹。出现异感后退针数毫米，注入局麻药20mL，或以神经刺激仪引发坐骨神经支配区肌肉的运动反应（腘肌或腓肠肌收缩，足屈或趾屈）作为指示（图3－30）。

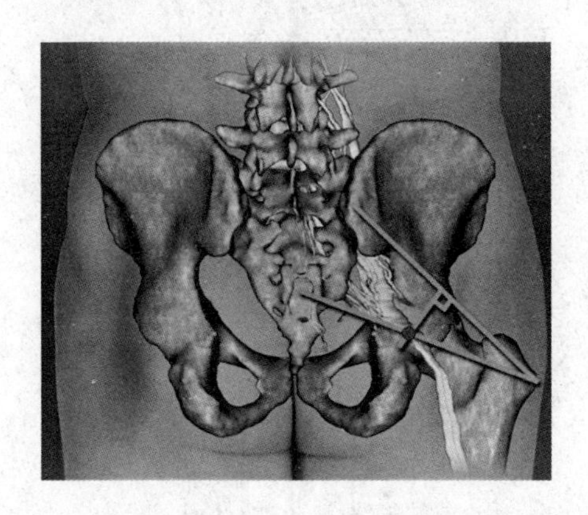

图3－30　传统后侧入路坐骨神经阻滞示意图

（2）腘窝坐骨神经阻滞　患者俯卧，膝关节屈曲，暴露腘窝边缘，其下界为腘窝皱褶，外界为股二头肌长头，内侧为重叠的半膜肌腱和半腱肌腱。作一垂直线将腘窝等分为内侧和外侧两个三角形，该垂直线外侧1cm与腘窝皱褶的交点即为穿刺点，穿刺针与皮肤呈45°～60°角度刺入，以刺激仪定位，一旦确定即可注入局麻药30～40mL（图3－31）。

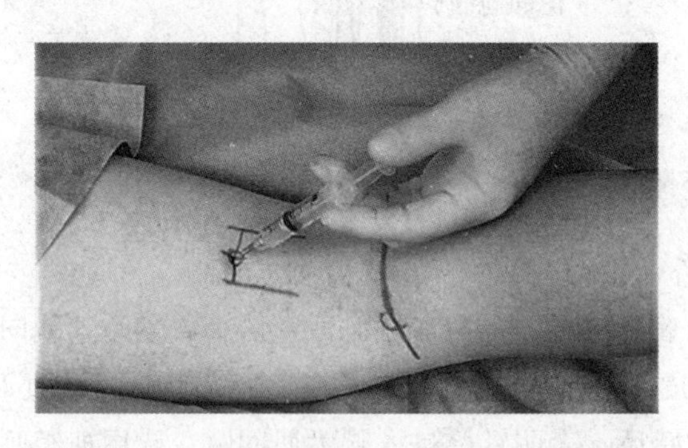

图3－31　超声引导下腘窝坐骨神经阻滞示意图

3. 股神经阻滞　股神经是腰丛最大分支，位于腰大肌与髂肌之间下行到髂筋膜后面，在髂腰肌前面和股动脉外侧，经过腹股沟韧带的下方进入大腿前面，在腹股沟韧带附近，股神经分成若干束，在股三角区又合为前组和后组，前组支配大腿前面沿缝匠肌的皮肤，后组支配股四头肌、膝关节及内侧韧带，并分出隐神经伴随着大隐静脉下行于腓肠肌内侧，支配内踝以下皮肤。临床定位时，在腹股沟韧带下可扪及股动脉搏动，于股动脉外侧 1cm，相当于耻骨联合顶点水平处作标记为穿刺点。由上述穿刺点垂直刺入，缓慢前推，针尖越过深筋膜触及筋膜下神经时有异感出现，若无异感，可于腹股沟韧带平行方向向深部作扇形穿刺至探及异感，即可注药 5～7mL（图 3－32）。

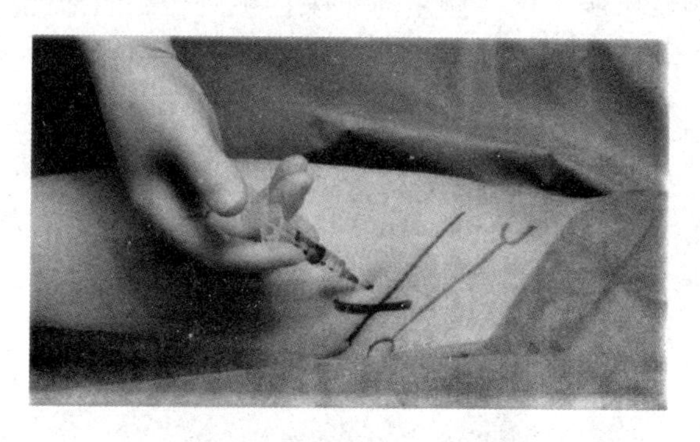

图 3－32　股神经阻滞示意图

4. 股外侧皮神经阻滞　股外侧皮神经起源于 L2～L4 脊神经前支，于腰大肌后下方下行经闭孔出骨盆而到达大腿，支配大腿外展肌群、髋关节、膝关节及大腿内侧的部分皮肤。临床定位时，以耻骨结节下 1.5cm 和外侧 1.5cm 处为穿刺点。由上述穿刺点垂直刺入，缓慢进针至触及骨质，为耻骨下支，轻微调节穿刺针方向使针尖向外向脚侧进针，滑过耻骨下支边缘而进入闭孔或其附近，继续进针 2～3cm 即到目标。回抽无血后可注入 10mL 局麻药，退针少许注局麻药 10mL，以在闭孔神经经过通道上形成局麻药屏障。若用神经刺激仪引发大腿外展肌群颤抽定位时，可仅用 10mL 局麻药（图 3－33）。

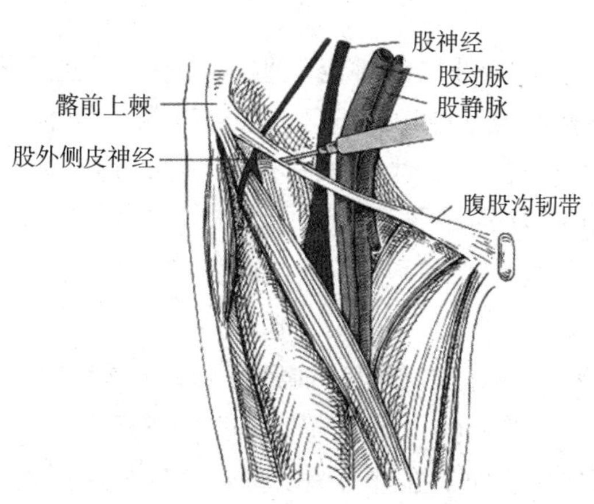

图 3－33　股外侧皮神经阻滞示意图

（七）躯干神经阻滞

1. 肋间神经阻滞 T1～L2 脊神经前支均行走于相应肋间、肋间血管下方、肋间内膜与壁层胸膜之间，通称肋间神经。支配肋间肌与腹壁前外侧肌、躯干前外侧（胸骨角平面以下至腹股沟）与上臂内侧皮肤感觉。由于肋间神经在腋中线分出外侧皮支，故应在腋中线以后行肋间神经阻滞。又由于距脊柱正中 8cm 处最易摸清肋骨，故穿刺点通常取此处。T1～T5 肋骨被肩胛骨遮盖，故需上肢外展，使肩胛骨向外侧分开以便定位。

（1）后路肋间神经阻滞　一侧阻滞可采用侧卧位，阻滞侧在上；双侧阻滞宜选俯卧位，前胸处垫枕，双下肢垂于手术台边或举臂抱头。距脊柱中线旁开 8cm 处作与脊柱平行的直线，在此线上摸清肋骨，在肋骨接近下缘处作皮丘。取长 3cm 22G 穿刺针由皮丘直刺肋骨骨面，并注入 0.5mL 局麻药。然后将穿刺针沿肋骨面向肋骨下缘移动，使针尖滑过肋骨下缘，再入针 0.2～0.3cm 即穿过肋间肌，此时有落空感，令患者屏气，回抽无血和气体后注入局麻药 3～4mL（图 3－34）。

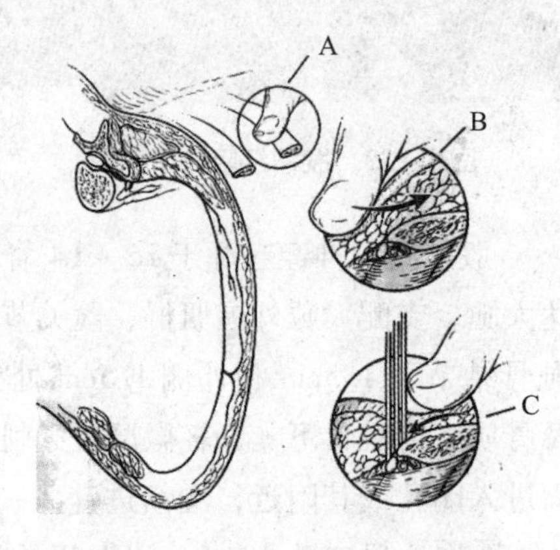

图 3－34　肋间神经阻滞

（2）腋中线肋间神经阻滞　主要适用于不能侧卧或俯卧的患者，具体操作同后路肋间神经阻滞。

2. 椎旁神经阻滞 在胸或腰脊神经从椎间孔穿出处进行阻滞，称为椎旁脊神经根阻滞。可在俯卧位或侧卧位下施行，但腰部椎旁阻滞取半卧位更便于操作。胸椎棘突由上至下逐渐变长，并呈叠瓦状排列，胸脊神经出椎间孔后进入由椎体、横突及覆盖其上的胸膜在肋间围成的小三角形内，胸椎旁阻滞时注药入此三角内，穿刺方向偏内可避免损伤胸膜。胸部棘突较长，常位于下一椎体横突同一水平；而腰椎棘突与同一椎体横突位于同一水平。

（1）胸部椎旁阻滞　标记出需阻滞神经根上一椎体棘突，在此棘突上缘旁开 3cm 处作皮丘。以 10cm 22G 穿刺针经皮丘垂直刺向肋骨或横突，待针尖遇骨质感后，将针干向头侧倾斜 45°，即向内、向下推进，可以将带空气的注射器接于针尾，若有阻力消失感则表明已突破韧带进入椎旁间隙，回抽无血、液体及气体即可注入局麻药 5～8mL。

（2）腰部椎旁阻滞　标记出需阻滞的神经根棘突，平棘突上缘旁开 3～4cm 处作皮丘。取10cm 22G穿刺针由皮丘刺入，偏向头侧10°~30°，进针2.5~3.5cm可触及横突，此时退至皮下，穿刺针稍向尾侧刺入（较前方向更垂直于皮肤），进针深度较触横突深度深1~2cm即达椎旁间隙，抽吸无血或液体即可注入局麻药5~10mL。

（八）交感神经阻滞

1. 星状神经节阻滞 星状神经节由颈交感神经节及胸1交感神经节融合而成，位于第7颈椎横突与第1肋骨颈部之间，常在第7颈椎体的前外侧面。靠近星状神经节的结构尚有颈动脉鞘、椎动脉、椎体、锁骨下动脉、喉返神经、脊神经及胸膜顶。

患者仰卧，肩下垫小枕，取头部轻度后仰。摸清胸锁乳突肌内侧缘及环状软骨，环状软骨外侧可触及第6颈椎横突前结节，过此结节作一条直线平行于前正中线，线下1.5~2cm作一标记，该标记即为第7颈椎横突结节，取22G 5cm长穿刺针由该标记处垂直刺入，同时另一手指将胸锁乳突肌及颈血管鞘推向外侧，进针2.5~4cm直至触到骨质，退针2mm，回抽无血后注入2mL局麻药，观察有无神志改变，若无改变即可注入5~10mL局麻药。若阻滞有效，在10分钟内会出现霍纳综合征，上臂血管扩张，偶有鼻塞（图3-35）。

星状神经节阻滞可用于各种头痛、雷诺病、冻伤、动静脉血栓形成、面神经麻痹、带状疱疹、突发性听觉障碍、视网膜动脉栓塞症等。

星状神经节阻滞的并发症常见包括药物误注入血管引起的毒性反应、药液误注入蛛网膜下腔引起的不良反应，以及气胸、膈神经阻滞、喉返神经麻痹及血肿。

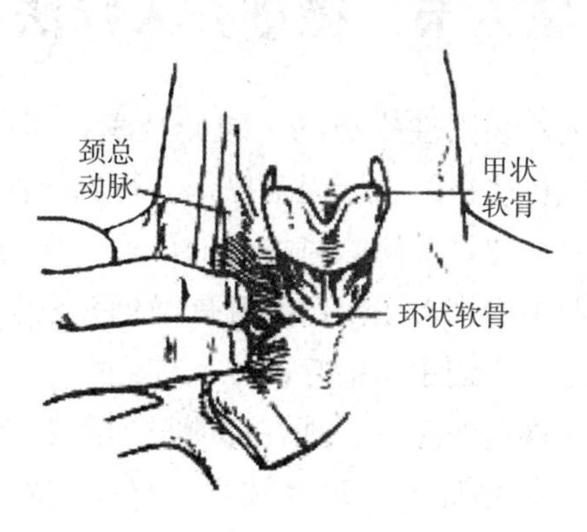

图3-35 星状神经节阻滞示意图

2. 腰交感神经阻滞 交感神经链及交感神经节位于脊神经之前，椎体前外侧。腰交感神经节中第2交感神经节较为固定，位于L2水平，只要在L2水平注入少量局麻药即可阻滞支配下肢的所有交感神经节。

（1）*直入法* 俯卧，腹部垫枕，使腰部稍隆起，扪清L2棘突上下缘，由其中点作一水平线，中点旁开5cm即为穿刺点，一般位于L2、L3横突。取10~15cm 22G穿刺针由上述穿刺点刺入，与皮肤呈45°，直到触及横突，记录进针深度。然后退针至皮下，调整方向，使针更垂直于皮肤刺入，方向稍偏内，直至触及椎体，此时调整方向，使针稍向外刺入直到出现滑过椎体并向前方深入的感觉，即可停针，回抽无血和液体，注入试验剂量后3分钟，足部皮温升高3℃左右，然后注入5～10mL局麻药。

（2）侧入法　为减少以上操作方法对L2脊神经根损伤可采取侧入法。取15cm 22G穿刺针由L2棘突中点旁开10cm朝向椎体刺入，触及骨质后，调整方向，稍向外刺入，直到出现滑过椎体而向前方深入的感觉，即可停针。用药方法同上。

腰交感神经阻滞主要适用于治疗下肢、盆腔或下腹部恶性肿瘤引起的疼痛。

3. 腹腔神经节阻滞　自T5～T12的交感神经节发出的节前纤维沿自身椎体外侧下行，分组组成内脏大神经、内脏小神经，各自下行至第12胸椎水平，穿膈脚入腹腔形成腹腔神经节。

取L1及T12棘突并作标记，摸清第12肋，以其下缘距正中线7cm处为穿刺点。取22G 15cm长穿刺针自上述穿刺点刺入，针尖朝向第12胸椎下方标记点，即穿刺点与标记点连线方向，与皮肤呈45°，缓慢进针，遇到骨质感后，记下进针深度，退针至皮下，改变针与皮肤角度，由45°增大到60°，再次缓慢进针，若已达前次穿刺深度，继续进针1.5～2cm，滑过第1腰椎椎体到达椎体前方，回抽无血液即可注入试验剂量，若无腰麻症状出现即注入20～25mL局麻药。由于穿刺较深，最好在X线透视下进行。阻滞完成后，容易出现血压下降，故应监测血压，并及时处理。

临床腹腔神经节阻滞可用于鉴别上腹部疼痛来源，缓解上腹部癌症引起的疼痛。

第六节　微创介入疗法

微创介入技术是治疗慢性顽固性疼痛的一组新技术，即在X线透视或CT引导下、在电生理监测和定位下，执行严格的临床规范操作，行选择性、神经毁损性阻滞或精确的病灶治疗，阻断疼痛信号的传导或解除对神经的压迫。微创介入治疗技术在慢性顽固性疼痛的治疗中应用日广。国内许多医院已经开展微创介入镇痛术，为许多慢性疼痛患者解除了痛苦。过去需要进行有创手术治疗的三叉神经痛、癌症疼痛、幻肢痛、卒中后疼痛、中枢性疼痛等复杂性疼痛的患者，现在都能得到微创介入治疗。目前，临床常用的微创介入治疗技术包括射频热凝靶点治疗技术、臭氧注射技术、胶原酶化学溶解技术、低温等离子微创治疗技术、经皮激光气化技术、椎间孔镜技术等。

一、射频热凝靶点治疗技术

射频治疗是近年来新兴的椎间盘微创治疗技术之一，主要用于治疗椎间盘源性的疼痛。它利用射频电极在椎间盘内形成射频电场在工作端周围一定范围内发挥作用。射频电流是一种频率为100kHz～3MHz的高频交流电。射频热凝靶点技术治疗椎间盘突出症（即消融电极在椎间盘中将射频能量通过棒尖端的裸露部分发射使部分椎间盘髓核组织汽化）既可确保胶原蛋白分子螺旋结构收缩，又能保持髓核细胞的活力，使椎间盘髓核体积缩小，达到对椎间盘周围组织神经根、动脉、脊髓等的减压目的，以消除和缓解临床症状，同时可使局部温度在短时间内增高，从而改善局部循环，使因疼痛而引起的肌肉痉挛得以缓解和改善。射频产生的高热温度，使突出部位的髓核产生明显的物理体积收缩，病变部位的髓核回缩移位后，髓核与受压神经根的相对位置关系立即改变，压力传导即时消失，神经根受压引起的各类症状可立即改善；另外，热凝效应还有利于炎症因子、致痛因子、窦椎神经痛觉感受器的灭活和水肿的消除。

（一）临床适应证

1. 神经源性疼痛 如原发性三叉神经痛、带状疱疹后遗神经痛、外周神经支疼痛、偏头痛等。

2. 脊柱源性疼痛 如脊神经后支痛、盘源性下腰痛、腰背肌筋膜炎、颈性头痛、颈性眩晕、根性神经痛等。

3. 自主神经系统疾病 如多汗症、肌性斜颈等。

4. 软组织疼痛 如跟腱痛、肌筋膜炎、肌纤维痛等。

（二）临床禁忌证

1. 有严重的内脏器官功能障碍和内分泌疾病、血液病、精神疾病。
2. 结核病、类风湿关节炎、强直性脊柱炎、风湿性疾病患者活动期。
3. 使用心脏起搏器、心脏支架、电极片附近有内置金属。
4. 马尾综合征，椎间盘严重脱出、游离，明显的椎间隙狭窄，骨性椎管狭窄等。
5. 一般情况不佳，如体温≥36.8℃、血压≥160/100mmHg、空腹血糖≥8.5mmol/L等。

二、臭氧注射治疗技术

臭氧是氧的同素异形体，常温常压下可自行分解为氧气，具有极强的氧化能力，并具有杀菌、抗病毒、消炎、镇痛及免疫调节等生物学效应。臭氧在疼痛临床中的应用可分为椎间盘内和椎间盘外两种情况。在椎间盘外，臭氧主要通过增加氧供、抑制炎症因子释放和诱导抗氧化酶生成等途径发挥抗感染和镇痛作用；在椎间盘内，臭氧主要利用其氧化破坏能力发挥氧化蛋白多糖和髓核细胞的作用。

（一）骨关节软组织疼痛的治疗

1. 适应证 典型的骨关节软组织损伤或退变，有相应的病史、症状及体征，经相应的实验室和辅助检查除外其他疾病导致的疼痛。

2. 禁忌证 具有出血倾向、感染、对臭氧过敏、甲亢及G-6-PD缺乏症者，以及如低血压、高血压、低血钙、低血糖、心肌梗死或精神异常者。

3. 操作方法 选取1~5个最明显的压痛点进行局部注射，医用臭氧的浓度为30~40mg/L或更低，每3日注射1次，4~6次为一疗程。

由于人体软组织易于变形和移动，注射前应精确定位且必须确切固定穿刺点，将医用臭氧准确注射到病变部位是取得良好疗效的保证。治疗过程应以较小的压力缓慢注射，治疗后要卧床休息 15 分钟，防止医用臭氧广泛弥散而影响疗效。

根据部位的不同，治疗过程中要注意骨突、滑囊内和关节腔内等注射部位的选择。如肩、膝关节的损伤或退变性疼痛需进行关节腔内及关节腔外的注射；棘上、棘间韧带和肩背部肌筋膜疼痛综合征需要进行疼痛区域的扇形或分区注射。

（二）经皮穿刺椎间盘臭氧注射髓核消融术

1. 适应证　轻至中度的单纯包容性椎间盘突出，有相应的神经受累症状，经 CT 或 MRI 检查证实者；非包容性中度突出者（突出 <5mm）亦属适应证。

2. 禁忌证　具有出血倾向、感染、对臭氧过敏、甲亢及 G－6－PD 缺乏症者，以及如低血压、高血压、低血钙、低血糖、心肌梗死或精神异常者，髓核组织脱垂或游离于椎管内者，合并明显黄韧带肥厚、骨性椎管狭窄患者，突出椎间盘钙化者，椎体滑脱Ⅱ°以上者。腰椎间盘突出 >5mm 为相对禁忌证。

3. 操作方法

（1）腰椎间盘突出症　常采用安全三角（后外侧）入路，患者取俯卧位，腹下垫枕，取患侧脊旁 8～12cm 在 C 型臂 X 线机下确定穿刺点。用 1% 利多卡因局部麻醉，RF 针与腰背部水平面约成 45°角进针，经安全三角进入椎间隙，C 型臂 X 线机下确定针尖位置：侧位在椎间隙中后 1/4～1/3 处的椎间隙中央，正位在中线或偏患侧。用 10mL 一次性注射器抽取 30～40mg/L 的医用臭氧 5～8mL，注入椎间盘内。注射完毕后退针至椎间孔后外缘，于椎旁软组织内再注入医用臭氧 10mL。安全三角穿刺困难或拟行突出物内注射者可选用小关节内侧缘侧隐窝入路进行穿刺，根据病情还可在侧隐窝内注射消炎镇痛液和/或医用臭氧，也可 1 周后重复治疗 1 次。术后卧床休息 1 日，酌情应用 20% 甘露醇 250mL、地塞米松 5mg 及抗生素；出院后 2 周内应以休息为主；3 个月内禁止负重。

（2）颈椎间盘突出症　常采用气管旁（前外侧）入路穿刺。患者取仰卧位，肩部垫薄枕使颈部轻度后伸，C 型臂 X 线机下确定穿刺点。用 1% 利多卡因局部麻醉，中、示指沿胸锁乳突肌内缘下压触及椎体前面，指腹将血管鞘推向外侧，透视下以 7 号腰穿针向钩椎关节内侧刺入，穿刺成功后侧位透视确定针尖位于椎间隙后 1/4～1/3 处的椎间隙中央，正位在中线或偏患侧。用一次性注射器抽取 30～40mg/L 的医用臭氧 4～5mL 注入椎间盘内。术后处理同腰椎间盘臭氧注射髓核消融术。

经皮穿刺椎间盘臭氧注射髓核消融术治疗椎间盘突出症具有安全、有效及微创的优点。但需注意任何部位的注射都要避免医用臭氧直接注入血管尤其是静脉内，以免形成气栓。

三、胶原酶化学溶解技术

胶原酶化学溶解术是将胶原蛋白水解酶（colla－genase，简称胶原酶）注入病变的椎间盘内或突出物的周围，依靠胶原酶分解胶原纤维的药理作用来溶解胶原组织，使突出物减小或消失；以缓解或消除其对神经组织的压迫，从而使患者的临床症状得到改善。

（一）适应证

目前国内外公认的标准，凡具备下列条件之一者，可考虑施行胶原酶椎间盘溶解术：

1. 单侧腰腿痛，并有明显的神经根压迫症状。

2. 符合手术切除指征。

3. 经3个月正规保守治疗无效者。

在选择胶原酶椎间盘溶解术的适应证时，必须注意以下问题：①胶原酶对已钙化的突出物治疗效果差，因为胶原酶只能溶解胶原纤维、髓核及纤维环，对结晶钙盐无溶解作用。②骨性腰椎管狭窄症不适宜采用胶原酶注射治疗，因为椎间盘中的胶原纤维被溶解后，椎间盘高度下降，可导致脊椎小关节过度重叠，神经根通道变窄，原有的狭窄进一步加重。

（二）禁忌证

以下患者施行胶原酶椎间盘溶解术应谨慎：

1. 过敏体质、马尾神经综合征、代谢性疾病、椎间盘炎或椎间隙感染等患者。

2. 骨性腰椎管狭窄并腰腿痛者，非椎间盘源性腰腿痛者。

3. 孕妇和14周岁以下的儿童。

4. 突出物游离于腰椎管外者或突出物已钙化或骨化者。

（三）常用注射方法

胶原酶可行椎间盘内注射、椎间盘外注射或椎间盘内外联合注射，及采用其他可以将胶原酶注射到椎间盘突出部位的途径治疗椎间盘突出症。应根据患者出现的不同临床症状及椎间盘突出的不同部位选择注射治疗的方法，只有这样才能获得良好的治疗效果。

以椎间盘内注射为例简要介绍胶原酶注射的治疗方法。

1. 手术前用药 在注射胶原酶之前，先给患者静脉滴注加有地塞米松10mg的5%葡萄糖液100mL，或将地塞米松10mg溶于25%～50%葡萄糖溶液40～60mL中静脉注射，以预防过敏反应。

2. 注射方法 患者取侧卧位或俯卧位，常规进行皮肤消毒，铺无菌巾，选用7号或9号蛛网膜下腔穿刺针向距突出间隙中线8～10cm平行斜向脊柱中点的椎间盘穿刺，与躯干矢状面呈50°～60°角进针；当穿刺针针尖接触到纤维环时可有沙砾样感觉。穿刺针进入椎间盘后可拍摄腰椎前位、后位及侧位X线片，以确定进针的确切位置，或直接从X线机的电视屏幕中确定位置。如在C型臂X线机下进行穿刺，移动X线放射管球更容易。当确认穿刺针已进入存在突出病变的椎间盘内后，注入2mL含有胶原酶600U的溶液，注射药液的速度宜缓慢，3分钟以上为宜，以防止注药速度过快引起腰痛加剧。药液注射完毕后留置穿刺针5分钟后拔出，以防药液在椎间盘内受高压外溢导致治疗效果不佳及高浓度药液沿穿刺途径反流，灼伤脊神经根。

3. 注药后的处理 注射完毕应嘱患者取平卧位，严密观察有无副作用。首先应注意皮肤有无毛发运动反应及头晕恶心、皮肤瘙痒、荨麻疹等；严重的过敏反应有低血压和呼吸困难，此时应立即肌肉注射或静脉注射肾上腺素1mg。

注药后部分患者可出现腰痛，其中10%患者为严重腰痛。可持续数小时甚至数天，疼痛严重者可口服镇静药如地西泮或解热镇痛药复方阿司匹林片，必要时还可给予麻醉性镇痛药哌替啶及吗啡等治疗。

四、低温等离子髓核消融术

低温等离子消融起源于受控切除，它基于一项冷融切的专利技术。冷融切技术是用射频能量（100Hz）施加于生理盐水，吸引大量钠离子于气化棒头周围，形成等离子区，该能量同时可提供钠离子充足的动能以改变钠离子的运动方向，这样使其获得足够能量使组织细胞间的分子链（肽链）受到撞击并断裂，从而使电极周围局部组织形成孔道，在这个过程中同时会产生一些元素分子和一些低分子气体（O_2、H_2、CO_2等）。与传统电烧、激光等热切割（300～600℃）方式相比较，冷融切是一种低温（40～70℃）下使细胞分子链断裂的技术，其结果可移除大量病变组织而不引起周围正常组织的不可逆损伤（出血、坏死等）。而经皮穿刺低温等离子髓核消融术就是利用冷融切的低温（约40℃）气化技术，以经皮穿刺的方法在全程透视监控下通过双极射频气化棒在椎间盘中将射频能量通过棒尖端的等离子刀头发出，形成射频电场，产生等离子薄层，使离子获得足够动能，打断髓核的有机分子链，在髓核内部形成孔道，从而气化椎间盘髓核组织以达到椎间盘髓核组织重塑的目的。这个过程中的副产物是一些小分子量的惰性气体，其可以通过椎间盘穿刺通道排出。然后，利用精确加温技术加温至70℃，此法既确保胶原酶分子螺旋结构的收缩，又能保持髓核细胞的活力，使椎间盘髓核体积缩小，达到对椎间盘周围组织包括神经根、椎动脉、脊髓等的减压目的，以消除和缓解临床症状，达到治疗目的。

（一）低温等离子髓核消融术特点

1. 操作简单 在局麻下通过C型臂X光机引导下进行穿刺。

2. 创伤小 穿刺针直径仅为1mm，穿刺通道基本无渗血。

3. 安全 仪器在工作时候只产生40℃的温度，加热时产生大约70℃的温度，温度范围为40～70℃，具有很小的热渗透和组织坏死性，仅对周围2mm范围内的组织产生作用。

4. 其他 低温等离子髓核消融术只打断组织分子结构，只改变椎间盘的生化状态，不会造成椎间盘热变性。在研究中发现，髓核消融术使髓核减压但不导致坏死，且组织气化凝固仅局限于髓核内，而纤维环、终板和椎体不受影响，髓核消融术可实现对椎间盘的容积性摘除，而又对周围组织没有显著的热和结构性损伤，术后无脊髓、神经、血管损伤等并发症，对脊柱的稳定性没有影响。

（二）低温等离子髓核消融术的适应证

1. 腰椎间盘突出症良好的适应证　腰腿痛以腿痛为重、直腿抬高试验阳性者，有神经根损伤表现（如浅感觉异常、肌力下降、反射异常等）者，经CT或MRI证实椎间盘突出或局限性膨出，且临床症状和体征与影像诊断相符者，以及惧怕开放手术者。

2. 颈椎病良好的适应证　颈性眩晕者，肩颈部疼痛、沉重伴明显上肢酸胀、灼痛、麻木等症状者，单纯的颈椎间盘突出者，保守治疗3个月而效果不佳的经MRI证实有单侧椎间盘突出症者，呈单侧型神经根症状的较轻的颈椎骨质增生、退变者。

下 篇

第四章 头部痛

第一节 头部痛概述

头痛指从前额向上、向后至枕部的疼痛，是发生于头颅内外组织的各种疾病的常见症状。很多疾病都可引起头痛，有些典型的头痛可反应疾病的性质，如偏头痛、三叉神经痛等，了解头痛的表现有助于疾病的诊断。

一、头部痛的相关解剖

1. 颅骨与连结 颅骨由脑颅与面骨组成。脑颅由 8 块骨构成颅腔，内容脑组织及头面部感觉器官。颅腔除血管神经进出的小孔及裂隙外，几乎是一个密闭的腔隙。因此，颅腔内有出血或占位性病变时，容易导致颅内高压，引起剧烈头痛。鼻腔周围面颅骨有些部位形成含气空腔的鼻窦（额窦、上颌窦、筛窦和蝶窦），其发炎堵塞时可产生反复发作的头痛症状。

2. 头部肌肉与筋膜 头皮与颅顶的骨膜借疏松结缔组织相隔，由浅入深分别由皮肤、皮下组织、帽状腱膜与颅顶肌、腱膜下疏松结缔组织和脂肪组织所构成。结缔组织中有许多纵行纤维隔将皮下脂肪分隔为许多小叶，小叶中有丰富的血管和神经，收缩能力差，血管丰富，故头顶部伤后容易出血且不易自行止血。丰富的神经分部是神经性紧张性头痛发生的主要原因。

3. 头部神经组织 头颅部的神经组织包括颅内的中枢神经、12 对脑神经及其分支和颈项部向上延伸的颈神经，这些神经都是头痛好发的组织。

（1）延髓 延髓内部含有舌咽神经、迷走神经、副神经及舌下神经四对脑神经的运动核和终止核及神经束。其中，舌咽神经可因神经脱髓鞘变引起舌咽神经的传入冲动与迷走神经之间发生“短路”，或附近的肿瘤压迫等出现舌咽神经痛，是一种出现于舌咽神经分部区域的阵发性剧痛。

（2）脑桥　位于颅底斜坡上，介于中脑和延髓之间。脑桥的功能目前还不完全清楚，已知功能中，位于脑桥上部的色素核（又称蓝斑）由致密的、含色素的神经元组成，此核发出的下行纤维参与调节躯体及内脏活动，也是痛与镇痛过程中的一个联系环节。

（3）小脑　小脑的主要功能是调节和校正肌肉的紧张度，以便维持姿势和平衡，使随意运动顺利完成。此外，小脑对一般运动也有抑制和异化作用，对自主神经也有调节作用。

（4）间脑　间脑位于两大脑半球之间，可分为丘脑、下丘脑、丘脑上部及丘脑底部。由于丘脑和大脑皮质之间有广泛的往返联系，感觉功能可能是大脑和丘脑两者结合起来的功能，而痛觉一类的原始感觉，可能是丘脑的功能。当上丘脑动脉栓塞时，可出现对侧半身感觉障碍，痛觉、温度觉阈提高而致感觉异常。

（5）脑膜和脑脊液

1）硬脑膜　硬脑膜上有丰富的神经分布，主要来自颈交感干和几对脑神经，这些神经一般随脑血管而行，特别是小脑幕和枕部的硬脑膜神经最多，宽广的颅顶相对较少，故头痛与脑血管有密切的关系。

2）脑蛛网膜　蛛网膜由结缔组织构成，是一层很薄的透明膜，如果某种病变挤压脑组织使脑组织靠近硬脑膜，就会产生摩擦性头痛。

3）脑脊液　脑室中的脉络丛产生脑脊液。脑脊液分泌过多、吸收障碍，可形成颅内高压，产生剧烈头痛。当某种原因使脑脊液丢失过多，使软脑膜与硬脑膜相接触，则可产生严重的头痛。

（6）脑神经　脑神经属周围神经，从中枢脑组织发出，左右成对，共12对。其中，临床较为常见的是三叉神经痛和舌咽神经痛。

（7）脊神经头颅部的分支　脑颅后半部的浅部结构的感觉神经来自于颈神经。主要有枕大神经、枕小神经、耳大神经、第三枕神经等。这些脊神经受到刺激或激惹后可引起颈源性头痛。

二、头部痛的病因

头痛可以反映颅脑内疾病的存在，一般情况下，可分为功能性因素和器质性因素，多数头痛并非由单一原因引起，而是多种因素共同作用的结果。

1. 神经及血管因素　见于偏头痛、丛集性头痛、紧张性头痛、月经期头痛、绝经期头痛、椎动脉型颈椎病及其他原因的脑供血不足等。

2. 颅内炎症　见于脑膜炎、脑炎、脑脓肿等。

3. 颅内肿瘤　见于脑瘤、神经鞘膜瘤、脑结核瘤及颅内转移性肿瘤等。

4. 其他颅内占位性病变　见于脑囊虫病、脑血吸虫病、脑包虫病及脑膜白血病浸润等。

5. 脑血管病变 见于脑血管意外（包括脑梗死、脑出血及蛛网膜下腔出血），高血压性脑病、脑动脉瘤、脑静脉窦血栓形成等。

6. 头颅五官病变 颅底凹陷症、三叉神经痛、舌咽神经痛、颞动脉炎，以及眼源性、耳源性、牙源性头痛。

7. 全身疾病 急慢性感染性疾病、高血压、心功能不全、中暑、低血糖、贫血、高原病的低氧性头痛、肺性脑病及尿毒症。

8. 药物接触或戒断 酒精、铅、一氧化碳、有机磷等中毒，止痛药、麻醉药及毒品的戒断。

9. 精神性因素 神经官能症、癔病等。

第二节 偏头痛

一、概述

（一）定义

偏头痛（migraine）是一种常见的慢性神经血管性头痛，其表现是以一侧头痛为主的搏动性头痛，呈间隙性反复发作，每次发作历时 2～72 小时，发作期间可伴有视觉、感觉先兆（对光线更加敏感的羞明、对声音更加敏感的恐声）、运动障碍先兆（肢体活动会加重疼痛的感觉）、言语障碍先兆、情绪不稳及恶心、呕吐等自主神经功能紊乱症状，在安静、黑暗环境下或睡眠后头痛缓解，症状消失后一段时间再次发病，在头痛发生前可伴有精神、神经功能障碍。1/3 的偏头痛患者均能感到疾病先兆，短暂的视觉、感觉、语言或肢体障碍都意味着头痛即将发作。

（二）病因病理

1. 发病因素 偏头痛的病因，至今尚未明确，根据观察和研究，总结如下一些影响因素：精神因素、饮食不当、过度锻炼、睡眠不规律、药物诱因、气候诱因、环境诱因、女性生理诱因等。

2. 病理机制 关于偏头痛的病理机制目前亦未明确。研究表明，颅内痛觉敏感组织如脑血管、脑膜血管、静脉窦及其血管周围神经纤维和三叉神经可能是偏头痛发生的生理基础和痛觉传导通路。偏头痛的三叉神经血管反射学说认为，偏头痛是三叉神经传入纤维末梢释放 P 物质（SP）及其他神经递质，传出神经作用于颅内外血管，可引起头痛和血管扩张。

（三）临床特征

1. 无先兆性偏头痛 又称普通型偏头痛、单纯型偏头痛，是临床上常见的类型，占偏头痛的80%，在没有明显诱因和先兆症状的情况下自发发作，仅少数患者在发作前有精神障碍、疲劳、易打哈欠、食欲不振、全身不适等表现，可在月经期（月经型偏头痛）、饮酒后、饥饿时诱发疼痛。表现为头部一侧或两侧的额颞部疼痛，疼痛呈搏动性，缓慢加重，或因日常活动（如步行或上楼梯）而加重，程度为中度或重度，每次发作时疼痛可持续4～72小时。发作期常伴有恶心、呕吐、畏光、畏声、出汗、全身不适、头皮触痛等症状。与先兆性偏头痛相比，无先兆性偏头痛具有更高的发作频率。

2. 先兆性偏头痛　又称经典型偏头痛。

（1）有典型先兆的偏头痛　此为先兆性偏头痛中最为常见的类型，其发病率在偏头痛患者中约占10%。该型的头痛特征与无先兆性偏头痛大致相同，但在头痛之前或头痛发生时有先兆症状出现。先兆症状一般在5～20分钟内逐渐形成，持续不超过60分钟，先兆症状完全可逆，不同的先兆症状可以接连出现。头痛在先兆同时或先兆后60分钟内发生。

主要的先兆症状包括：①视觉先兆：该先兆症状最为多见，如暗点、闪光、亮点亮线或视物变形、视物模糊、视觉缺损或偏盲。视觉先兆一般在30分钟以内逐渐消失。②感觉先兆：多表现为一侧面－手区域（也可累及下肢）分布的针刺样感觉，从一点开始，慢慢地移动到整个一侧面部和肢体，麻木感在针刺症状之后出现，也有的患者只出现麻木症状。感觉先兆的出现频率仅次于视觉先兆，在发生顺序上可稍滞后于视觉先兆，有些患者也可无视觉先兆而单独出现感觉先兆。③运动障碍和言语障碍先兆：也会出现，但很少见。

（2）先兆性偏头痛的特殊类型

1）伴典型先兆的非偏头痛性头痛　若与先兆同时或先兆后60分钟内发生的头痛表现不符合偏头痛特征，则称为伴典型先兆的非偏头痛性头痛。

2）典型先兆不伴头痛　当先兆后60分钟内不出现头痛，则称为典型先兆不伴头痛，又称偏头痛等位症。此型应注意与短暂性脑缺血性发作相鉴别。

3）偏瘫性偏头痛　临床少见，多有家族史，为伴有较长时间轻度偏瘫特征的偏头痛。如在偏瘫性偏头痛患者的一级或二级亲属中，至少有一人具有包括运动无力的偏头痛先兆，故又称为家族性偏瘫性偏头痛；若无，则称为散发性偏瘫性偏头痛。

4）基底型偏头痛　又称基底动脉型偏头痛，多见于青少年患者，先兆症状明显源自脑干和（或）两侧大脑半球，临床可见发音困难或构音障碍、眩晕、耳鸣、听力下降、复视、共济失调、意识障碍、双侧肢体或口周感觉异常，但无运动无力症状。在先兆同时或先兆60分钟内出现符合偏头痛特征的头痛，常伴恶心、呕吐。

3. 其他类型偏头痛

（1）视网膜性偏头痛　视网膜性偏头痛为反复发生的、完全可逆的单眼视觉障碍性偏头痛，表现为视物闪烁、出现暗点或失明，并伴偏头痛发作，持续时间至少1小时，在发作间期眼科检查正常。与基底型偏头痛视觉先兆症状常累及双眼不同，视网膜性偏头痛视觉症状仅局限于单眼，且缺乏起源于脑干或大脑半球的神经缺失或刺激症状。

（2）儿童周期性综合征　偏头痛多为儿童周期性综合征的前驱症状，也可视为偏头痛等位症。其表现为周期性呕吐、反复发作的腹部疼痛并伴有恶心、呕吐、儿童期良性发作性眩晕。发作时不伴有头痛，随着时间的推移可发生偏头痛。

（3）眼肌麻痹性偏头痛　临床表现为反复发作的偏头痛样头痛伴动眼神经、滑车神经及展神经中的一支或几支出现麻痹。以动眼神经受累为多见，表现为头痛侧眼肌麻痹、上睑下垂、瞳孔扩大、暗点或视觉缺失。眼肌麻痹性偏头痛患者头痛常持续1周或1周以上，头痛至出现眼肌麻痹的潜伏期可长达4天。部分病例MRI增强扫描可提示受累动眼神经有反复发作的脱髓鞘改变。

二、康复评定

常采用视觉模拟量表（VAS）测定，或通过简明McGill疼痛问卷进行综合评估，具体方法详见第二章相关内容。

三、康复治疗

（一）康复目标

偏头痛的康复治疗目标是减轻或终止头痛发作、缓解伴发症状、预防头痛复发。治疗方法较多，单纯一种方法难以取得满意和持续的效果，因此要多种方法交替和联合应用。

（二）康复治疗方法

1. 一般疗法　该病诱发因素较多，生活及心理因素影响尤为明显，因此一般治疗要嘱咐避免各种诱发因素、调理生活节奏、调节情绪、适当进行体育锻炼，对可引发疾病的生活环境或饮食应尽量回避。

2. 常用药物疗法　药物性治疗分为发作期治疗和预防性治疗。发作期的治疗为了取得最佳疗效，通常需在症状初起时立即服药。治疗药物包括非特异性止痛药如非甾体消炎药（NSAIDs）和阿片类药物；特异性药物如麦角类制剂和曲普坦类药物。药物选择应根据头痛程度、伴随症状、既往用药情况等综合考虑，个体化治疗。

（1）非甾体消炎药　可选用塞来昔布或美洛昔康口服。NSAIDs类药应用一种无效可换用另一种，一般用于轻、中度头痛者，部分患者虽有严重头痛但以往发作对NSAIDs反应良好者，仍可选用NSAIDs。该类药物使用时应注意胃肠道和心血管副作用。

（2）麦角类制剂　药物有麦角胺和二氢麦角胺，能终止偏头痛的急性发作，可在头痛急性发作期使用。头痛开始发作时应立即服麦角胺咖啡因2片，如30分钟后仍不缓解，可再服1～2片，但24小时内不得超过6片，1周内不超过10片。

注意：用量过大、过频或皮下注射时常见恶心、呕吐、上腹部不适、腹泻、肌无力甚至胸区痛等症状出现。孕妇、末梢血管疾患、冠脉供血不足、心绞痛及肝肾疾病者禁用。

（3）曲普坦类　常用药物有舒马曲普坦、那拉曲普坦、利扎曲普坦、佐米曲普坦、阿莫曲普坦。副作用及注意事项同麦角类制剂。舒马普坦（舒马坦）可以口服、滴鼻、皮下或静脉注射，每次1～2mg，每天不超过6mg，用药后如出现胸闷、胸部发紧应立即停用。

（4）阿片类　阿片类制剂如哌替啶对确诊的偏头痛急性发作亦有效，因其具有成瘾性，不推荐常规用于偏头痛的治疗。但对于有麦角类制剂或曲普坦类应用禁忌的病例，如合并心脏病、周围血管病或妊娠期偏头痛，则可给予哌替啶治疗以终止偏头痛急性发作。

（5）抑制血小板聚集药　可作为预防性用药，可选用阿司匹林或潘生丁口服。

（6）调节自主神经药　谷维素主要改善自主神经功能失调，改善内分泌平衡障碍及精神神经失调，一般用于神经衰弱症患者，同时能稳定情绪、减轻焦虑及紧张状态，并改善睡眠；还常用于经前期综合征、更年期综合征的辅助治疗。

3. 物理因子疗法　偏头痛的物理因子治疗常采用生物反馈疗法。生物反馈是指患者能明确、清醒地感受，从而清醒地控制及改变身体功能。通过使用各种仪器，感受衡量肌张力（肌电图生物反馈疗法）、皮肤电阻（电皮生物反馈疗法）或周围体温（温度生物反馈疗法）来测量、放大并反馈躯体信息给患者，从而实现由生物反馈促进的放松。

4. 中医康复疗法　常选用针灸疗法进行综合辨证施治。取风池、百会、太阳、率谷、头维、绝骨、合谷、太冲、阿是穴等为主穴。患者取坐位或平卧位，常规消毒后，取风池穴针尖微下，向鼻尖斜刺0.8～1.2寸，或平刺透风府穴，行捻转补法。百会、太阳、率谷、头维平刺0.5～0.8寸，行捻转泻法。合谷、太冲直刺0.5～0.8寸，平补平泻，绝骨穴沿胫骨前缘直刺2～3寸，泻法强刺激。阿是穴选用齐刺法，阿是穴平刺0.5～1寸与胆经平行，与其45°角旁开0.5寸向阿是穴平刺0.5～1寸。外感风寒头痛加列缺、风门；外感风热头痛加大椎、外关；肝阳上亢头痛加行间；痰浊头痛加中脘、丰隆、阴陵泉；瘀血头痛加血海、三阴交；血虚头痛加脾俞、足三里；肾虚头痛加肾俞、太溪、天柱等穴。

5. 神经阻滞疗法

（1）星状神经阻滞　用1%利多卡因8～10mL进行头痛侧星状神经节阻滞，每日1次或隔日1次，10次为一疗程（具体操作见第三章相关内容）。

（2）枕大神经阻滞　患者取坐位，面对治疗床头稍前屈，下颌尽量接近自己的胸部，沿发际取乳突与枕骨大粗隆连线均分三等份的两点，其中内1/3点为枕大神经的穿刺点。用7号短针垂直进针，直至触及枕骨，此时可能会出现异感，内侧为枕大神经，外侧为枕小神经，回吸无血液即可以注药，每点注入1%利多卡因5mL，轻压3～5

分钟，防止出血。

(3) 眶上神经阻滞　患者取仰卧位，眼前视，在患侧眶上缘内1/3处或在眉中间可触及眶上切迹，或用手指或圆珠笔尖诱发疼痛扳机点作为穿刺点。常规消毒后，用6~7号短针垂直刺入切迹，针尖触及骨质之前可有异感，如果先碰到骨质无异感，针的方向应轻轻做扇形移动，寻找异常感觉或诱发疼痛扳机点，穿刺到位后即可注射1%利多卡因0.5~1mL。退针后轻压穿刺处3~5分钟。由于眶上孔变异较大，仅有20%左右的操作可以刺进眶上孔。大多数操作只要找到异常感，即证实刺中眶上神经，即可注射局麻药。如果上述方法未能阻滞眶上神经，则沿眶上缘向眶内进针0.5~1cm注射药液也可以阻滞该神经。

(三) 预防保健

1. 避免头痛诱发因素　日常生活中应避免强光线的直接刺激，如避免直视汽车玻璃的反光，避免从较暗的室内向光线明亮的室外眺望；避免对视光线强烈的霓虹灯；避免情绪紧张，避免服用血管扩张剂等药物及饮用红酒和进食含奶酪的食物、咖啡、巧克力、熏鱼等。

2. 规律运动　对有偏头痛的人来说，进行调息的运动（如瑜伽、气功）可帮助患者稳定自律神经系统，减缓焦虑、肌肉紧绷等症状。工作压力过大、睡眠不足是常见的偏头痛的诱因，应注意适当减轻工作压力，保证充足睡眠，调节情绪以预防偏头痛。

第三节　从集性头痛

一、概述

(一) 定义

从集性头痛（cluster headache）是所有头痛中比较严重的一种，属于血管性头痛之一。因头痛在一段时间内密集发作而得名。从集性头痛的头痛程度剧烈，连续发作，每日1次或数次，持续数分钟至3小时，集中发作数周至数月，间歇期为数周至数月，其间症状完全缓解。本病发病年龄常较偏头痛晚，平均25岁，多发生于男性，男女之比约4∶1。

(二) 病因病理

从集性头痛病因尚不明确，一般认为是颅内、颅外血管扩张所致。Horton认为，此种类型头痛与组织胺关系密切，它曾对此病患者在间歇期皮下注射组织胺，结果60%的患者可诱发头痛发作，并且血中组织胺之增高和消退均非常迅速，提示组织胺与急剧头痛发作有关。由于一些病例可被酒精、组织胺和硝酸甘油诱发，而偏头痛也可被这些药物诱发，因此有人认为该病发病机制与偏头痛相似。

（三）临床特征

本病头痛特点是头痛发作似成群而来，表现为一连串密集的头痛发作。发作呈周期性，无前驱症状。

1. 疼痛部位 疼痛部位位于一侧眼眶部、眶上部或颞部，方向是从眼窝周围开始，急速扩展至额颞部，头痛常局限于同一侧，严重时可使对侧也出现疼痛。

2. 疼痛性质 呈搏动性，兼有钻痛或灼痛，疼痛程度较重，可于睡眠中痛醒。

3. 疼痛持续时间 每天可发作一至数次，每次发作持续时间约数分钟至 3 小时，发作快、消失的也快，缓解时间很长，缓解后患者很少有后遗的疲乏或嗜睡情况。头痛每天有规律地在大致相同的时间发生，多见于午后或凌晨发作，一般连续发作数天至数月后中止。

4. 诱发因素 饮酒或组织胺和硝酸甘油可以诱发头痛发作。

5. 伴随症状 发作时伴发症状有：颜面潮红、结膜充血、眼睑水肿、额头出汗、患侧流泪、鼻塞、流涕。20% 的患者可出现患侧瞳孔缩小、眼睑下垂等不全性霍纳综合征。

根据发作情况，可分为发作性丛集性头痛和慢性丛集性头痛，前者至少有 2 次发作的时间持续 7 天 ~ 1 年，两次发作的间隙期大于 14 天。后者发作期持续达 1 年以上，间隙期少于 14 天。

6. 辅助检查 脑阻抗血流图呈高血容量型；颅脑 CT 或 MRI 可排除颅内外引起头痛的器质性疾病；组织胺试验可诱发典型疼痛。

二、康复评定

详见本章第二节相关内容。

三、康复治疗

（一）康复目标

详见本章第二节相关内容。

（二）康复治疗方法

1. 常用药物疗法 丛集性头痛的治疗与偏头痛基本相同。

（1）每天发作前可口服麦角胺，或者在发作时服，以预防发作或减轻发作时的症状，连服 10 ~ 14 天。

（2）舒马普坦（舒马坦）是 5 - HT 受体激动药，可与 5 - HT 受体结合，从而抑制 5 - HT 的扩血管作用，使血管收缩达到治疗目的，可以口服、滴鼻、皮下或静脉注射，每次 1 ~ 2mg，每日不超过 6mg，用药后如出现胸闷、胸部发紧则应立即停用。

（3）发作时口服泼尼松，每次 20 ~ 40mg，或甲泼尼龙（甲基泼尼松龙）静脉滴注，每日200mg，至丛集发作停止后停药。

（4）其他药物包括钙离子拮抗药，如氟桂利嗪，每晚口服5～10mg；抗癫痫药物，如丙戊酸钠每日口服0.6～1.2g，部分患者有效；非甾体消炎药，如塞来昔布、美洛昔康、阿司匹林、吲哚美辛（消炎痛栓）、双氯酚酸等可以试用。

2. 神经阻滞疗法

（1）星状神经阻滞　用1%利多卡因8～10mL进行头痛侧星状神经节阻滞，每日1次或隔日1次，10次为一个疗程（具体操作见第三章相关内容）。

（2）蝶腭神经阻滞　患者取平卧位，头后仰40°，头转向痛侧30°～40°，以2%～4%的利多卡因1mL缓慢滴入头痛侧鼻腔，保持该姿势数分钟，3分钟后疼痛未完全缓解者，可重复给药1次。若因鼻腔充血而影响药物进入蝶腭窝时，可先用0.5%的苯肾上腺素溶液滴入数滴，待数分钟后再如前法滴入利多卡因溶液，一般1～3次阻滞后头痛可缓解，少数患者在阻滞数小时内有周身跳动感，此法安全简便，无副作用。

（3）眶上神经阻滞　详见本章第二节相关操作。

（4）眶下神经阻滞　患者仰卧，眼前视，以眶下缘正下方1cm处，距鼻中线3cm处作为穿刺点；或者从直视瞳孔至同侧口外角作一垂直线，再从眼外侧联合或眼目外眦至上唇中点作一连线，两线交叉点即为穿刺点；或直接取瞳孔和唇角连线上的眶下嵴下方凹陷处（即眶下孔），用左手示指触及并重压凹陷处，患者可有酸胀感。常规消毒后，术者左手拇指压住眶下缘保护患者眼球。以该点或该点内上方1cm为穿刺点，用3.5cm长7号针向外上方刺入0.5～1cm即可达眶下孔。出现落空感即表明针尖进入眶下孔内，此时患者出现放射至上唇的异常感觉。也可从内侧穿刺入眶下孔，进针1cm后用左手固定针柄，回吸无血，注射1%利多卡因或除痛液0.5～1mL，1～2分钟后患者眶下区出现痛觉消失即为阻滞成功，拔针后轻压穿刺处3～5分钟，用创可贴覆盖。

3. 氧吸入法　发作时面罩吸氧或高压氧治疗对部分患者有效。

4. 射频疗法　由于丛集性头痛是三叉自主性神经性头痛，因此采用脉冲射频作用于三叉神经既不切除神经也不毁损神经，可以更加安全和有效地治疗丛集性头痛，同时不会遗留下颌肌无力症状，头面部感觉减退也比较轻微。

（三）预防保健

详见本章第二节相关内容。

第四节　紧张性头痛

一、概述

（一）定义

紧张性头痛（tension headache）又称心因性头痛、肌收缩性头痛等。是临床上常见的头痛类型之一。主要由颈部和头面部肌肉持续性收缩产生，表现为头部的紧束、受压或钝痛感，更典型的是具有箍紧感。本病发病年龄为30岁左右，女性多见，呈非搏动性、长期性和经常性头痛。本病有时和偏头痛共同存在，称混合型头痛。

（二）病因病理

紧张性头痛的病因病理目前尚不清楚，发病主要与焦虑、抑郁、妄想等精神因素有关。这些不良的情绪因素可刺激头部与颈部肌肉持久地收缩和紧张，导致相应部位的血管收缩或扩张及出现无菌性炎症而产生致痛物质释放引起头痛发生。

（三）临床特征

1. 疼痛性质　紧张性头痛的临床特征是头部疼痛无搏动性，性质为钝痛，头痛的持续性为其主要特征，发病通常与精神因素有关。

2. 疼痛部位　头痛多位于头顶、两额、两颞、枕部及颈部，有时这些部位均有疼痛。

3. 疼痛程度　头痛程度属轻度或中度，不因体力活动而加重，常诉头顶重压发紧或头部带样箍紧感，枕颈部发紧僵硬，转颈时尤为明显，无畏光或畏声。

4. 临床体征　部分患者可出现空枕头征（类似于落枕的症状，多表现为颈部肌肉紧张，颈椎小关节有扭错现象，感颈部发凉、僵硬疼痛、活动受限，稍动颈部头痛症状即会加剧，紧张性头痛的空枕头征多在晨起时较严重，用热毛巾敷后可减轻），少数患者伴有轻度烦躁或情绪低落，头颅周围的肌肉，如颈枕部肌肉、头顶部及肩上部肌肉常有压痛，有时轻轻按揉有舒适感。部分患者紧张性头痛和偏头痛并存，有时头痛可并发失眠、抑郁及颅内并发症等。

5. 辅助检查　脑部CT或MRI无异常可排除脑肿瘤、高血压、癫痫和青光眼等所引起的头痛。

二、康复评定

详见本章第二节相关内容。

三、康复治疗

（一）康复目标

紧张性头痛的康复治疗目标主要为发作期控制头痛和缓解期预防发作。

（二）康复治疗方法

1. 一般疗法　紧张性头痛与精神因素有关，常由繁重的学习和工作压力造成的精神紧张、情绪异常及睡眠严重不足等引发。本病没有明显的器质性病变但疼痛却迁延不愈，为患者带来较重的精神负担，所以应理解患者、关心患者的思想变化，同时进行必要的影像学检查，排除器质性病变，以消除患者的顾虑。

2. 常用药物疗法 由于紧张性头痛的发病机制并不清楚，所以在药物选择上多采用温和的非麻醉性止痛药借以减轻症状，其主要应用非甾体消炎药，其他可选药物还包括适量的肌肉松弛药和轻型的镇静药，抗抑郁药也常根据病情而应用，一般多以口服方式给药，用药量不宜过大，用药时间不宜过长，以免引起副作用。而事实上，过量用药本身就可加重头痛或使头痛慢性化。

3. 物理因子疗法 物理因子治疗常选用生物反馈疗法进行康复治疗。

4. 痛点阻滞疗法 是指以常规的封闭药物（如确炎舒松或德宝松、利多卡因及注射用水配合）在天柱、肩井等有明显压痛点的穴位进行注射阻滞治疗。

5. 神经阻滞疗法 1%利多卡因进行星状神经节、枕大神经及枕小神经阻滞。

6. 颅骨骨膜下通电或环形阻滞 对有颅骨骨膜肌压痛者，用常规的封闭药物（如确炎舒松或德宝松、利多卡因及注射用水配合）进行骨膜下痛点阻滞。环形阻滞的方法是围绕压痛部位的边缘，隔2～3cm选择一个注射点。对疼痛面积较大者，可在环形阻滞的基础上，在环形注射圈内，加“十”字阻滞。

（三）预防保健

详见本章第二节相关内容。

第五节　头部外伤性头痛

一、概述

（一）定义

头部外伤性头痛是指头颅外伤后出现的头痛，它可以是一个独立的症状，也可以和其他症状同时存在，例如短时记忆力丧失等。直接暴力或间接暴力均可导致颅脑不同程度的损伤，头痛是颅脑损伤的常见症状或其他脑外伤的并发症。本节主要讨论的外伤性头痛是指损伤后没有其他严重的器质性损伤而以头痛症状为主者，以及其他头部器质性损伤急性期已过，遗留明显的头痛并发症而需要康复处理者。外伤头痛的程度与伤势轻重有密切的关系。头痛的部位多在受伤局部，也可波及全头。

（二）病因病理

1. 颅内损伤因素 这类脑外伤以器质性病变为主要矛盾，头痛只是一个症状，需警惕头痛有时是病变恶化的征象，如疼痛伴剧烈呕吐出现即为颅内高压的表现。

2. 颅外损伤因素 是指局部头皮组织损伤所引起疼痛、颈椎损伤、颈神经受损，造成一侧耳后或枕部疼痛、颈部肌肉持续性收缩而造成的非搏动性头痛、意外事故（外伤）后精神刺激所引起的官能性头痛。

3. 颅内损伤后遗症 头皮裂伤或脑挫裂伤恢复期，由于瘢痕形成，或异物留置在内刺激颅内外痛觉敏感结构而引起头痛。疼痛部位较局限，常伴局部皮肤痛觉过敏。外伤后神经不稳定性头痛常见于脑震荡后遗症。

4. 外伤后自主神经功能异常　可因外伤累及颈交感神经链，导致交感神经失去抑制而引起头痛。患者叙述一侧额颞区的发作性头痛，伴同侧瞳孔改变（先扩大后缩小），眼睑下垂及面部多汗。

5. 外伤后血管舒缩功能异常　外伤后自主神经功能异常及精神紧张都会导致血管舒缩功能紊乱而引发头痛。

6. 心理因素　头部外伤后头痛反复发作而导致长期精神紧张、心情抑郁及顾虑过多会引起头痛的复发、加重头疼的程度。

（三）临床特征

外伤后头痛的临床表现主要为偏头痛、紧张型头痛或两者兼而有之的形式。

1. 疼痛部位　头痛可局限于头皮损伤区，也可扩散至整个头、颈部，甚至可累及面部。

2. 疼痛性质　头痛可因肌肉紧张而呈压迫性，也有因血管头皮扩张而呈跳痛，绝大多数头痛为持续性，但是其疼痛强度可以随时发生变化。头部震动、俯身、举重、下坠和受到声光刺激时，头痛可有加重的趋势。另外，集中精力亦可引起头痛加重。有时头部受伤的同时颈部也受到损伤，导致颈部和枕部疼痛，并随着颈部活动而导致头痛范围扩大或程度加重。

3. 并发症　头痛可因损伤的性质而表现为不同的并发症，脑震荡后遗症的头痛，除头痛外，还有头晕、耳鸣、失眠、注意力不集中、记忆力衰退、精神委靡或情绪易激等症状。自主神经功能紊乱的头痛，发作时疼痛明显，并伴同侧瞳孔改变（先扩大后缩小）、眼睑下垂及面部多汗。精神性头痛则有精神过度紧张、抑郁等表现。

二、康复评定

详见本章第二节相关内容。

三、康复治疗

（一）康复目标

康复目标主要是解除疼痛，改善患者心理状态，减少并发症的发生，改善患者生活质量。

（二）康复治疗方法

1. 一般疗法　疼痛的发作与精神因素有关，常因繁重的学习和工作压力造成精神紧张、情绪异常及睡眠严重不足等引发，没有明显器质性病变但疼痛却迁延不愈，为患者带来较重的精神负担，所以要理解患者、关心患者的思想变化，同时进行必要的影像学检查，排除器质性病变以打消患者的顾虑。

2. 常用药物疗法 在药物选择上多选用非甾体消炎药，其他可选药物还包括抗焦虑及抗抑郁药、调节和改善自主神经功能药物等。

（1）非甾体消炎药 可口服塞来昔布0.2g，每日3次；美洛昔康70mg，每日1次。NSAIDs类药一种无效可换用另一种，一般用于轻、中度头痛者，部分患者虽有严重头痛但以往发作对NSAIDs反应良好者，仍可选用NSAIDs。该类药使用时需注意胃肠道和心血管副作用。

（2）调节自主神经功能药物 谷维素10mg，每日3次。

（3）抗焦虑及抗抑郁药 可选用阿米替林（amitriptyline）成人常用量开始每次25mg，每日2~4次，然后根据病情和耐受情况逐渐增至每日150~300mg。其副作用为恶心、呕吐、乏力、困倦头昏及失眠等。有严重心脏病及青光眼者忌用。

（4）肌松剂 肌紧张者可选用乙哌立松（eperisone）50mg，每日3次，饭后口服。

3. 中医康复疗法 可选用针灸进行辨证治疗，常选用阿是穴，以及太阳、百会、风池、天柱、合谷、后溪等穴。

4. 神经阻滞疗法 前头痛可采用三叉神经阻滞和星状神经阻滞。后头痛可采用枕大神经及枕小神经阻滞（方法及操作详见第三章相关内容）。

（三）预防保健

详见本章第二节相关内容。

第六节 三叉神经痛

一、概述

（一）定义

三叉神经痛是以一侧面部三叉神经分布区剧烈疼痛为主要表现的疾病，为最常见的脑神经疾病。发病率国外统计为11.28/100万，国内统计为0.01%，女性患者略多于男性，发病率可随年龄而增长。三叉神经痛多发生于中老年人，右侧多于左侧。三叉神经痛发作骤发骤停，呈闪电样、刀割样、烧灼样，表现为顽固性，疼痛剧烈难以忍受，说话、洗脸、刷牙或微风拂面甚至走路时都会导致阵发性的剧烈疼痛。疼痛历时数秒或数分钟，呈周期性发作，发作间歇期疼痛完全消失。因发作时多数伴有面肌反射性痉挛故称为痛性痉挛。由于其疼痛之甚、发作之急、疗效又不肯定，故本病可为患者带来极大痛苦。

（二）病因病理

三叉神经痛可分为原发性（症状性）三叉神经痛和继发性三叉神经痛两大类。原发性较常见；继发性三叉神经痛继发于其他疾病。

1. 原发性三叉神经痛 是指找不到确切病因的三叉神经痛。本型无神经系统阳性体征，且各种检查无明显的和发病有关的器质性病变或功能性病变。原发性三叉神经痛的病因及发病机制虽尚不清楚，但多数学者认为，其病变应在三叉神经的周围部分，即在三叉神经半月神经节感觉根，可能与小血管畸形、岩骨部位的骨质畸形及神经变性等因素有关，也可能因为脑膜增厚、神经通过的骨孔狭窄造成压迫而引起疼痛发作。

2. 继发性三叉神经痛 是指由于肿瘤压迫、炎症、血管畸形引起的三叉神经痛。本型有别于原发性三叉神经痛骤发、骤停、闪电样的特点，疼痛常呈持续性，除了疼痛以外，还可检查出三叉神经邻近结构的病变及神经系统阳性体征，可继发于桥小脑角、三叉神经根或半月神经节部位的肿瘤、血管畸形、动脉瘤、蛛网膜炎及多发性硬化等疾病。

（三）临床特征

1. 疼痛部位 三叉神经分布区域的阵发性、短暂性疼痛，无感觉缺失，无任何先兆，多为一侧，多见于上颌神经及下颌神经分布区，眼神经起病少见。发病区在神经穿孔处有压痛点：眼神经在眶上切迹，上颌神经在眶下孔、下颌神经在颏孔。

2. 诱发因素 约1/3患者面部三叉神经分布区某部位特别敏感，稍加触碰即引起疼痛发作，该部位称为触发点。疼痛发作可因面部某些区域受刺激而引起，所以患者害怕说话、洗面、刷牙及冷风吹面。

3. 疼痛性质 发作时，疼痛剧烈如刀割、电击，持续数秒至2分钟，常伴有面肌抽搐、流泪、流涎、面潮红、结膜充血等症状，随着病情的加重，间歇期愈来愈短，发作愈加频繁。每经过一次强烈的疼痛刺激都会使患者精神异常紧张、难忘，造成极大的痛苦。本病疼痛呈周期性发作，发作间歇期同正常人一样。

二、康复评定

（一）疼痛评估

常采用视觉模拟量表（VAS）测定，或通过简明McGill疼痛问卷进行综合评估，具体方法详见第二章相关内容。

（二）心理评估

三叉神经痛的康复评定不仅包括疼痛评估，也包括心理评估。心理评估可应用Beck抑郁调查表、流行病学研究中心的抑郁量表、焦虑评估量表、情绪状态量表和疼痛不适量表，以及认知功能评估量表、简易精神状态量表。另外，还可应用明尼苏达州多形式个性调查表（MMPI）和活动日志。

三、康复治疗

（一）康复目标

三叉神经痛临床康复的主要目标是对症治疗、解除疼痛、改善和提高患者生活质量。

（二）康复治疗方法

1. 常用药物疗法

（1）卡马西平　为三叉神经痛的首选药物，可用于缓解三叉神经痛和舌咽神经痛，但不能用作三叉神经痛缓解后的长期预防性用药。应用卡马西平止痛治疗一般需在疼痛停止后逐渐减量；25%的患者在疼痛缓解的同时出现副作用而需要立刻停药；长期服用者大多产生耐药性，故只能逐渐增加剂量，所以卡马西平止痛的成功率仅50%。

（2）苯妥英钠　为三叉神经痛的次选药物，具有稳定细胞膜及降低突触传递的功效，以及抗神经痛及骨骼肌松弛的作用。其副作用为眩晕、头痛，严重时可引起眼球震颤、共济失调、语言不清和意识模糊，调整剂量或停药可消失。长期应用可有骨质疏松、巨细胞性贫血、白细胞和血小板减少及肝肾功能损害等。

（3）氯硝西泮　卡马西平和苯妥英钠无效时，可试用氯硝西泮。40%～50%的病例可有效控制发作；25%的病例疼痛明显缓解。不良反应有嗜睡和步态不稳，老年患者偶见短暂性精神错乱，停药后消失。辅用大剂量维生素 B_{12} 肌肉注射有助于缓解疼痛。

2. 中医康复疗法　临床常选用针灸疗法辨证治疗。针灸治疗在临床上应用方便，安全快捷，副作用小。主穴：风池、翳风、下关、手三里、合谷等穴。配穴：第1支疼痛者加太阳、阳白、攒竹、头维等穴。第2支、第3支疼痛者加太阳、四白、下关、听会、地仓、承浆、迎香等穴。行重刺激法，并留针。

3. 神经阻滞疗法　神经阻滞疗法对于三叉神经痛这种顽固性疼痛来说是一种作用直接而奏效迅速的方法，借助CT或MRI的帮助可使其操作更为简单和容易把握，安全性也有所提高。

（1）三叉神经周围支阻滞　三叉神经周围支阻滞是临床治疗三叉神经痛的常用方法。注射的部位主要是三叉神经分支通过的骨孔，如眶上孔、眶下孔、下齿槽孔、颏孔、翼腭孔等。病变在第1支时可选用眶上神经和滑车神经；病变在第2支时可选用眶下神经和上颌神经；病变在第3支时可选用颏神经、下齿槽神经和下颌神经。发病时间短和症状较轻者，用利多卡因阻滞，或加入确炎舒松和维生素 B_{12}，可反复阻滞。病情较重而其他方法无效者，可用无水乙醇、苯酚溶液等进行神经破坏。

（2）半月神经节阻滞　本法破坏感觉神经细胞，可达止痛效果，在X线及CT引导下操作，可用无水乙醇或苯酚甘油。不良反应为注射区面部感觉缺失；操作不当可致失眠等严重并发症，一般不作为首选。

4. 经皮半月神经节射频热凝疗法 X线监视或CT导向下以针干绝缘而针尖不绝缘的射频针经皮刺入半月神经节处，射频发生器缓慢加热使针头温度达65～75℃，维持1分钟。选择性破坏半月神经节后无髓鞘Aδ及C纤维（传导痛、温觉），而有髓鞘Aα及β粗纤维（传导触觉）不会受损，可达到无痛而触觉仍保留的效果，还可防止角膜溃疡等并发症，疗效达90%以上，适用于年老体衰、有系统疾病、不能耐受手术者；约20%应用此疗法的患者出现面部感觉异常、角膜炎、咀嚼肌无力、复视、带状疱疹等并发症；可重复应用，长期随访复发率为21%～28%。

5. 手术疗法 手术方法有三叉神经感觉根部分切断术、三叉神经显微血管减压术及周围支切除术等。有的手术方法如三叉神经显微血管减压术，止痛效果确切，据报道，其总有效率达96%，但手术可出现听力减退、气栓及滑车神经、展神经、面神经暂时性麻痹等并发症，应由神经外科进一步诊治。

（三）预防保健

1. 饮食要有规律，宜选择质软、易嚼食物；饮食要营养丰富，平时应多进食含维生素丰富及有清火解毒作用的食品；多食新鲜水果、蔬菜及豆制类，少食肥肉，多食瘦肉，食品以清淡为宜。

2. 吃饭、漱口、说话、刷牙、洗脸动作宜轻柔，以免诱发触发点而引起三叉神经痛。

3. 注意头、面部保暖，避免局部受冻、受潮，勿以太冷、太热的水洗面；平时应保持情绪稳定，不宜激动，不宜疲劳熬夜、常听柔和音乐，心情宜平和，保持充足睡眠。

4. 保持精神愉快，避免精神刺激；尽量避免触及触发点；起居规律，室内环境宜安静、整洁、空气新鲜。同时卧室勿受风寒。适当参加体育运动，锻炼身体，增强体质。

第七节 舌咽神经痛

一、概述

（一）定义

舌咽神经痛也称为舌咽神经痛性抽搐，是一种出现于舌咽神经分部区域的阵发性剧烈疼痛，疼痛发生在一侧舌根、咽喉、扁桃体、耳根部及下颌后部，有时以耳根部疼痛为主要表现，可呈自发性，但常由吞咽、谈话或触及扁桃体咽后部而突然发作。男性病例多于女性病例，通常在35～50岁发病。舌咽神经痛的疼痛性质与三叉神经痛很相似，但发病率较低，仅为三叉神经痛的1%，也可分为原发性及继发性两种。

（二）病因病理

舌咽神经痛也可分为原发性和继发性。继发性可能为颅内外的肿瘤（如颈静脉孔区、颅底、鼻咽部、扁桃体等的肿瘤）、局部蛛网膜炎、动脉瘤或茎突过长、茎骨舌骨韧带钙化等压迫或刺激舌咽神经所致。原发性舌咽神经痛病因不明，也无病理变化发现，可能是神经脱髓鞘变引起舌咽神经的传入冲动与迷走神经之间发生“短路”的结果。

（三）临床特征

具备以下病史及疼痛特征，神经系统检查无阳性发现，即可判断为舌咽神经痛。

1. 好发年龄 35~50岁。

2. 发病部位 疼痛部位多位于一侧舌后部、扁桃体部位，可向同侧耳部放射。

3. 疼痛性质 剧烈，令人难以忍受的刀刺样或烧灼样疼痛。

4. 疼痛时间 早晨、上午频发，睡眠时可有发作，此点可与三叉神经痛鉴别。

5. 有异物感、梗塞感 发病时咽部、喉部有异物感和梗塞感而导致频频咳嗽。

6. 诱发因素 疼痛可以为自发或为扳机点受刺激，或为某些动作所激发（例如咀嚼、吞咽、讲话或打喷嚏）。

7. 发作与发作之间可有较长的间歇期。

8. 迷走神经活动的亢进可引起心脏窦性停搏伴晕厥等现象。

二、康复评定

详见本章第二节相关内容。

三、康复治疗

（一）康复目标

康复的主要目标是对症治疗、解除疼痛、改善和提高患者生活质量。

（二）康复治疗方法

1. 常用药物疗法 对三叉神经痛有效药物对舌咽神经痛均有效。治疗方法和副作用相同。药物治疗在发病初期常能取得比较满意的临床疗效，但是随着疼痛的加剧，药物常在数月或数年后逐渐失去效果。

2. 神经阻滞疗法 在下颌角与乳突连线的中点，以利多卡因垂直注射于皮下，或于咽喉部涂布或喷洒局麻药物，可获止痛效果。

3. 射频疗法 在X线引导下，经皮穿刺颈静脉孔对岩下神经节进行射频热凝治疗。

（三）预防保健

从外在因素上来讲，舌咽神经痛患者应当注意天气变化对身体的影响，特别是在初春时节，天气忽冷忽热，患者尤其要注意添衣防寒，尽量避免受风。因为这些是舌咽神经痛的重要发病原因，会导致患者疼痛加剧。

其次，患者要培养良好的生活习惯，改掉诸如吸烟、喝酒、偏食、嗜食甜食及油腻食品等习惯，并且保持精神愉悦，起居规律。

第八节 枕神经痛

一、概述

（一）定义

枕神经痛是枕大神经、枕小神经、枕下神经和第3枕神经分布区疼痛的总称。枕神经痛是较常见的头痛类型，有报道其占头痛的5%，可见于任何年龄，以30～50岁多见，发病与季节有关，多在秋末冬初季节发病。

（二）病因病理

枕神经性头痛顾名思义其症状在头部而病变在颈部，是颈神经分布于头部的感觉支引起的头痛。因此，病因及病理需先从颈部病变进行分析。临床上，枕神经痛可分为原发性枕神经痛和继发性枕神经痛。

1. 原发性枕神经痛 为原因不明的枕神经痛，可能与受凉、上呼吸道感染、劳累、环境潮湿、不良的睡眠姿势等因素有关。多发于青壮年，最常见的是继发于上呼吸道感染之后。有学者认为，其为一种非特异性的感染炎症或中毒性神经炎。如在上呼吸道感染、流感、疟疾、风湿病、糖尿病、甲状腺疾病、酒精中毒、铅中毒等疾病之后引起枕神经感觉支的炎症和损害而产生疼痛。

2. 继发性枕神经痛 如颈椎骨质增生、颈椎病、颈椎间盘突出、颈椎管狭窄、颈椎结核、类风湿脊椎炎、椎管内病变（上颈段脊髓肿瘤、枕大孔区肿瘤、粘连性脊髓蛛网膜炎、脊髓空洞症）、寰枕部先天畸形（颅底凹陷症、枕大孔狭窄、寰枕融合、寰枢脱位、上颈椎椎体分隔不全/融合、小脑扁桃体下疵）及上颈段损伤（枕下关节韧带损伤、寰椎前后弓骨折、寰枢椎半脱位、颈肌损伤）等。这些原发病变损伤可经神经支配头部的感觉支造成枕神经痛。

（三）临床特征

1. 发病年龄 可见于任何年龄，以30～50岁人群多见。

2. 诱发因素 发病与季节有关，多在秋末冬初季节发病，发作前常有受凉、感染或有落枕史。

3. 疼痛部位 疼痛主要位于头后枕下的枕神经分布区的皮肤表面，可向疼痛侧的颞部、额部、耳前部及颈部放射。

4. 疼痛性质 疼为尖锐的刺痛、钻痛或跳痛，局部皮肤变得很敏感或感觉减退，有时稍有刺激即诱发头痛，枕大神经出口处有明显压痛，但无扳机点，发作时间可持续数分钟到数小时，疼痛间隙期仍稍感局部钝痛，或为持续性疼痛伴阵发性加重。

二、康复评定

详见第二节相关内容。

三、康复治疗

（一）康复目标

枕神经痛的治疗与一般神经痛的治疗相同。继发性者要查明原发病，对因治疗；原发性者主要是消除诱因，解除疼痛，对症治疗。

（二）康复治疗方法

1. 一般疗法 发作时减少突然的、大幅度的转头动作，减少对头及颈部的不良刺激，避免应用具有刺激性的洗发用品，枕头要平软舒适。

2. 常用药物疗法 可应用抗癫痫药、止痛药、非甾体消炎药、神经营养剂及镇静安眠药等。

3. 物理因子疗法 可应用超短波、直线偏振光疗法、磁疗法等对枕大神经、枕小神经出口处进行局部治疗。

4. 中医康复疗法

（1）*针灸疗法* 主穴可选风池穴、天柱穴等；配穴可选用完骨穴、玉枕穴、头维穴、率谷穴、昆仑穴等。

（2）*针刀疗法* 患者取俯卧位或坐位，于枕外隆凸之下，枕骨上、下项线之间，后正中线旁开约2.5cm和5cm处寻找压痛点，可以触及枕大神经和枕小神经，也可取乳突后缘与C2棘突连线中点向上1cm，在此可能触及枕动脉，此为枕大神经，此点外侧2.5cm处为枕小神经。于压痛点和枕大神经、枕小神经出口标记，消毒，局麻（或不用局麻），选用直径0.6mm的针刀，针刀刀口线应与人体纵轴平行，并尽量与枕大神经、枕小神经走行方向一致，针体向前应朝向枕骨骨面并稍向上翘。于标记点进针刀到达枕骨面，在治疗点上下约0.5cm范围内纵行纵向切开紧张、挛缩、粘连、增厚的筋膜和腱纤维，并横行摆动针体疏通，出针后按压针孔几分钟，确认无续出血后以无菌敷料覆盖针孔。

5. 神经阻滞疗法

（1）*枕大神经、枕小神经阻滞* 详见第二节相关内容。

（2）*C2~C4神经阻滞* 患者坐位，于颈后手触枢椎（第2颈椎）棘突，旁开横突，可顺着枢椎棘突向下找到第4颈椎棘突，旁开即为横突，也可于胸锁乳突肌后缘中点找点，它的深层为C4横突骨突处，其上为C3横突骨突处，用手深压触及骨突后，标记、消毒，以7号针头的注射器抽取神经阻滞药物（确炎舒松25mg、注射用水、0.5%或1%利多卡因溶液），并于标记处进针，边进针边抽回血，感觉针尖触及骨质后，稍退针0.5mm，推药5～8mL。注意不能有回血，若有回血则应退针，用纱布压迫数分钟。不可双侧同时阻滞，以防麻药顺椎管逆行渗入，产生高位硬膜外或蛛网膜下腔麻醉的危险。

6. 神经毁损疗法 若各种方法均无效，可用10%～15%的苯酚甘油或无水乙醇行神经毁损，也可行C2～C4神经根切断术。

（三）预防保健

1. 病因防治 首先，避免和预防全身性疾病，如感染、糖尿病、尿毒症、风湿热、中毒等原发性疾病，以减少枕神经痛的发病机会；其次，预防和避免引起枕神经痛的继发因素，如颈椎结核、颈椎病、肌纤维织炎、局部感染和外伤等。另外，为提高防病能力，患者可阅读或收听卫生健康相关科普知识，做到未病先防。

2. 减少枕部刺激 应避免使用高而硬的枕头，选择松软舒适的枕头，帽子不宜过紧，尽可能减少局部刺激，减少枕神经痛的诱发因素，如防止受凉、受潮和疲劳等。

第九节 颞下颌关节炎

一、概述

（一）定义

颞下颌关节炎，俗称挂钩疼，是指由于颞下颌关节功能紊乱或结构损伤而引起的疼痛、活动障碍等症状的综合征。颌面部疼痛为其主要症状，疼痛位于耳前的深处，并且可由该处放射。疼痛可弥散到整个一侧面部，性质多为钝痛，程度为轻度或中度，咀嚼、说话、咬牙等活动可诱发和加重疼痛。由于颞下颌关节活动频繁，故在临床上下颞颌关节发炎而引起疼痛是较常见的。

（二）病因病理

颞下颌关节炎病因目前还未完全清楚，可能与下列因素有关。

1. 精神因素 颞下颌关节功能紊乱者，多有情绪焦急、压抑、失眠等情况，可能是思虑过度、情绪激动、精神紧张及压抑等使颞颌关节周围的肌群痉挛而导致关节活动功能紊乱。

2. 双侧关节不对称 先天发育不良，或后天疾病，或偏侧咀嚼习惯造成双侧关节运动不平衡，某侧负荷过重，使关节局部遭受损伤。

3. 其他 有些颞下颌关节炎患者，存在牙尖早接触、后牙缺失、重度磨耗、稚齿错位萌出、类风湿关节炎及寒冷过度刺激等情况。

（三）临床特征

1. 疼痛部位 疼痛位于耳前的深处，单侧多见，可由颞下颌关节放射而弥散到整个一侧面部。

2. 疼痛性质 性质为隐痛、钝痛或短暂刺痛，程度为轻度或中度，咀嚼、说话、咬牙等活动可诱发和加重疼痛。

3. 临床体征 在关节处可有压痛，大多数病例伴有关节弹响。颞下颌关节运动异常表现为开口过大或过小（正常开口度平均为 3.7cm 左右，超过 4.0cm 为张口过大，小于 2.0cm 为张口过小）或开口异常，表现为开口时下颌中线偏斜或歪曲。有时开口运动出现绞锁。

4. 其他 患者可伴有头痛、头晕、耳鸣、耳闷、眼花、眼胀，以及吞咽困难、咀嚼肌酸胀不适等。X 线摄片可见关节附近的骨质密度改变。

二、康复评定

（一）疼痛评定

常采用视觉模拟量表（VAS）测定，或通过简明 McGill 疼痛问卷进行综合评估，具体方法详见第二章相关内容。

（二）最大张口度评定

应用直尺测量患者最大张口时上下切牙之间的距离。

三、康复治疗

（一）康复目标

针对颞下颌关节炎，目前主要的康复新理念是采用可逆性、非创伤性的综合性手段恢复患者的正常口颌系统功能，减轻疼痛，降低不利的关节负荷，恢复局部肌肉功能，改善患者日常生活能力。

（二）康复治疗方法

1. 一般疗法 由于病因和发病机制尚未完全清楚，所以本病还未找到根治方法。治疗上首先要消除一切不利的精神心理因素，如改善神经衰弱症状、保持良好的精神状态、增强信心、调整不良行为。

2. 物理因子疗法 物理治疗在颞下颌关节炎的治疗中也得到了广泛的应用，包括电疗、磁疗、光疗、激光疗法、超声波疗法、温热疗法、冷疗法等。但是在临床选择时需注意由于物理因子的种类繁多、性质各异，并且各种物理因子又有不同的反应方式，故其对机体的原发性作用机制是不尽相同的，且各有特点，因此每种理疗方法都有自己的特定适应范围，只有进行针对性的选择才能达到比较好的疗效。

3. 运动疗法 可选用关节松动术。患者平卧，治疗师戴手套，一手大拇指深入口腔内，越过下颌弓置于牙齿后部区域，另一手掌根稳定颧骨、示指和中指感受下颌骨髁突的活动，分别进行长轴牵引、向前滑动及侧向滑动。可应用关节松动技术Ⅰ、Ⅱ级手法改善关节疼痛，Ⅲ级手法改善颞下颌关节的活动范围。

4. 颞颌关节阻滞疗法 用5号针头向上、向后、向中线刺入颞颌关节的上关节腔。于髁状突关节面的最高点平齐处垂直刺入下关节腔，注入1%的利多卡因1~2mL进行阻滞，若有炎症，可加入确炎舒松。每周1~2次，3次为一个疗程。

5. 星状神经阻滞疗法 用1%利多卡因8~10mL进行头痛侧星状神经节阻滞，每日1次或隔日1次，10次为一疗程。

（三）预防保健

避免开口过大造成关节扭伤（如打哈欠、开口大笑等）。受寒冷刺激后，避免突然的咀嚼运动，以免引起肌痉挛、关节韧带的损伤。纠正不良咀嚼习惯，如单侧咀嚼，夜间咬牙，忌食硬物，防止药物滥用，进行咀嚼肌和颈肌的锻炼。积极治疗牙周炎，拔除阻生智齿，修复缺牙，矫正错合等。

第十节 低颅压性头痛

一、概述

（一）定义

低颅压性头痛是指各种原因引起的颅内压降低，即脑脊液压力降低（小于60毫米水柱）引起的头痛。头痛时伴有眩晕、视物模糊、恶心、呕吐、颈项强直，严重者可出现意识障碍或精神障碍等一系列表现，检查可发现颈部有不同程度的抵抗，所以又称低颅内压头痛综合征。本病见于各种年龄，原因不明的低颅压性头痛多见于体弱女性，而继发性低颅压性头痛无明显性别差异。

（二）病因病理

1. 发病因素 低颅压性头痛分原发性和继发性两种。原发性低颅压性头痛主要是因为胸脊区脑膜穿洞，脑脊液漏出所致。继发性低颅压性头痛可由多种原因引起，如腰椎穿刺（蛛网膜下腔穿刺）、头颈部外伤及手术、脑室分流术及颅脑外伤等使脑脊液漏出增多；脑动脉硬化、脱水、糖尿病酮症酸中毒、尿毒症、严重全身感染、脑膜脑炎、过度换气和低血压等使脑脊液产生减少。还有一种原因不明的低颅压性头痛，可能与血管舒缩障碍引起脑脊液分泌减少或吸收增加有关。

2. 病理机制 正常成人侧卧位时，通过腰椎穿刺测得的脑脊液压力为0.785~

1.76kPa（80～180mmH_2O），高于1.96kPa（200mmH_2O）为高颅内压，低于0.686kPa（70mmH_2O）为低颅内压，颅内压高和低均可引起头痛。低颅压性头痛的主要原因是颅内压力降低后，脑脊液的“液垫”作用减弱，脑组织下沉移位，使颅底的痛觉敏感结构和硬脑膜、动脉、静脉、神经（主要是三叉神经、舌咽神经和迷走神经）等受牵拉所致。

（三）临床特征

1. 疼痛部位 颅内低压最突出的症状是头痛，头痛多位于双侧额部和枕部，有时波及全头，或向项、肩、背及下肢放射。

2. 疼痛性质 性质为钝痛或搏动性痛。其头痛与体位有明显关系，常在直立后15分钟内出现头痛或头痛明显加剧，卧位后头痛缓解或消失（颅压高而引起的头痛则在头高位时头痛减轻）。

3. 伴随症状 常伴恶心、呕吐、眩晕、耳鸣、颈僵和视物模糊等。蛛网膜下腔穿刺后头痛发生于穿刺后7天内，尤其是穿刺1～2天后起床活动时。

4. 实验室检查 头颅CT、MRI或同位素脑池扫描可帮助明确病因，显示低颅压征象或脑脊液渗漏情况。必要时可做腰椎穿刺检查，脑脊液压力降低（$<70mmH_2O$）者可以确诊。但有部分病例压力测不出，难于放出脑脊液，呈“干性穿刺”，而一旦少量脑脊液放出后压力则明显下降。少数病例脑脊液细胞数轻度增加，蛋白质、糖和氯化物水平正常。

二、康复评定

目前尚未有关于低颅压性头痛的相关评定。临床主要针对疼痛采用视觉模拟量表（VAS）进行评估。

三、康复治疗

（一）康复目标

康复治疗的主要目标是明确病因，针对病因进行治疗，如控制感染、纠正脱水和糖尿病酮症酸中毒等，同时，对症治疗、解除疼痛、改善患者生活质量。

（二）康复治疗方法

1. 病因治疗

（1）头痛由蛛网膜下腔穿刺，穿孔漏出脑脊液引起者，嘱患者卧床休息3～5天，必要时静脉补充等渗液体。无呕吐者大量饮水即可。一般不需要服止痛药。经过上述处理，头痛可以很快消除，不会遗留长期疼痛。

（2）如果低颅压性头痛是由于外伤所致的脑脊液外漏造成，则只能靠外科手术寻找脑膜破裂部位，然后进行脑膜修补术。这样既可阻止脑脊液外漏，又可防止颅内感染。

（3）低颅压性头痛若由药物中毒、代谢性疾病或全身疾病引起，应积极检查、治疗原发疾病。只有原发疾病得到控制，低颅压性头痛才能消除。

2. 对症治疗

（1）患者应头高脚底位卧床休息，床脚的一侧抬高20°～30°，可提高脑脊液压力并改善脑脊液的循环；可在适当时间穿紧身裤和束腹带。

（2）头痛较重而烦躁不安者，可用适当用些镇静止痛药。

（3）可应用补水疗法，鼓励患者多饮水，如3000～4000mL生理盐水；必要时可静脉输等渗液每日1500mL，连用5～7天。

（4）可应用咖啡因阻断腺苷受体，使颅内血管收缩，缓解头痛。可应用苯甲酸钠咖啡因500mg，皮下或肌肉注射，或加入500～1000mL乳化林格液缓慢静脉滴注。

（5）可行星状神经阻滞，应用1%利多卡因8～10mL进行头痛侧星状神经节阻滞（具体操作见第三章相关内容），一般1～2次即可痊愈。

（6）可行硬膜外腔生理盐水填充，以生理盐水20～60mL注入硬膜外腔，增加硬膜外压力防止脑脊液过多流失，适于腰穿后头痛和自发性低颅压性头痛。

（7）应用硬膜外血液充填，以用自体血15～20mL缓慢注入腰或胸段硬膜外间隙，注入血液的点可选择先前蛛网膜穿刺时的间隙或邻近间隙，血液注入时可从注射点上下扩展数个椎间隙，可压迫硬膜囊和阻塞脑脊液漏出口，迅速缓解头痛，适于腰穿后头痛和自发性低颅压性头痛，据报道有效率达97%。

（三）预防保健

低颅压性头痛大多数是由腰穿、腰麻或颅脑外伤造成脑脊液渗漏过多而引起。所以，本病最主要的预防措施是防止脑脊液渗漏。

第十一节 复发性口腔溃疡

一、概述

（一）定义

口腔溃疡是指多种刺激或创伤感染引起的口腔黏膜良性损害。复发性口腔溃疡又称顽固性口腔溃疡，指经过严格的内科治疗后，溃疡仍不能愈合，临床症状持续存在，或者反复发作，以致影响患者的日常生活与工作。本病以反复发作的口腔散在性表浅黏膜溃烂、口腔病变部位疼痛为特征。复发性口腔溃疡可能与系统性疾病有关，如克罗恩病、溃疡性结肠炎、白塞病等，没有系统性疾病的复发性口腔溃疡称为复发性阿弗他溃疡。

（二）病因病理

本病确切的发病机制并不清楚，可因多种刺激或创伤感染导致口腔溃疡持续存在，反复发作，与自身的免疫功能有关系。细菌、病毒等微生物的感染，营养不良，维生素缺乏，消化系统疾病如肠胃溃疡、便秘、腹泻等，维生素 B_{12}、微量元素（如缺铁、叶酸及锌）缺乏，内分泌失调，精神、神经因素（如工作劳累、精神紧张或情绪波动、神经功能紊乱等）均可致病。也有可能为溃疡面的恶变所致。复发性口腔溃疡通常预示着机体可能有潜在系统性疾病，如口腔溃疡与胃溃疡、十二指肠溃疡、溃疡性结肠炎、局限性肠炎、肝炎、女性经期、维生素 B 族吸收障碍症、自主神经功能紊乱等。

（三）临床特征

本病以反复发作的口腔散在性浅表黏膜溃烂、口腔病变部位疼痛为特征，发生部位在唇、舌、颊及上腭处，呈淡黄色或灰白色。

二、康复评定

常采用平均溃疡期（天），评价时段各溃疡持续时间总和除以溃疡总数。采用视觉模拟量表（VAS）评价口腔溃疡疼痛情况。

三、康复治疗

（一）康复目标

消除或减少溃疡面，避免复发或降低溃疡复发频率，控制疼痛，提高生活质量。

（二）康复治疗方法

1. 常用药物疗法　类固醇类药物常用泼尼松片或地塞米松片，使用时应严格按照激素药物的给药剂量与方式，并注意避免引起副作用。细胞毒类药物常用环磷酰胺、硫唑嘌呤或甲氨蝶呤，使用期间要注意监测肝肾功能，疗程一般在 2 周之内。生物碱类秋水仙素能降低中性粒细胞的趋化功能，可降低疼痛和发作频率，但长期使用可发生造血系统和生殖系统的损害，故需慎用。在疼痛难忍时和进食前，含漱或局部涂 0.5% 盐酸达克罗宁液可迅速麻醉止痛；氯己定液、3% 硼酸液及 2% 四环素液含漱消炎，每天 4～5 次，每次 5～10mL，含于口中 5～10 分钟；亦可使用氨来占诺糊剂涂于溃疡面治疗。

2. 物理因子疗法　可应用紫外线、半导体激光、He－Ne 激光等法治疗。其中，紫外线疗法对偶发性口腔溃疡止痛效果良好，对复发性口腔溃疡也可缓解症状，但一般无预防复发的作用。

3. 中医康复疗法

（1）针灸治疗　可取风池、下关、合谷、足三里、太冲、百会、翳风、颊车、太溪、行间等穴进行针灸治疗。

（2）外用中药物含漱疗法　金银花、连翘各20g，射干、生地黄各15g，牡丹皮10g，黄连、升麻、当归各6g。每日1剂，水煎2次，去渣取液300mL，每次取少许药液含漱，每次1～2分钟，每日3～5次。

需要引起注意的是，经久不愈、大而深的舌溃疡，有可能是某种癌前病损，易癌变，必要时需行活检以明确诊断。

（三）预防保健

本病的发生与遗传、免疫力、生存环境等有着密切的关系。同时，消化不良及饮食不当等也会引起口腔病变的发生。所以，预防口腔溃疡病变的发生应该控制自身的消化系统病变；避免进食大蒜、辣椒等刺激性食物并注意生活起居，保证良好的作息时间和精神状态；十二指肠溃疡、溃疡性结肠炎、局限性肠炎等全身性、系统性疾病患者需积极治疗原发病。

第五章　颈部痛

第一节　颈部痛概述

颈椎即颈部脊椎，它有较强的支持力，可支撑头颅的重力，同时为了适应视觉、听觉和嗅觉的刺激反应，需要颈椎有较大而灵活的可动性。颈在头和躯干之间，较为窄细，有重要组织器官密集其中，而在结构上是人体各部中较为脆弱的部位。颈椎的下部是脊柱活动度较大的部位，也是脊柱中最早出现退行性改变征象的部位。

一、颈部痛的相关解剖

1. 椎骨　除C1、C2外，其他颈椎形状均与典型的椎骨类似。典型的椎骨由前方的椎体和后部的椎弓构成，椎体和椎弓围成一孔，称为椎孔。椎孔相连成一管，称为椎管，容纳脊髓和神经根及其被膜。椎弓呈弓形，由一对椎弓根、一对椎板、四个关节突、二个横突和一个棘突构成。相邻椎骨的上下切迹围成一孔，称椎间孔，内有脊神经根、脊神经节和其被膜及血管通过。

2. 椎间盘　是椎体间的主要连结结构，协助韧带保持椎体互相连结。自C2起，两个相邻的椎体之间都有椎间盘。椎间盘富有弹性，因此相邻椎间有一定限度的活动，能使其下部椎体所承受的压力均等，起到缓冲外力的作用，并减轻由足部传来的外力，使头颅免受震荡。

3. 纤维环　位于椎间盘的周缘部，由纤维软骨组成。纤维环的前方有坚强的前纵韧带，后方有后纵韧带加强纤维环后部的坚固性。纤维环的前部较后部为宽，因此髓核的位置偏于后方，髓核的中心在椎间盘前后径中后1/3的交界部，是脊柱运动轴线通过的部位。由于纤维环后部较窄，力量较弱，致髓核易向后方凸出，但由于纤维环后方中部有后纵韧带加固，故凸出多偏于侧后方。

4. 髓核　是由以类黏蛋白为胶状蛋白基质的纤维软骨组织组成，含水量很高，髓核如同一个滚珠，椎体在其上滚动，并将所承受压力均匀地传递到纤维环。椎间盘的弹性和张力与其含水量的改变有密切关系；含水量减少时其弹性和张力均减退。椎间盘受到压力时，水外溢，含水量减少，压力解除后，水又进入，含水量又恢复。在正常生理状态下，坐位、立位或负重时，椎间盘脱水而体积变小；卧位或解除负重时，椎间盘又吸收水分而体积增大。

5. 颈脊神经 第1颈脊神经是在寰椎后弓上方穿出，以下各颈脊神经都是在相应颈椎椎弓上方穿出，但第8颈脊神经是在第1胸椎的椎弓上方穿出。椎间盘的数序多以相应颈椎的下方或以两椎骨的数目为标准。脊神经出椎间孔后，有交感神经的节后纤维参与，立即分为3支：1小支为脊膜支；1大支为前支；1大支为后支。

6. 颈部脊髓 脊髓位于椎管的中央，呈扁圆柱状。脊髓发出脊神经共31对：颈部8对，胸部12对，腰部5对，骶部5对，尾部1对。颈膨大，是脊髓最粗大的部分，是臂丛发出的部位。其最粗大的部分，位于C5～C6，颈髓的横径为12～14mm，前后径为7～9mm，横径约等于前后径的2倍。颈脊髓的横切面为扁椭圆形，而椎管的横断面为三角形，其三角形的底在前方。

7. 椎动脉 一般发自锁骨下动脉第一部分的后上方，是锁骨下动脉的第一个分支，有时发自主动脉弓成无名动脉。椎动脉一般自第6颈椎横突孔穿入，跨经上六个颈椎的横突孔，但亦见有自第3、第4、第5、第7颈椎横突孔穿入者。椎动脉自寰椎横突孔穿出后，绕过寰椎侧块后方，跨过寰椎后弓的椎动脉沟，转向上方，经枕骨大孔进入颅腔。

8. 颈部交感神经 颈交感神经的分布范围极为广泛，既分布到头部和颈部，也分布到上肢。颈交感神经还分布到咽部和心脏。颈内动脉周围的交感神经伴随动脉的分支，分布至眼部，眼神经支配扩瞳肌和上睑的平滑肌。椎动脉周围的交感神经进入颅内后伴随迷路动脉分布至两耳；也伴随椎骨部椎动脉的分支进入椎管内，分布至脊膜和脊髓。

9. 颈部肌肉 颈部筋膜包绕颈部肌肉、血管神经组织，系致密的结缔组织，因此，该处筋膜的无菌性炎症可以引起颈部软组织疼痛。

10. 枕下三角 是由枕下肌围成的三角。其内上界为头后大直肌，外上界为头上斜肌，外下界为头下斜肌。颈椎的椎体钩发生骨质增生或枕下肌痉挛可压迫椎动脉。另外，头部过分向后旋转也可延长椎动脉在枕下三角的行程，引起脑供血不足。

二、颈部痛的病因

1. 劳损 长期使头颈部处于单一姿势位置，如长时间低头工作，易发生颈椎疾病。

2. 头颈部外伤 50%髓型颈椎病与颈部外伤有关。一些患者因颈椎骨质增生、颈椎间盘膨出、椎管内软组织病变等使颈椎管处于狭窄临界状态，此种情况下，一旦遭遇颈部外伤，则可诱发疼痛症状的产生。

3. 不良姿势 如躺在床上看电视、看书、高枕、坐位睡觉等；车上卧睡时肌肉保护作用差，刹车时易造成颈部损伤。

4. 慢性感染 引起颈部疼痛的慢性感染主要为咽喉炎，其次为龋齿、牙周炎、中耳炎等。

5. 风寒湿因素　外界环境中的风寒湿因素可降低机体对疼痛的耐受力，可使肌肉痉挛、小血管收缩、淋巴回流减慢、软组织血循环障碍，继之产生无菌性炎症。

6. 颈椎结构发育不良　先天性小椎管、颈椎退变等是一些颈椎病的致病因素。

此外，不良姿势、体位、咽喉部的反复炎症、劳累、头颈部扭伤等因素没有得到合理的处理和治疗，或治疗后改善或解除不彻底，也会导致颈部疼痛的复发。

第二节　落枕

一、概述

（一）定义

落枕是颈部常见的损伤之一，又称失枕，以睡觉醒后出现颈部肌肉疼痛、保护性颈僵直、活动受限为临床表现特点。多发于青壮年，冬春季节发病率较高，是一种自愈性筋伤疾病。

（二）病因病理

落枕多因睡觉时或枕头高低不当，或头颈姿势不正，头颈过度偏转，使颈部肌肉长时间受到牵拉而发生静力性损伤；另有患者感冷受风，使颈部的肌肉、血管等组织痉挛，产生类似肌筋膜炎的病变。落枕受累的肌肉有胸锁乳突肌、颈斜角肌、颈长肌、斜方肌等。

（三）临床特征

常在睡觉醒来后出现颈项部一侧酸胀疼痛，并可向肩背部放射；颈部歪斜，头部固定于强迫位；颈部旋转、后仰活动受限，常以腰部代偿颈部旋转。颈部受累肌肉痉挛，触之如条索状，压痛明显，亦可出现肌肉起止点压痛，被动活动时颈项部疼痛加剧。

影像学检查，颈椎X线正侧位片可见脊柱颈段生理曲度变直或侧弯。

二、康复评定

（一）疼痛评定

常采用视觉模拟量表（VAS）测定，或通过简明McGill疼痛问卷进行综合评估，具体方法详见第二章相关内容。

（二）颈椎活动度评定

应用量角器或电子角度尺等测量颈椎的前屈、后伸、侧屈、旋转等活动的范围。正常颈椎的活动范围：屈曲35°~45°，后伸35°~45°，侧屈约为45°，旋转每侧60°~80°。

三、康复治疗

（一）康复目标

康复目标主要是解除颈部疼痛，缓解颈部肌肉痉挛，改善颈椎活动功能。

（二）康复治疗方法

1. 常用药物疗法　中药外用制剂适用于症状较轻、疼痛不甚或日久不愈者，可用消瘀止痛药膏外敷颈部，或用跌打万花油、伤痛宁外擦，或选用伤湿止痛膏、损伤风湿膏外贴。疼痛较为严重者可服用非甾体消炎药如美洛昔康或塞来昔布等。

2. 物理因子疗法　可选用牵引疗法、低频电疗法、磁热疗法、中药离子导入疗法等治疗。

3. 中医康复疗法

（1）*针灸疗法*　针阿是穴、落枕穴，以及悬钟、后溪等穴，多用泻法，中强刺激。颈项后部痛者，加天柱、肩井；背痛者，加大杼、曲垣；风寒外袭者，加大椎、风门。取阿是穴疏通颈项局部经气。落枕穴（手背第2、第3掌骨间，掌指关节之后五分处），为治疗落枕的经验穴。悬钟穴、后溪穴调整颈项部少阳、太阳经气，适宜颈项活动受限者。应根据颈项部疼痛的具体部位，选配相关的穴位以理气活血通经。取大椎穴、风门穴配温针可祛风散寒。

（2）*推拿疗法*

1）点穴理筋法

①点穴：用拇指指腹按压压痛点及其邻近穴位如肩中俞、肩井、肺俞、风池等。

②拿捏：用双手拿捏颈肩肌肉，向上提起后迅速松开，起到弹拨作用，使气血通畅、肌肉松弛。

③搓颈：用双手掌或双手虎口对置患者颈部两侧，从枕后轻轻对搓至两肩。

④按摩理筋：按摩颈肩部肌肉，用拇指推顺项韧带及棘上韧带，顺肌肉起止方向，平稳按压。

2）颈推摇晃（或旋转）法　术者一手扶住患者后头部，另一手托住下颌部，左右缓缓摇摆，然后趁其不备，骤然将头向右侧旋转，动作较为迅速，用力要适当，不可过猛，以听见关节响声为度，如患者无明显不适，可再作一次向左侧旋转，如有关节弹响声，可增加患者舒适感。

3）颈部牵引手法　患者坐低凳上，术者一手托住下领，一手托住枕部，两手同时用力向上提。如颈部紧张，则有“提不动”之感，此时应嘱其注意放松颈部肌肉，然后缓慢向上拔伸提拉，此种牵引拔伸手法有理顺筋络、活动关节的作用，1次牵引1～2分钟，可将头部缓缓向左右前后摆动并旋转2～3次。

（三）预防保健

多做头颈部的俯仰旋转活动以舒筋活络，增强颈部肌肉力量。避免不良的睡眠姿势，枕头不宜过高、过低或过硬。睡眠时不要贪凉，以免受风寒侵袭。落枕后尽量保持头部处于正常位置，以松弛颈部的肌肉。

第三节 颈椎病

一、概述

（一）定义

颈椎病是由于颈椎间盘退变及其继发性改变刺激或压迫相邻组织并引起各种与颈椎相关的临床综合征，也称为颈椎综合征。颈椎病一词从20世纪40年代开始使用，当时它是代表一组原因不明的颈肩疼痛为主的下颈段疾病。1948年，有学者将颈椎间盘退变、骨质增生及其所引起的临床症状综合起来称为颈椎病。而今，骨科和神经外科学者将颈椎间盘退行性变化本身及其继发性所致的颈椎失稳状态和压迫邻近组织所引起的一系列症状和体征称为颈椎病。

（二）病因病理

引起颈椎病发生的原因很多，除了退行性改变和劳损这两大常见原因外，其他如工作方式、生活习惯、环境因素都是发病诱因。同时人的体质因素、疾病（如心脑血管病变、内分泌疾病）、外伤（颈椎骨折与脱位、反复落枕、扭挫伤）、畸形（或先天变异）都是发病的重要原因，常为多种因素共同作用的结果。

椎间盘退变是颈椎病主要病理表现。随着髓核水分的减少，髓核纤维性变，继之硬化，椎间盘变窄，同时纤维环也因变性而弹性降低，软骨板发生变性后萎缩、变薄甚至边缘破裂，邻近软骨板的椎体缘由于间盘的硬化、磨损最终形成代偿性的骨质增生。由于椎间盘突出和骨质增生，使椎管变窄，并从前方、前外侧方刺激或压迫脊髓、神经根。后关节与钩椎关节退变，关节缘受关节囊牵扯引起边缘增生，形成骨刺，从前方压迫神经根。黄韧带正常情况下富有弹性，脊椎后伸时不会形成皱折，当黄韧带变性增厚即黄韧带肥厚时，弹性减弱，颈椎后伸时形成皱折向椎管突出，有时可达椎管前后径的30%，能压迫脊髓引起脊髓症状。钩椎关节增生，骨刺可直接压迫其外侧的椎动脉，影响血供。

（三）临床特征

根据受累组织和结构的不同，可以将颈椎病分为颈型、神经根型、脊髓型、椎动脉型、交感型等不同类型，如果两种以上类型同时存在，则称为混合型。

1. 颈型颈椎病

（1）症状与体征　颈痛和颈项僵硬是颈型颈椎病的临床特征之一，颈痛比较明显，疼痛部位可在颈项部、耳后、枕顶部直至前额，有时可有肩部甚至上肢放射性疼痛，有时可伴有耳鸣、头晕、听力减退、眼痛，颈椎活动时有声响，头颈部活动因疼痛而受限，颈肌紧张并有明显的压痛点，压痛点多在横突、椎板棘突间等软组织附近部位。

（2）辅助检查　X线片上所见到的颈椎发生改变与临床表现不对称，部分患者可见颈椎生理曲度变直，颈椎椎体间隙轻度变窄，椎体可有轻度增生。

2. 神经根型颈椎病

（1）症状与体征　症状发作过程可为急性或慢性，急性发作者年龄多在30～40岁，常发生于颈部外伤之后数日或以往有颈部外伤史。症状以疼痛为主，表现为剧烈的颈痛及颈部活动受限，颈痛向肩、臂、前臂及手指放射，同时可有上肢无力及手指麻木。疼痛严重时患者甚至无法入睡。而病程表现为慢性者多系由急性发展而来，相当一部分患者为多根神经根受累。年龄多高于急性发作患者，表现为颈部钝痛及上肢放射痛，并可有肩胛部麻木感。症状可为一侧性或两侧性，通常为单根神经根受累，也可由多节段病变致两根或多根神经根受累。颈椎病变主要见于C5节段以下，以C5、C6及C7神经根受累最为多见。体格检查，椎间孔挤压试验或臂丛牵拉试验为阳性。

（2）辅助检查　X线平片，正位片可见钩椎（Luschka）关节骨刺形成。侧位片示椎间隙变窄，椎体前、后缘骨刺形成，颈椎生理前凸可减小或消失。斜位片上钩椎关节及关节突关节的骨关节炎表现则更为清晰。这些改变可随年龄增加愈加明显，以C4～C5最为多见。颈部CT、MRI可显示被压迫的神经根。

3. 脊髓型颈椎病　脊髓型颈椎病是颈椎病各类型中症状最为严重的一类，且多呈隐性发病，易误诊为其他疾病而延误诊治时机。它是退变的颈椎间盘及椎体后缘的骨质增生等继发病理改变刺激、压迫脊髓而致的脊髓传导功能障碍。

（1）症状与体征　40～60岁患者多见，发病慢，大多数没有或仅有轻微的颈、肩疼痛症状，而神经、脊髓功能障碍的表现在发病早期常不易引起人们的重视，随着病情的发展，可逐渐出现明显的脊髓受压症状，甚至四肢瘫痪，一般发病顺序是先出现下肢表现，再出现上肢表现。CSM早期症状分类如下：

1）下肢症状　出现一侧或两侧下肢的神经机能障碍。有些表现为单纯下肢运动障碍：无力、不稳、发抖、打软腿、易摔倒；有些表现为单纯下肢感觉障碍：如双足感觉异常、双下肢麻木；亦有表现为感觉、运动障碍同时存在者。

2）上肢症状　出现一侧上肢或双上肢的单纯运动障碍、单纯感觉障碍或者同时存在感觉及运动障碍。常见症状有麻木、酸胀、烧灼或发凉、疼痛或无力、持物易脱落、发抖。可发生于一个手指或多个手指，有时仅在五指尖部；有些表现在肩胛、肩部、上臂或前臂；有些同时发生于上肢近端或远端；亦有些向神经根走行放射。

3）骶神经症状　表现为排尿、排便障碍，如肛周或会阴部感觉异常，出现尿频、尿急、尿不尽感或尿等待、大便秘结。

这些典型症状对于脊髓型颈椎病早期诊断具有重要意义。同时需注意体格检查：至少出现一个以上腱反射亢进，出现一个以上病理反射，Hoffmann 或 Rossolimo 必有一个存在，髌阵挛或踝阵挛有一个出现则极具诊断价值。

（2）辅助检查　X 线片正侧位片上可见颈椎变直或向后成角、多发性颈椎间隙变窄；骨质增生，尤以后骨刺更为多见；钩椎关节骨刺形成。斜位片上可见椎间孔缩小、小关节重叠或有项韧带骨化。CT 扫描可显示椎体后缘骨刺、椎管大小、后纵韧带骨化情况、黄韧带钙化、椎间盘突出等。MRI 分辨能力更高，可见椎间盘退变及信号改变，可分辨多节段退变椎间盘突出椎管等情况，可见硬膜囊、脊髓有无受压及压迫情况及有无脊髓背腹受压及压迫情况，脊髓是否变细（萎缩）、变性，是否有空洞、肿瘤等。

4. 椎动脉型颈椎病　椎动脉型颈椎病的诊断争议较大，诊断没有统一的标准。椎动脉型颈椎病的病因、病理复杂多样均导致椎 - 基底动脉供血不足而产生一系列症状。它主要是指颈椎钩椎关节退行性改变引发的骨质增生、侧方椎间盘突出等继发病理改变刺激或压迫椎动脉造成脑供血不足。

（1）症状与体征　椎动脉型颈椎病的临床症状来源广泛、表现复杂，可见于内耳、脑干、小脑、间脑、大脑枕叶、颞叶及脊髓等部，可有枕部疼痛及发作性眩晕、恶心、耳鸣及耳聋等，可同时发生猝倒，上述症状每于头部过伸或旋转时出现。其眩晕特点是颈椎位于任何位置时均可发生，猝倒数秒后恢复、无意识障碍、无后遗症。头部到中立位时症状立即消失或明显好转，椎动脉血栓形成后可出现延髓外侧综合征，表现为共济失调、吞咽困难、病侧面部感觉异常、软腭瘫痪及霍纳综合征及对侧肢体痛、温觉紊乱等。还可出现视觉不清，有的病例有后颅窝神经症状，出现声音嘶哑、讷吃、吞咽困难，有的可有动眼神经症状，出现复视。同时还可以有记忆力减退、健忘、寐差且多梦、易惊等伴随症状。

椎动脉转颈试验是诊断本病的重要手段之一，实践证明其简便易行，阳性率高。查体椎动脉扭曲试验阳性可初步诊断。

（2）辅助检查　X 线正位平片检查可见钩椎关节退变改变如钩突骨赘，关节间隙模糊变窄。侧位片可有颈椎生理曲度的改变，如弧度变直、反曲、双曲等，椎间孔变窄及裂隙征，即增生肥大的钩突投影于上位椎体，横突孔及结节间沟处骨质增生、硬化，小关节间隙变窄等。还有学者观察认为，可由颈椎退变、失稳引起的位移引发本病，其中 C3 ~ C4、C4 ~ C5 的 X 线位移改变最具诊断意义。CT 扫描可见钩椎关节骨质增生物向前外方发展，并突向骨性横突孔内，双侧横突孔退行性狭窄并变形。经颅彩色多普勒超声可直接获得椎基底动脉（VBA）血流动力学指标，较准确地判断 VBA 供血状况。椎动脉造影准确率高、清晰度高，能够准确发现椎动脉狭窄和扭曲的部位及范围，明确与周围组织的关系，确定椎动脉狭窄和扭曲的原因。MRI 可以在任意方位录像并动态观察椎动脉情况，避免重叠和伪影干扰，成像清晰，时间短，对于因软组织增生、退变引起的椎动脉型颈椎病诊断价值较高。

5. 交感型颈椎病　交感神经型颈椎病是指颈椎退行性变后或受到外伤等因素、椎体节段间不稳、刺激了颈部的交感神经，使之兴奋或受到抑制而表现出多种多样症状的疾病。正因为交感神经型颈椎病临床表现复杂多样，多为主观症状，诊断上缺乏特异的客观指标，所以，交感神经型颈椎病较难确诊。

（1）症状与体征 总的说来，交感型颈椎病的特点是患者症状表现多而体征表现少。

1）交感神经兴奋症状

①头部症状：头痛和偏头痛，疼痛的部位主要位于枕部或前额，性质为钝痛，有时伴有头晕，转颈时不加重，患者常主诉头脑不清、昏昏沉沉，有的甚至出现记忆力减退；有些患者还伴有恶心、呕吐。症状多因过劳、睡眠欠佳等诱发。

②五官症状：眼胀痛，干涩，眼冒金星，视物模糊甚则失明，瞳孔扩大，眼裂增大，咽喉不适或有异物感，耳鸣、听力减退或耳聋，发音不清甚至失音。

③周围血管症状：肢体发凉怕冷，可有一侧肢体少汗，遇冷则有刺痒感或麻木疼痛。局部皮温降低，痛、温觉正常。

④心脏症状：一过性心动过速和血压升高，心律不齐，心前区疼痛。

⑤血压异常：高血压。

⑥发汗异常：多汗，以头面、颈项、双手、双足、一侧躯干多见。

⑦括约肌症状：膀胱逼尿肌舒张，括约肌收缩，排尿困难或尿不尽，便秘。

2）交感神经抑制症状

①头部症状：头昏眼花，头沉。

②五官症状：眼睑下垂，眼球内陷，瞳孔缩小，流泪，鼻塞，流涎。

③周围血管症状：指端发红、发胀，或有烧灼感，怕热喜冷，项胸背亦可有灼热感。

④心脏症状：心动过缓。

⑤血压异常：低血压。

⑥出汗异常：无汗或少汗，多在夜间或晨起时较重。

⑦括约肌症状：尿频，尿急，或见腹泻。

交感型颈椎病的客观体征较少，一般查体颈部可扪及棘突、横突旁肌及肩胛上区等部位僵硬及压痛。屈颈试验及臂丛牵拉试验可为阳性。

（2）辅助检查 颈椎X线检查可发现不同程度的颈椎骨质增生、退行性变、或有椎间隙变窄，椎体失稳，尤其是C3、C4和C5、C6椎节失稳节段较为常见，且易出现前后纵韧带钙化及生理曲度变直等变化。但有的患者X线表现可无任何异常表现。

二、康复评定

（一）疼痛评定

常采用视觉模拟量表（VAS）测定，或通过简明McGill疼痛问卷进行综合评估，具体方法详见第二章相关内容。

（二）颈椎活动度评定

应用量角器或电子角度尺等测量颈椎的前屈、后伸、侧屈、旋转等活动范围。正常颈椎的活动范围：屈曲 35°～45°，后伸 35°～45°，侧屈约为 45°，旋转每侧 60°～80°。

（三）肌力评定

应用徒手肌力评定法对受累的肌肉进行肌力评定，并与健侧进行对比。常评定的肌肉包括冈上肌、三角肌、胸大肌、肱二头肌、肱三头肌、伸腕肌、骨间肌等。如有脊髓受压症状，则需进行下肢肌肉的肌力和步态评定。

（四）感觉评定

感觉评定对神经受损节段的定位有重要意义，主要包括手部和上肢的感觉障碍分布区的痛觉、温觉、触觉及深感觉等的检查，需按照神经学检查方法进行。

（五）颈椎功能评定

美国物理治疗学会骨科分会 2008 年制定的颈痛临床指南中将颈椎功能障碍指数量表（the neck disability index，NDI）用以评价颈痛患者日常生活活动能力，并认为该评价方法属循证医学中的一级证据，并且广泛用于测评颈痛患者的功能障碍（表 5－1）。

表 5－1　颈椎功能障碍指数（NDI）调查问卷

请仔细阅读说明。 这项问卷将有助于医生了解颈痛对你日常生活的影响。请阅读每个项目，然后在最符合你现在情况的项目方框上打钩。
问题 1——疼痛强度 □此刻没有疼痛。 □此刻疼痛非常轻微。 □此刻有中等程度的疼痛。 □此刻疼痛相当严重。 □此刻疼痛非常严重。 □此刻疼痛难以想象。 问题 2——个人护理（洗漱、穿衣等） □我可以正常照顾自己，而不会引起额外的疼痛。 □我可以正常照顾自己，但会引起额外的疼痛。 □在照顾自己的时候会出现疼痛，我得慢慢地、小心地进行。 □我的日常生活需要一些帮助。 □我的大多数日常生活活动每天都需要他人照顾。 □我不能穿衣，洗漱也很困难，不得不卧床。 问题 3——提起重物 □我可以提起重物，且不引起任何额外的疼痛。

续表

□我可以提起重物，但会引起额外的疼痛。
□疼痛会妨碍我从地板上提起重物；如果重物放在桌子上合适的位置，我也可以设法提起它。
□疼痛会妨碍我提起重物，但可以提起中等重量的物体。
□我可以提起轻的物体。
□我不能提起或搬动任何物体。
问题4——阅读
□我可以随意阅读，而不会引起颈痛。
□我可以随意阅读，但会引起轻度颈痛。
□我可以随意阅读，但会引起中度颈痛。
□因中度的颈痛，使得我不能随意阅读。
□因严重的颈痛，使我阅读困难。
□我完全不能阅读。
问题5——头痛
□我完全没有头痛。
□我有轻微的头痛，但不经常发生。
□我有中度头痛，但不经常发生。
□我有中度头痛，且经常发生。
□我有严重的头痛，且经常发生。
□我几乎一直都有头痛。
问题6——集中注意力
□我可以完全集中注意力，并且没有任何困难。
□我可以完全集中注意力，但有轻微的困难。
□当我想完全集中注意力时，有一定的困难。
□当我想完全集中注意力时，有较大的困难。
□当我想完全集中注意力时，有很大的困难。
□我完全不能集中注意力。
问题7——工作
□我可以做很多我想做的工作。
□我可以做多数日常的工作，但不能太多。
□我只能做一部分日常的工作。
□我不能做我的日常的工作。
□我几乎不能工作。
□我任何工作都无法做。
问题8——睡觉
□我睡眠没有问题。
□我的睡眠稍受影响（失眠少于1小时）。
□我的睡眠轻度受影响（失眠1~2小时）。

续表

□我的睡眠中度受影响（失眠2～3小时）。
□我的睡眠重度受影响（失眠3～5小时）。
□我的睡眠完全受影响（失眠5～7小时）。
问题9——驾驶
□我能驾驶而没有任何颈痛。
□我想驾驶就可以驾驶，但仅有轻微颈痛。
□我想驾驶就可以驾驶，但有中度颈痛。
□我想驾驶，但不能驾驶，因有中度颈痛。
□因严重的颈痛，我几乎不能驾驶。
□因颈痛，我一点都不能驾驶。
问题10——娱乐
□我能从事我所有的娱乐活动，没有颈痛。
□我能从事我所有的娱乐活动，但有一些颈痛。
□因颈痛，我只能从事大部分的娱乐活动。
□因颈痛，我只能从事少量的娱乐活动。
□因颈痛，我几乎不能参与任何娱乐活动。
□我不能参与任何娱乐活动。

说明：每个项目最低得分为0分，最高得分为5分，分数越高表示功能障碍程度越重；按以下公式计算受试对象颈椎功能受损的程度：受试对象颈椎功能受损指数（%）=（每个项目得分总和/受试对象完成的项目数×5）×100%。

结果判断：0～20%，表示轻度功能障碍；20%～40%表示中度功能障碍；40%～60%表示重度功能障碍；60%～80%表示极重度功能障碍；80%～100%表示完全功能障碍或应详细检查受试对象有无夸大症状。

三、康复治疗

（一）康复目标

颈椎病病因复杂，症状和体征各异，因此治疗时应根据不同类型颈椎病的不同病理阶段选择相应治疗方案。主要康复目标是解除颈部疼痛，改善临床症状和体征，提高生活质量。

（二）康复治疗方法

1. 常用药物疗法

（1）消炎镇痛类药物　可选用非甾体消炎药治疗，如芬必得、吲哚美辛等。

（2）扩张血管类药物　椎动脉型和脊髓型颈椎病，可使用活血、扩张血管药物，如西比灵等。但此类药物有些具有降血压作用，故应注意监测血压，对症选药。

（3）改善脑组织代谢药物 如舒脑宁、都可喜、脑活素、胞磷胆碱等。

（4）激素类药物 激素类药物适用于急性期且无激素禁忌证的患者。常用药物包括地塞米松、强的松等。

（5）维生素类药物 如维生素 B_1、维生素 B_6、维生素 C、弥可保等。

（6）利尿脱水类药物 利尿脱水剂可以消除急性神经根炎症水肿，对颈椎病急性发作期椎间盘突出有缓解症状的作用。常用药物有20%甘露醇、七叶皂苷钠等。

2. 物理因子疗法 一般都具有改善血液循环、增强组织代谢和营养、促进炎性水肿吸收和血肿消散、松解粘连的作用。并可缓解肌肉痉挛，改善小关节功能。利用某些理疗方法的透入作用，还可以使一定的药物在局部和深层组织发挥更好的作用。常用的理疗方法有电疗法、石蜡疗法、超声波疗法、温热疗法、磁疗法等。

3. 牵引疗法 牵引是治疗颈椎病最常用的方法，适用于各种类型的颈椎病，对神经根型、椎动脉型和颈型颈椎病更为有效，病程较长的脊髓型患者较差。

（1）牵引方法 分坐位牵引和卧位牵引，均需采用吊带，即将枕颌巾带套在患者的枕部及下颌部进行牵引。

（2）牵引重量 一般以3～5kg为宜，不可过重，以免引起肌肉、韧带、关节等软组织的损伤。

（3）牵引时间 牵引时间一般为30～45分钟，每日1～2次，10次为一疗程，如有效则继续牵引1～2个疗程或更长。多数患者选用30分钟，通常采用持续牵引法，也可应用电动自控牵引设备进行间歇牵引，即牵引若干秒，放松若干秒，反复交替，每次治疗20分钟。研究认为，节律型的牵拉和放松兼有牵引和类似按摩的作用。

（4）牵引体位 ①患者取端坐位，全身放松，枕颌前带托住下颌，后带兜住枕骨粗隆，先目视正前方，然后稍向下低20°～30°即可。脊髓型颈椎病常采用垂直位牵引，头前屈可稍小些，并注意牵引带不要太靠近耳朵，以免影响颈内动脉供血。②平卧位牵引，又称水平牵引，适用于长时间持续牵引。牵引时头部同样应保持轻度前屈，牵引重量可略减轻，重量可从3kg开始，逐日增加到4～6kg（据病情变化和患者耐受程度而定），每牵引2小时可休息15分钟再继续牵引，通常在牵引48～72小时后，症状开始缓解，直至症状基本消失。

（5）注意事项 需掌握牵引力的方向、重量和牵引时间三要素，以保证牵引的治疗效果：①牵引时要求颈肩及躯干充分放松，在家中牵引时应避免环境干扰，以及牵引时突然转头等，以免发生危险。②在牵引时应注意牵引带位置，以防高龄患者颈动脉受压引起反射性屏气而致窒息。③牵引后症状加剧者，除考虑牵引方法是否适宜外，还应考虑是否有其他疾病，如颈椎肿瘤、肺尖部肿瘤、胸廓出口综合征等。

4. 中医康复疗法

（1）针灸疗法 针灸治疗颈椎病疗效显著且无副作用。针灸治疗该病主要是通过改善局部血液循环，解除粘连和痉挛而起治疗作用。

1）颈型颈椎病　以颈强为主者，可针风池、合谷、列缺、悬钟、外关等穴；以颈痛咽痛为主者，可选针大椎、曲池、合谷、外关、后溪等穴；俯仰受限者，配昆仑、列缺等穴；旋转受限者，配支正穴。

2）神经根型颈椎病　以痛为主者，针风池、合谷、足三里、悬钟、后溪等穴；有肩痛者，配肩髃穴、肩外俞穴；肘臂痛者，配曲池、天井、外关、尺泽等穴；腕部者，配阳池、阳溪、腕骨、大陵等穴；以麻为主者，可选合谷、外关、足三里、三阴交、肾俞、悬钟等穴；以肌萎缩为主者，可针曲池、手三里、脾俞、八邪、八风等穴。

3）脊髓型颈椎病　①以痉为主症：虚痉，针中脘、足三里、悬钟、太溪、三阴交、阴陵泉、气海、关元、命门等穴；实痉，针环跳、秩边、阳陵泉、委中、昆仑、脾俞、大椎、后溪等穴；便秘，可加天枢、支沟、上巨虚等穴；小便不利，针三阴交、阴陵泉、中极等穴。②痿证：宜补肾益精，针关元、气海、肾俞、三阴交、太溪等穴；补养脾胃，针脾俞、足三里等穴。

4）椎动脉型颈椎病　偏痰湿者，针中院、内关、丰隆、解溪、悬钟、阴陵泉等穴；偏血瘀者，针太阳、风他、阳陵泉、支沟、合谷、太冲、足三里、束骨、中渚、足临泣、后溪等穴；偏湿热者，针大椎、合谷、曲池、三阴交、阴陵泉、足三里、太冲等穴；偏气虚者，针百会、气海、关元、肾俞、脾俞、足三里、悬钟、劳宫等穴。

5）交感型颈椎病　肝阳偏亢者，针风池、曲池、足三里、太冲、行间、阳陵泉、太阳等穴；前头痛者，加合谷穴；枕痛者，加后溪穴；头顶痛者，加太冲穴；血虚精亏者，针神门、太溪、三阴交、足三里、气海、关元、脾俞、肾俞等穴；胸痹者，针阳陵泉、内关、神门等穴；胃痛者，针内关、足三里、中脘、悬钟等穴；便秘者，针天枢、支沟、上巨虚、中脘、行间等穴。

颈椎病针刺治疗的疗程根据病情而定，病势较急、症状较重者，可每日治疗1～2次；病势较缓、症状较轻者可2～3日治疗1次。一般10～20次为一疗程。间隔1～2周再进行下一疗程的治疗。

（2）针刀疗法

1）定点

①椎枕部（颅底上下项线之间）：将上下项线之间由后正中线至乳突分为三等份，中内1/3交界处和中外1/3交界处是最常见的损伤点，常可扪及硬结、条索。从解剖上看，前者有枕大神经穿出（相当于枕外隆凸旁开2.5cm左右），后者有枕小神经穿行（相当于枕外隆凸旁开5cm左右），乳突部有耳大神经穿行。这三条神经卡压常可引起额、颞、枕部的疼痛。此外，上下项线之间还是椎枕肌的附着处，又临近寰枕关节，此处组织的损伤最易卡压、刺激椎动脉，导致椎动脉供血不足而至眩晕。故这三个部位是治疗头痛、眩晕的首选治疗点。

②项部（颈侧至颈后正中线的区域）：由后正中线向外分为六条纵线。

项韧带线：即后正中线，松解项韧带，层次不一定到骨面，可横切。

项韧带旁线：即后正中线旁开1.5～2cm，此处多为斜方肌筋膜损伤。刀口线与人体纵轴平行，垂直于皮肤刺入，不一定到骨面，纵横切割。

关节突线：后正中线旁开3～4cm，颈部肌肉最薄弱处，刀口线与人体纵轴平行，与骨面呈45°角斜刺，先松解肌筋膜，再达关节突骨面，松解关节囊、并可沿关节突的骨面向内外铲拨。

关节突外侧缘线：后正中线旁开4～6cm，当颈侧肌筋膜痉挛时此处压痛、条索明显，于此处斜向内侧进针，松解关节突外侧缘的肌筋膜、关节囊。

横突后结节线：在环状软骨水平，胸锁乳突肌后缘可扪及第6颈椎横突后结节，从乳突至第6颈椎横突做一连线，在此连线上，从乳突尖往下扪，可摸到各颈椎的横突后结节。于此处侧位直刺进针。

横突前结节线：在胸锁乳突肌前缘，侧位或仰位直刺进针。

注意：横突前、后结节均应逐一摸清定准，进皮后先松解肌筋膜，再摸索摆动进针达横突骨面后小幅度铲切，刀口线始终与人体纵轴平行。

2）针刀松解　用龙胆紫做好标记，局部常规消毒，铺无菌洞巾，术者带无菌手套，进针方向应与痛点方向一致，刀口线与人体纵轴平行，垂直颅底面快速进针达皮下，缓慢深入达肌肉附着点（粘连较重部位），沿肌纤维方向纵行疏通剥离2～10刀，再垂直肌纤维方向紧贴骨面横向铲剥2～3刀，到达病变部位后（此时患者诉酸胀感甚），行小范围剥离松解术，但不可来回抽插或动作幅度过大以免损伤周围组织。术毕后用无菌敷料（可用创可贴）贴上即可，按压0.5～1分钟，术后24小时保持局部洁净。

（3）*推拿疗法*　推拿手法针对颈椎病病变部位进行治疗可以起到松解理筋和整复合缝的作用。对于脊髓压迫严重或伴有明显脊髓损伤者、老年严重骨质疏松症患者应慎用或禁用手法治疗。

1）理筋治疗　颈椎病筋伤部位多为颈项肩背部的一侧，或左、或右、或前、或后。于体格检查时发现的压痛点部位施以一指禅推法、㨰法、按法、揉法、拨法、推法、拿法等手法，也可配合叩击、点按、摩、擦等手法进行治疗。

2）整复治疗　分为拔伸法、旋转扳法和侧向扳法三类数种操作术式，可选择其中一种进行治疗。①拔伸法：患者取仰卧位，术者立或坐其头端，两手重叠，以示、中、环三指指腹着力，自第7颈椎棘突部位将颈椎微微托起，缓缓向后枕部滑移至发际，反复3～5遍；两手协同，交替进行，由下而上沿督脉和两侧膀胱经的颈段理筋，每条线3～5遍；双手重叠自第3、第4颈椎下将颈部稍微托起，与水平方向呈15°～20°角持续拔伸，着力点位于棘突之间；力量不足时，可以配合间歇性拔伸的端提手法。颈椎拔伸法也可在患者俯卧位、侧卧位或坐位下完成。②旋转扳法：患者取坐位，术者立其侧后方，一手扶持于患者枕项部，另一手以手掌、前臂或肘部托于下颌部位，嘱患者主动屈颈并侧向转动颈椎，当主动转动到最大角度时，术者顺势两手协同用力，做一个有限的小幅度提转动作即可。如果需要定位，可以扶持之手的拇指指腹抵住需要调整节段的横突或棘突侧方。颈椎旋转扳法也可在患者仰卧位、侧卧位或俯卧位下完成。③侧向推扳法：患者取坐位，术者立其侧后方，一手拇指按于准备调整节段关节突关节部位，另一手以手掌着力按于对侧头顶与颞部，嘱患者主动向患侧侧向屈颈，当主动侧屈到最大角度时，术者顺势两手协同用力，做一个有限的小幅度推扳动作即可。颈椎侧向推扳法也可在患者仰卧位、侧卧位或俯卧位下完成。

5. 颈托固定 颈托是用一定的材料（常用的有塑料、石膏、橡胶等）制成与颈部外形相吻合的一种器具，又称围领。

（1）颈托的作用 ①起支撑、制动、保护的作用，同时也能起到巩固疗效、防止复发的作用。②维持颈椎的正常生理位置，解除肌肉痉挛，使颈椎周围的组织达到相对平衡。③避免神经根受到不断的刺激，从而达到消肿止痛的目的。④制动后可减少脊髓所受到的致压物的摩擦，减轻脊髓水肿，尤其对于脊髓已明显受压的患者，可减轻突然外伤（如乘车时急刹车）造成的脊髓损伤的程度。缓解椎动脉的扭曲，减少对交感神经的刺激。

（2）颈托的种类 目前市场上供应的颈托品种很多，有简易的、复合式的、石膏的、充气式的等。其中石膏颈托固定最为可靠，但由于不能脱卸，故一般用于颈椎手术植骨后的固定，其他一般都选用可脱卸式颈托，坐位、立位时戴上，躺下后则可不用颈托。

（3）注意事项 使用颈托时应注意务必选适合自己体形的颈托，且应调整适宜。一旦戴上，则不应轻易拆除。长期应用颈托可引起颈背部肌肉萎缩、关节僵硬，所以使用时间应以治疗所需情况而定，且使用时应加强功能锻炼，症状减轻后应及时拆除。

6. 微创疗法 颈椎病经非手术治疗无效，且颈椎间盘突出是引起症状的主要因素者，可考虑颈部椎间盘微创手术治疗，临床上如果适应证把握严格，则可取得较好的临床疗效。

（1）经皮穿刺椎间盘摘除术（PCD） 在C型臂引导下，局部麻醉后用细导针经颈部皮肤血管鞘旁安全间隙穿刺，进入椎间盘，再将套管扩展套入导针，拔出导针，用带有吸引器的环锯反复旋转切割髓核组织，使颈椎间盘内的压力降低，减轻或消除椎间盘突出或膨出所致的窦椎神经刺激或神经根、脊髓压迫，以达到治愈或减轻症状的目的。

（2）经皮激光椎间盘减压术（PLDD） PLDD的有效率为70%～94%。与传统的手术方式相比具有创伤小、恢复快、不干扰椎管内结构、不影响颈椎的稳定性、并发症低、操作简单等优点。

（3）胶原酶溶盘术 用于颈椎间盘突出症的治疗，若适应证选择合适，穿刺准确到达突出物部位，则疗效显著。常用的穿刺方法有椎间孔后入路法和硬膜囊侧后方入路法等。

（4）臭氧颈椎间盘注射 利用臭氧氧化性氧化髓核蛋白多糖，破坏髓核细胞以达到使突出的髓核回缩、神经压迫缓解的目的。另外，臭氧可通过拮抗感染症反应中释放的免疫因子、炎性介质减轻神经根水肿及粘连，达到抗感染的目的。臭氧可抑制无髓损伤感受器纤维，激活机体中的抗损伤系统，并通过刺激抑制性中间神经元释放脑啡肽而起到镇痛作用。臭氧溶盘技术是目前最安全的微创治疗方法，具有操作简单、损伤小、感染机会少的特点。

（三）预防保健

注意保护和合理使用颈椎是延缓颈椎退变、预防颈椎病最好的方法。长期的低头位劳损及感受风、寒、湿与颈椎病的发生、发展和转归有直接的关系。

1. 改变工作中的不良体位 长期低头姿势可使颈部肌肉、韧带长时间受到牵拉而劳损，促使颈椎椎间盘发生退变。因此，要避免长时间低头工作，办公室伏案工作、电脑操作等人员工作 1 小时左右应变换体位。应改变不良的工作和生活习惯，如卧床阅读、看电视等。

2. 注意颈部休息体位 一般成年人休息时颈部垫高约 10cm 为宜，高枕使颈部处于屈曲状态，其结果与低头姿势相同。侧卧时，枕头要加高至头部不出现侧屈的高度。

3. 预防颈部外伤 乘车外出应系好安全带并避免在车上睡觉，以免急刹车时因颈部肌肉松弛而损伤颈椎。出现颈肩臂痛时，在明确诊断并除外颈椎椎管狭窄后，可行轻柔按摩，避免过重的旋转手法，以免损伤椎间盘。

4. 日常预防与调护 避免风寒、潮湿环境，夏天应注意避免风扇、空调直接吹向颈部，出汗后勿直吹冷风，或用冷水冲洗头颈部，或在凉枕上睡觉。

5. 重视青少年颈椎健康 长时间看书学习对广大青少年的颈椎健康危害极大，从而出现颈椎病发病低龄化的趋势。建议在中小学及大学中，大力宣传有关颈椎的保健知识，教育学生们树立颈椎的保健意识，重视颈椎健康，树立科学学习、健康学习的理念，从源头上预防颈椎病。

6. 医疗体育保健操的锻炼 无任何颈椎病的症状者，可以每日早晚各数次进行缓慢屈伸、左右侧屈及旋转颈部的运动，并加强颈背肌肉等长抗阻收缩锻炼。颈椎病患者戒烟或减少吸烟对缓解症状意义重大。避免过度劳累而致咽喉部的反复感染；避免过度负重和人体震动对椎间盘的冲击。

第六章 肩部痛

第一节 肩部痛概述

肩关节及其周围的肌肉筋骨疼痛称肩痛。肩后部疼痛往往连及胛背，称肩背痛；肩痛而影响上臂甚至肘手部位的，称肩臂痛。因其均以肩痛为主要临床表现，其他部位的疼痛是由肩痛而引起，故可统称为肩痛。

一、肩部痛的相关解剖

肩关节是人体活动度最大的关节，可以完成较复杂的大范围的活动，可完成前屈、后伸、旋前、旋后、内收、外展的运动。由于肩胛盂小、肱骨头大而圆、关节囊较松弛，故盂肱关节的活动度最大；加上肩胛骨的升降旋转及沿胸壁绕动（内收及外展），因此，活动范围进一步扩大。因而，在运动时肩可以完成较复杂的大幅度的动作，也正因此肩部较易受伤。

肩部由 5 个关节组成，即盂肱关节、肩锁关节、胸锁关节、肩胛胸壁间关节、肩峰肱骨间关节。肩部运动是各关节的协调运动，任何关节受伤都会不同程度地影响肩的活动功能。

肩部肌肉配布于肩关节周围，均起自上肢带骨，跨越肩关节，止于肱骨的上端，有稳定和运动肩关节的作用。包括三角肌、冈上肌、冈下肌、小圆肌、大圆肌、肩胛下肌等。

肩袖又称为旋转袖，是包绕在肱骨头周围的一组肌腱复合体，肱骨头的前方为肩胛下肌腱，上方为冈上肌肌腱，后方为冈下肌肌腱和小圆肌肌腱，这些肌腱的运动形成肩关节旋内、旋外和上举活动。但更重要的是，这些肌腱将肱骨头稳定于肩胛盂上，对维持肩关节的稳定和肩关节活动起着极其重要的作用。冈上肌附着于肱骨大结节最上部，经常受肩峰喙肩韧带的磨损。从解剖结构和承受的机械应力来看，该部位为肩袖的薄弱点，当肩关节在外展位做急骤的内收活动时，易发生破裂。肢体的重力和肩袖牵拉可使裂口愈拉愈大，而且不易愈合。

二、肩部痛的病因

1. 肩关节内在病变 肩关节本身的变性性疾病，尤其是局部软组织退行性改变，可由于疼痛限制肩关节运动造成。

2. 长期制动　制动一般发生在外伤或手术以后。不仅肩部或上臂骨折，外伤后过久地不适当制动亦可造成肩部痛。此外，心脏手术、胸外科手术、女性乳腺癌切除术甚至肝胆外科手术也可引起同侧肩关节的肩周炎。这种手术以后引发的肩周炎可能与术后疼痛致肩部活动减少有关。

3. 神经系统疾病　大量临床观察表明，偏瘫、神经麻痹等神经系统疾病的患者肩部疼痛发生率较高。

4. 邻近部位的疾病　常见的邻近部位病变为颈椎疾患。诸多研究表明，颈椎疾病患者发生肩部疼痛的可能性大大增加。其他可引起肩部疼痛的邻近部位疾病还包括心脏病、肺部结核、膈下疾病等。

5. 免疫功能改变　部分肩周炎患者的人类白细胞相关抗原 HLA－B27 阳性率，以及 IgA、C 反应蛋白和免疫复合物水平等免疫指标也相对较高，这些都可能与肩关节周围软组织损伤后纤维变性造成的自身免疫反应有关。

6. 内分泌系统疾病　糖尿病、甲状腺功能亢进或甲状腺功能减退等内分泌系统疾病也与肩周炎关系密切，尤其是糖尿病合并肩部疼痛的发生率可达 10%～20%。因此，内分泌功能紊乱也可能是肩周炎的诱发因素之一。

7. 心理因素　抑郁、冷漠和感情创伤等心理因素也与肩部疼痛的发生有一定关系。相当一部分肩周炎患者可有情绪不稳及精神创伤史。或有因长期患病、社会经济压力而心情郁闷的情况。此类人群对痛觉比较敏感，往往容易患肩部疼痛。

8. 姿势失调　相当多的肩部疼痛患者集中为手工作业及其他伏案久坐人群，长期的不良姿势或姿势失调可造成肩胛骨的倾斜，肩峰和肱骨也因不正常的应力而发生位置改变，逐渐形成肩袖损伤而导致肩部疼痛。

第二节　肩周炎

一、概述

（一）定义

肩关节周围炎简称肩周炎，是以肩部逐渐产生疼痛，夜间为甚，逐渐加重，肩关节活动功能受限且日益加重，达到某种程度后逐渐缓解，直至最后完全复原为主要表现的肩关节囊及其周围韧带、肌腱和滑囊的慢性特异性炎症。本病的好发年龄在 50 岁左右，女性发病率略高于男性。

（二）病因病理

引起肩周炎的病因有许多。其中各种原因引起的肩关节长期制动被认为是肩周炎最主要的诱发因素。另外，肩关节内在病变、邻近部位的疾病、神经系统疾病、内分泌系统疾病、免疫功能的改变、姿势失调、心理因素及手术因素均可引起肩周炎的发生。

按肩周炎临床病理发展，大致可分为3期，即急性期、慢性期、恢复期。①急性期：是肩周炎的早期。该期病变部位在纤维性关节囊、肌腱和韧带，病理变化为关节囊的收缩变小、关节腔内滑膜充血、关节腔狭窄、容量减少。②慢性期：肩痛逐渐减轻或消失，但肩关节挛缩僵硬逐渐加重呈冻结状态。在该期，除肩肱关节囊的严重收缩外，关节囊还有纤维化、增厚，关节周围的其他软组织也受到波及，呈现普遍的胶原纤维退行性变，受累的组织都呈进行性的纤维化。最后关节囊和周围的肌腱、韧带均发生粘连，关节腔内滑膜增厚，肩盂下滑膜峰壁间隙闭锁，滑膜与关节软骨粘连，关节容量明显减少。③恢复期：肩痛基本消失，肩关节活动也逐渐增加。恢复期的长短与急性期、慢性期的时间有关。冻结期越长，恢复期也越慢；病期短，恢复也快。

（三）临床特征

本病女性多于男性，常单侧发病，亦可两侧先后发病。多为中、老年患病。肩周炎的患者主要有以下临床特征：

1. 肩部疼痛 起初时肩部呈阵发性疼痛，多数为慢性发作，以后疼痛逐渐加剧或呈钝痛，或刀割样痛，且呈持续性，气候变化或劳累后，常使疼痛加重，疼痛可向颈项及上肢（特别是肘部）扩散，当肩部偶然受到碰撞或牵拉时，常可引起撕裂样剧痛。肩痛昼轻夜重为本病一大特点。多数患者常诉说后半夜痛醒，不能成寐，尤其不能向患侧侧卧，此种情况因血虚而致者更为明显。若因受寒而致痛者，则对气候变化特别敏感。

2. 肩关节活动受限 肩关节向各方向活动均受限，以外展、上举、内外旋更为明显，随着病情进展，长期废用引起关节囊及肩周软组织的粘连，肌力逐渐下降，加上喙肱韧带固定于缩短的内旋位等因素，使肩关节各方向的主动和被动活动均受限，当肩关节外展时出现典型的“扛肩”现象，特别是梳头、穿衣、洗脸、叉腰等动作均难以完成，严重时肘关节功能也可受影响，屈肘时手不能摸到同侧肩部，尤其在手臂后伸时不能完成屈肘动作。

3. 怕冷 患肩怕冷，不少患者终年用棉垫包肩，即使在暑天肩部也不敢吹风。

4. 压痛 多数患者在肩关节周围可触到明显的压痛点，压痛点多在肱二头肌长头腱沟、肩峰下滑囊、喙突、冈上肌附着点、冈下窝等处。

5. 肌肉痉挛与萎缩 三角肌、冈上肌等肩周围肌肉早期可出现痉挛，晚期可发生废用性肌萎缩，出现肩峰突起、上举不便、后弯不利等典型症状，此时疼痛症状反而减轻。三角肌有轻度萎缩，斜方肌痉挛。冈上肌肌腱、肱二头肌长头肌腱、肱二头肌短头肌腱及三角肌前后缘均可有明显压痛。肩关节以外展、外旋、后伸受限最明显，少数人内收、内旋亦受限，但前屈受限较少。

6. 辅助检查 实验室检查多正常。年龄较大或病程较长者，X线平片可见到肩部骨质疏松，或冈上肌肌腱、肩峰下滑囊钙化征。

二、康复评定

（一）疼痛评定

常采用视觉模拟量表（VAS）测定，或通过简明 McGill 疼痛问卷进行综合评估，具体方法详见第二章相关内容。

（二）肩关节活动度评定

应用量角器或电子角度尺等测量病变肩关节的屈、伸、外展、内旋、外旋等活动范围。正常肩关节的活动范围：前屈 0～180°，后伸 0～50°，外展 0～180°，内旋 0～80°，外旋 0～30°。

（三）肩关节功能评定

肩关节功能评定如表 6－1 所示。

表 6－1　肩关节功能评估量表

项目	评分标准							得分
疼痛 （30 分）	无						30	
	有时略微疼痛，活动无障碍						25	
	轻度疼痛，普通活动无障碍						20	
	中度疼痛，能够忍受						10	
	高度疼痛，活动严重受限						5	
	因疼痛而完全不能活动						0	
肩关节活动范围 （25 分；＊外旋、内旋、后伸为 3 分。）		6	5	4/3＊	2	1	0	
	前屈	＞150°	149°－120°	119°－90°	89°－60°	59°－30°	＜30°	
	外展	＞150°	149°－120°	119°－90°	89°－60°	59°－30°	＜30°	
	外旋		＞60°	59°－40°	39°－20°	19°－10°	＜10°	
	内旋		＞60°	59°－40°	39°－20°	19°－10°	＜10°	
	后伸			＞45°	44°－30°	29°－15°	＜15°	
肌力 （5 分）	5 级 5	4 级 4	3 级 3	2 级 2	1 级 1	0 级 0		
日常生活活动能力 （35 分）		容易完成	勉强、疼痛、困难		无法完成			
	穿上衣	5	3		0			
	梳头	5	3		0			
	翻衣领	5	3		0			
	系围裙	5	3		0			

续表

项目	评分标准				得分
日常生活活动能力（35分）	使用手纸	5	3	0	
	擦对侧腋窝	5	3	0	
	系腰带	5	3	0	
局部形态（5分）	无异常	轻度异常	中度异常	重度异常	
	5	3	2	0	
总分					

说明：对疼痛（P）、ROM（R）、ADL（A）、肌力（M）和关节局部形体（F）等5方面进行综合评估，总分为100分。P：根据患者自觉疼痛和影响活动的情况评分，总分30分；R：根据患侧肩关节ROM评分，总分25分；A：根据7项ADL评分，总分35分；M：根据Lovett分级法，徒手肌力检查肩关节5大肌群（前屈、后伸、内旋、外旋和外展）的肌力进行综合评分，总分5分；F：根据肩关节有无脱位、畸形、假关节形成及其程度进行评分，总分5分；然后在治疗前后分别进行评测，分值越高，肩关节功能越好。

三、康复治疗

（一）康复目标

肩周炎有自愈倾向，但病程较长，痛苦大。康复治疗的目标在于解除肌肉痉挛、缓解疼痛、改善关节功能等。

（二）康复治疗方法

1. 一般疗法 通过局部保温、按摩、自我锻炼等可减轻患者肩部疼痛，主要适用于轻型及病程早期的病例。

2. 常用药物疗法 应用镇痛、镇静药物可以减轻疼痛，如布洛芬、美洛昔康、塞来昔布等；对合并肌肉痉挛的患者可配合服用肌肉松弛类药物，如乙哌立松等；也可用舒筋、活血、散寒、除湿类中药。

3. 物理因子疗法 物理因子治疗有助于缓解肌肉痉挛，并有一定的镇痛作用。常用的方法TENS、SSP、HANS疗法、激光、偏振光等治疗方法。

4. 关节松动术

（1）分离牵引 医生外侧手托住患者上臂远端及肘部，内侧手四指放在腋窝下肱骨头内侧，拇指放在腋前。内侧手向外侧持续拉肱骨约10秒钟，然后放松，重复3～5次。操作中要保持分离牵引力与关节盂的治疗平面相垂直，主要作用是一般松动、缓解疼痛。

（2）长轴牵引 医生外侧手握住肱骨远端，内侧手放在腋窝，拇指在腋前。外侧手向足的方向持续牵拉肱骨约10秒，使肱骨在关节盂内滑动，然后放松，重复3～5次。操作中要保持牵引力与肱骨长轴平行，主要作用是一般松动、缓解疼痛。

（3）前屈向足侧滑动　患者取仰卧位，上肢前屈90°，屈肘，前臂自然下垂。医生站在躯干一侧，双手分别从内侧和外侧握住肱骨近端，双手五指交叉，同时向足的方向牵拉肱骨，主要作用是增加肩前屈活动范围。

（4）外展摆动　患者取仰卧位，肩外展至活动受限处，屈肘90°，前臂旋前。医生内侧手从肩背部后方穿过，固定肩胛骨，手指放在肩上，以防耸肩的代偿作用。外侧手托住肘部，并使肩稍外旋和后伸。外侧手将肱骨在外展终点范围内摆动，主要作用是增加外展活动范围。

（5）水平内收摆动　患者取坐位，肩前屈90°，屈肘，前臂旋前，手搭在对侧肩上。医生立于患肩后方，同侧手托住患侧肘部。另一侧手握住搭在对侧肩部的手。双手同时将患侧上肢作水平内收摆动，主要作用是增加肩水平内收活动范围。

（6）内旋摆动　患者取仰卧位，肩外展90°，曲肘90°前臂旋前。医生立于患肩外侧，上方手握住肘窝部，下方手握住前臂远端及腕部。上方手固定，下方手将前臂向床面运动，使肩内旋，主要作用是增加肩内旋活动范围。

（7）外旋摆动　患者取仰卧位，肩外展，屈肘90°。医生立于患肩外侧，上方手握住前臂远端及腕部，下方手放在肱骨头前面固定肩部并稍向下加压，上方手将前臂向床面运动，使肩外旋，主要作用是增加肩外旋活动范围。

5. 中医康复疗法

（1）针灸疗法　临床本病若以肩前部中府穴区域疼痛为主，后伸疼痛加剧者，证属太阴经证；以肩外侧肩髃、肩髎处疼痛为主，三角肌压痛，外展疼痛加剧者，证属阳明、少阳经证；以肩后侧疼痛为主，肩内收时疼痛加剧，证属太阳经证。

1）基本穴位　取肩髃、肩前、肩贞、阳陵泉、中平（足三里下1寸）等穴，以及阿是穴。

2）随症加减　证属太阴经者加尺泽穴、阴陵泉穴；证属阳明穴、少阳经者加手三里穴、外关穴；证属太阳经者加后溪穴、大杼穴、昆仑穴；痛在阳明、太阳配条口穴透承山穴。

需要注意的是肩前穴、肩贞穴要把握好针刺角度和方向，切忌向内斜刺、深刺；阳陵泉深刺或透向阴陵泉；条口透承山可用强刺激；局部畏寒发凉可加灸；肩部针后还可加拔火罐并行走罐；余穴均按常规针刺。凡在远端穴位行针时，均需令患者活动肩部。

（2）针刀疗法　根据疾病症状不同选择不同的治疗点，患者取侧卧体位，患侧向上，充分暴露肩部，手臂平放在躯体上，定以下5点，常规消毒，铺无菌巾。

1）喙突点　左手拇指扪及喙突，指尖顶住下缘，右手持针，刀口线与臂丛走向平行，到达喙突骨面后，调转刀口90°，与肱二头肌短腱垂直，针体向头部方向倾斜45°，紧贴喙突排切3刀，松解挛缩的肱二头肌短腱及深面的滑囊，将针提起2mm，刀口线仍与臂丛神经平行，针体向内下方倾斜60°，紧贴喙突外上缘排切2～3刀，松解挛缩喙肱韧带，深度达韧带深面1cm，此点是针刀治疗肩周炎的关键所在。

2）结节间沟　刀口线与肱二头肌长头腱平行，针刀体与该平面垂直，刺入肌腱深面，在间沟骨槽面做纵行疏通，横行剥离各1次即可。

3）肱骨大结节外下部小圆肌止点　刀口线与上臂平行，针刀体与大结节骨面垂直，刺达骨面后排切3刀即可。

4）肩胛骨外缘压痛点，即大圆肌起点　刀口线与小圆肌肌纤维平行，针刀体与腋下皮面呈75°刺入，达肩胛骨外缘骨面，做纵行疏通与横行剥离，亦可切开2~3刀。

5）冈上窝最外缘，冈上肌肌腱腹结合部　在肩峰内缘1.5cm处进针刀，刀口线与冈上肌走向平行，针体向外下倾斜15°，深达冈上窝骨面，将冈上肌的腱腹结合部沿骨面铲起，松解因腱腹结合部缺血、渗出导致的粘连。炎症重、疼痛剧烈的患者可用2%的盐酸利多卡因2mL、曲安耐德25mg的混合液在以上5点行注射。术毕，贴创可贴。

（3）*麻醉下手法松解*　适用于发展成冻结肩、功能严重受限者，可采用肌间沟臂丛或肩胛上神经阻滞，待阻滞完善后，采用手法松解肩关节周围软组织粘连。具体方法：操作者一手握住患肢前臂，另一手握住肩部，将患肢外展90°，并向头部方向屈曲，徐徐向床面按压，直至将上肢贴于床面，臂上举180°，休息数分钟后，嘱患者坐起，将患肢内旋，使手指触及对侧肩胛骨，手在头后摸到对侧耳轮，再内收，使肘关节达胸骨中线，掌心达对侧肩部。此疗法有即刻恢复功能之效，但手法松解本身也是肩关节周围组织的新的创伤。因此，松解术后应适当局部休息，避免制动以防造成新的粘连。

6. 神经阻滞疗法　肩关节主要由腋神经核肩胛下神经支配，管理肩胛肌群的运动。且肩关节周围自主神经分布密集，常因疼痛刺激引起反射性的局部血液循环障碍，从而形成疼痛的恶性循环。神经阻滞疗法可通过阻滞相关支配神经达到阻断恶性循环、改善局部血液循环、松弛肌肉痉挛、消除局部炎症、促进局部组织新陈代谢的目的。

（1）*腋神经阻滞*　一般在四边孔处进针。当针尖触及肱骨外科颈后内侧受阻，退针少许，回抽无血，可注射消炎镇痛液5~10mL，每周1~2次，5次为一疗程。

（2）*肩胛上神经阻滞*　肩胛上神经阻滞是治疗肩关节周围炎常用的阻滞方法，适用于肩部疼痛广泛、肩胛上神经走行部位有压痛者。注射时，针尖应刺入肩胛切迹内。肩胛切迹位于肩胛骨中点外上方2cm处。进入皮肤后，寻找肩胛切迹，找到切迹使针尖向深部刺入0.3~0.4cm，回抽无血即可注入消炎镇痛液。有效者在注药数分钟后可于肩部、上肢出现温暖感，僵硬、疼痛消失，肩关节活动度范围增大。每周治疗2~3次，5次为一疗程，宜连续治疗4~5个疗程。

（3）*局部痛点阻滞*　准确的痛点定位和穿刺是决定治疗效果优劣的重要环节。治疗前应在肩关节周围寻找局限性压痛点，多见于肱骨大结节、小结节、肱二头肌间沟、喙突、三角肌附着点、肩锁关节、肩峰下或四边孔等处。穿刺中或有明显异感时，每个点注射消炎镇痛液2~3mL，1~3次为一疗程。

（4）*星状神经节阻滞*　适用于病情顽固或因外伤引起的单侧肩关节周围炎的患

者。早期行星状神经节阻滞可以起到预防反射性交感神经营养不良的作用。同时也可促进颈、肩、上肢的血液循环，改善局部营养状态，消除肩关节周围炎症。

（三）预防保健

1. 注意防寒保暖　肩部受凉是肩周炎的常见原因。寒冷湿气侵袭机体可引起肌肉组织和小血管的收缩，组织的代谢减慢，从而产生较多的代谢产物，如乳酸及致痛物质聚集，使肌肉组织受刺激而发生痉挛，久则引起肌细胞的纤维样变性，肌肉收缩功能障碍而引发各种症状。因此，在日常生活中注意防寒保暖，特别是避免肩部受凉，对于预防肩周炎十分重要。

2. 加强功能锻炼　肩周炎的锻炼非常关键，要注重关节的运动，可练习太极拳、太极剑、门球等，或在家里进行双臂悬吊，使用拉力器、哑铃进行锻炼，以及常做双手摆动等运动，以帮助肩部功能的恢复。功能锻炼应注意运动量，以免造成肩关节及其周围软组织损伤。

3. 纠正不良姿势　经常伏案、双肩经常处于外展工作的人群是肩周炎的高发人群，因此，这类人群应注意调整姿势，避免长期的不良姿势造成慢性劳损和积累性损伤。

4. 注意相关疾病　有些肩周炎是由其他疾病引发的，如糖尿病、颈椎病、肩部和上肢损伤、胸部外科手术及神经系统疾病，患有上述疾病的人要密切观察是否产生肩部疼痛症状、关节活动范围是否减小，并应开展肩关节的主动运动和被动运动，以保持肩关节的活动度。

5. 对健侧肩积极预防　对于已经发生肩周炎的患者，除了要积极治疗患侧外，还应同时预防健侧发病。有研究表明，40%的肩周炎患者患病5～7年后，对侧也会发生肩周炎；约12%的患者，会发生双侧肩周炎。所以，对侧也应采取有针对性的预防措施。

第三节　肩峰下滑囊炎

一、概述

（一）定义

肩峰下滑囊炎又称为三角肌下滑囊炎，是因肩部的急慢性损伤、炎症刺激肩峰下滑囊而引起肩部疼痛和活动受限为主症的一种疾病。肩峰下滑囊炎是所有滑囊中发病最多的滑囊，也是局限性的肩痛疾患中最常见的，是引起肩关节周围炎的重要原因之一。

（二）病因病理

肩峰下滑囊炎可由直接或间接的外伤引起，但大多数发于肩关节周围退行性变，以滑囊底部的冈上肌肌腱损伤、退行性变、钙盐沉积最常见，偶尔也可因感染引起。

（三）临床特征

临床上肩峰下滑囊炎患者常以肩部痛、活动受限、肌肉僵硬和局部压痛为主要症状。肩部经常负重的人，右侧发病高于左侧，多见于30～40岁的男性，或曾有局部外伤史者。根据发病和病程可以分为3期：

1. 急性期　以突发的疼痛起病，疼痛往往是不可忍受的剧痛，因疼痛而夜不能寐，疼痛的部位以肩峰最剧烈，并向肩及拇指侧或颈部和肩胛方向放射。肩关节前后活动尚可，外展和旋转时则明显受限，并引发剧烈疼痛。一般持续10～14日。急性期由于滑囊肿胀，有时肉眼可见肩关节前部明显肿胀，三角肌前后缘处向外凸呈哑铃状，压其一侧使另一侧膨大凸出，而且局部压痛剧烈、敏感，睡眠时患肩不能受压。

2. 亚急性期　亚急性期的特点是发病缓慢，症状稍轻。在此期的滑囊炎，其归宿可能经过几个月而自然治愈或发展为冻结肩。

3. 慢性期　慢性期的特点是症状较轻，几乎无肌肉僵直和运动受限，常经过数年症状自然消失。临床上往往难以和肩周炎区分，可根据发病的急缓和病程进行诊断和鉴别。在该期也可因肩部过度活动或外伤使得症状突然加重而转为急性期。X线检查可在肩关节冈上肌肌腱部发现钙沉着，此现象对慢性滑囊炎有一定诊断价值。

二、康复评定

详见本章第二节相关内容。

三、康复治疗

（一）康复目标

肩峰下滑囊炎患者多能自愈。治疗的主要目的在于解除疼痛和预防肩关节的功能障碍。

（二）康复治疗方法

1. 一般疗法　详见本章第二节相关内容。

2. 常用药物疗法　急性期可以服用布洛芬、美洛昔康、塞来昔布等消炎镇痛药物缓解疼痛。中药可服用活血止痛胶囊、活络丸等。对肿痛明显者可外敷消瘀止痛膏。积液明显者可抽出囊内的积液，以生理盐水冲洗后，注入地塞米松5～10mg，多数患者症状可立即减轻。

3. 物理因子疗法　详见本章第二节相关内容。

4. 运动疗法　详见本章第二节相关内容。

5. 中医康复疗法

（1）*针灸疗法*　常选用天宗、肩井、曲池等穴位。局部可配合灸法，以温经散寒、疏经通络。

（2）针刀疗法　其他治疗无效者可行针刀治疗。取肩峰下定点，行针刀通透松解，纵行划开滑囊前壁、后壁，使滑液流出囊腔，被周围组织吸收。

（三）预防保健

详见本章第二节相关内容。

第四节　肩袖损伤

一、概述

（一）定义

肩袖损伤（rotator cuff injury）又名回旋肌套损伤，是以肩部疼痛、压痛，活动时加重、弹响，肩关节功能明显受限为主要表现的疾病，久者可伴有冈下肌等肌萎缩。

肩关节疼痛及功能障碍是肩关节疾病患者来院就诊的常见原因。其中17%～41%的患者最终被证实为肩袖损伤。由于肩袖损伤的诊断比较复杂，故一部分患者常被误诊为肩周炎。目前肩袖损伤主要依靠临床症状、肩关节特殊检查及辅助检查等。

（二）病因病理

对肩袖损伤的病因有退变学说、血运学说、撞击学说及创伤学说四种主要论点。退变学说认为，随年龄增长，肌腱退化变性可出现肌腱部分断裂及完全性断裂，引起肩袖损伤。血运学说认为，冈上肌肌腱远端1cm、冈下肌肌腱远端1.5cm等区域为乏血管区，是诱发肩袖损伤的重要因素。撞击学说认为，95%的肩袖断裂是由于撞击引起，包括冈上肌肌腱、肱二头肌长头腱及肩峰下肌腱等部位的撞击性损伤。创伤学说作为肩袖损伤的重要病因已被广泛接受。劳动作业损伤、运动损伤及交通事故都是肩袖创伤的常见原因。

肩袖病变主要包括肌腱炎伴或不伴有钙化的退行性改变及肌腱撕裂、挫伤、出血等。其中，大部分是磨损改变或者肌腱退变，小部分为肩袖撕裂属急性外伤。

肩袖损伤的病理分期可分为3期。

Ⅰ期：主要表现为肩袖尤其是冈上肌肌腱的水肿和出血，在年龄小于25岁的有症状患者中较为典型。

Ⅱ期：炎症继续发展，更多的纤维组织形成，即纤维变性和肌腱炎，以25～40岁患者多见。

Ⅲ期：部分或完全性肩袖撕裂，主要是40岁以上患者。

肌腱钙化是肩袖损伤较常见的征象之一，它可以发生在肩袖的任何部位，其中约90%发生在冈上肌肌腱。肌腱发生退变后可导致钙质沉积，当钙化物增大则可引起肩峰下滑囊出现炎性反应，呈急性发病，形成钙化性肌腱炎。

（三）临床特征

1. 临床表现 患者多有外伤史，以45岁以上男性体力劳动者和运动员多见。患者疼痛主要表现为肩关节外侧部和上臂外侧持续性钝痛，可放射至颈部、前臂桡侧手指。局部温度高时肩部变热、痛域降低，故夜间因被窝内温度高而疼痛加重。

2. 体格检查 查体可在肱骨大结节及其后、下缘检出深压痛，肩峰下、冈上肌也有明显压痛。患者多伴有肩关节活动受限，疼痛以外展高举60°～120°时最为严重。因在此范围内，冈上肌肌腱止点处被挤压在肩峰和肱骨头之间，超过此范围则疼痛减轻或消失。在0～60°时，肌腱未被挤压；120°以上时，大结节已经深入到肩峰下也不被挤压，所以只在60°～120°时疼痛最为明显，故称之为疼痛弧。病程长的患者，肌纤维束的体积变小，力量减弱，多呈失用性萎缩。

3. 辅助检查 X线检查多无异常改变，病程长者可显示晚期骨关节的继发性改变，如骨质疏松、密度不均也可显示肌肉、肌腱钙化和骨化影。

二、康复评定

详见本章第二节相关内容。

三、康复治疗

（一）康复目标

肩袖损伤康复的主要目标是提高关节活动度，防止粘连性关节滑囊炎，加强肩关节周围肌肉力量，降低应激性反应等。

（二）康复治疗方法

1. 一般疗法 对于急性损伤的患者应充分制动、休息。需将上臂外展30°予以制动，使肩袖肌松弛，使之得到充分的休息。短期制动待肿胀缓解后进行功能锻炼。

2. 常用药物疗法 疼痛明显的患者可口服非甾体消炎药物如美洛昔康、塞来昔布及活血化瘀类中成药，以达到抗感染、消肿、止痛的效果。

3. 物理因子疗法 损伤较轻的患者在休息制动期间可适当配合物理因子治疗以改善临床症状。常用物理因子疗法包括冷疗法、中频电疗法、低频电疗法、超短波疗法、超声波疗法等。

4. 中医康复疗法

（1）*推拿疗法* 急性期以轻手法为主，慢性期手法宜稍重。施行手法时，先用拿法，拿捏冈上部、肩部、上臂自上而下，疏通经络，然后以冈上、肩部为重点，自上而下揉摩，舒筋活血，后用拇指反复点按冈上肌至肩部数次，最后术者一手扶住患肩，另一手托住肘部，将肩部摇转外展高举，反复操作数次，每日1次，10次为一疗程。

（2）针刀疗法　适用于陈旧性冈上肌损伤。患侧上肢外展90°，在痛点及冈上肌肌腱肱骨大结节处将针刀刀口线与冈上肌纵轴平行刺入，深度直达骨面，针体与上肢呈135°角，先纵行后横行剥离。若病变在冈上窝，患者坐位，稍弯腰，患肢自然下垂放置大腿上，针刀刀体与背部平面呈90°角，针刀刀口线与冈上肌纤维走向平行刺入，深度达骨面，先纵行后横行剥离。

5. 痛点阻滞　寻找痛点，针对性进行阻滞治疗，阻滞药物要注射到痉挛的肌束、变硬的条索内。也可进行肩胛上神经阻滞，以缓解疼痛。

6. 手术疗法　对于上述治疗效果不理想者，可在肩关节镜下进行微创治疗。

（三）预防保健

详见本章第二节相关内容。

第五节　肩胛－肋骨综合征

一、概述

（一）定义

肩胛－肋骨综合征是引起肩部、上肢复杂性疼痛的重要原因之一。该病临床较为常见，发病患者中30～40岁者约占1/3。患者常以肩胛区、背部疼痛向枕部、肩壁部、前胸处扩散为主。

（二）病因病理

该病的发病机制尚不是明确。局部原因多与上肢和躯干某些频繁不协调的劳动姿势有关，如肩胛骨不断的过度外展致使肩胛骨经常移向肋角上方，致使附着在肩胛骨内上角与内侧缘的肩胛提肌和大小菱形肌的肌肉、筋膜及其附近的骨膜长期受到牵拉或摩擦产生慢性挛缩、纤维组织炎症或移位的滑囊炎。

（三）临床特征

早期患者多表现为肩胛骨内侧缘区有局限性疼痛，随着病情发展，疼痛逐渐加重，并向患侧头枕部、肩峰部、上肢尺侧及前胸部等处放射。疼痛呈间歇性反复发作，可持续数年不愈。查体可见在肩胛骨上内侧部（肩胛骨内上角与内侧缘中点），相当于肩胛提肌时，痛点更明显。

二、康复评定

常采用视觉模拟量表（VAS）测定，或通过简明McGill疼痛问卷对患者的疼痛情况进行综合评估（具体方法详见第二章相关内容）。

三、康复治疗

（一）康复目标

肩胛－肋骨综合征临床常与颈椎根性痛及肩关节固有疾病混淆，康复治疗的主要目的在于解除疼痛，改善肩胛提肌功能。

（二）康复治疗方法

1. 常用药物疗法　　详见本章第四节相关内容。

2. 物理因子疗法　　可沿肩胛提肌止点或菱形肌止点应用超声波疗法、干扰电疗法、激光疗法等，具有一定的镇痛作用。

3. 中医康复疗法

（1）*针灸疗法*　　可选用天髎、神堂、中渚、外关、足临泣等穴位，以及肩胛内侧之间肋骨骨面上阳性反应点进行局部针刺治疗。

（2）*针刀疗法*　　患者取坐位，低头，沿肩胛骨内上角的边缘，使刀口线方向与肩胛提肌纵轴平行，针体与背部平面成90°进针，达肋骨表面，先纵行剥离，然后将针体倾斜，使其和肩胛骨平面成130°，在肩胛骨边缘骨面上做纵向切开剥离松解。

4. 神经阻滞疗法　　急性期患者一般采用痛点阻滞疗法可取得较好疗效。触摸确定痛点后，用4号长针头刺向肩胛骨下方，滑入深部，出现针感后注入消炎镇痛液3～5mL。

（三）预防保健

此病与肩关节频繁活动有关。关节肌肉长时间劳损可产生炎性渗出、增生、肥厚，进而影响胸壁关节的正常活动。长期伏案工作或学习，肩胛提肌长时间处于紧张状态，或运动不慎、过度负重亦可造成肩胛提肌的损伤。因此，在疾病发作期间应注意局部休息，避免提抬牵重物及耸肩动作。

第六节　菱形肌损伤

一、概述

（一）定义

菱形肌损伤又称为菱形肌功能紊乱，是引起肩背部疼痛的主要原因之一。

（二）病因病理

菱形肌损伤与颈部活动及肩胛骨活动有关，常因肩挑、扛抬、手提等长期负重，长期伏案写字、打字等损伤引起。菱形肌与肋骨相邻，急性损伤出血，日久结疤粘连，若伤处恰在肋骨上，便与肋骨粘连，影响菱形肌的伸缩运动而发病。当上肢勉强活动时，牵拉粘连处还可引起新的损伤，而出现急性症状。

（三）临床特征

1. 临床症状和体征 患者常有肩挑、扛抬、手提等长期负重的病史及长时间伏案写字、打字等劳损史。患者早期表现为颈背部酸胀不适，逐渐发展为持续性钝痛，并可向颈、腰部放射，引起颈腰部僵硬。急性损伤者以肩背部疼痛为主。病情严重者患者常出现仰头、耸肩时疼痛加重而活动受限。查体在肩胛骨内侧缘和脊柱之间可触及硬性条索并有压痛。

2. 特殊检查

（1）耸肩抗阻试验 患者坐位，医者在背后以两手按压患者双肩，嘱患者耸肩，肩背部出现疼痛者为阳性。

（2）仰头挺胸试验 患者仰卧，双上肢放于身体两侧，嘱患者做仰头挺胸、双肩向后扩展的动作，肩背部出现疼痛为阳性。

根据患者的病史、症状、体征，以及耸肩抗阻试验阳性、仰头挺胸试验阳性可做出诊断。

二、康复评定

采用视觉模拟量表（VAS）测定对患者的疼痛情况进行综合评估，具体方法详见第二章相关内容。

三、康复治疗

（一）康复目标

该病的康复目标是采用不同的治疗方法改善菱形肌功能紊乱状态，消除疼痛。

（二）康复治疗方法

1. 常用药物疗法 详见本章第四节相关内容。

2. 物理因子疗法 沿肩胛内侧缘、菱形肌止点，应用干扰电疗法、激光疗法、超声波疗法、超短波疗法、磁疗法等，可以缓解局部疼痛。

3. 中医康复疗法

（1）针灸疗法

1）肩胛下肌内侧针法 患者反坐于靠背椅上或俯卧，患肢尽量做摩脊动作使肩胛骨向后翘起，术者从翘起的肩胛骨旁平刺进针，针尖斜向肩关节方向，紧贴肩胛骨前面刺入1.5~3寸（切勿刺入胸腔），得气后行捻针术使肩胛部酸胀为宜。

2）肩胛下肌外侧针法 患者反坐于靠背椅上或仰卧，患肢尽量外展上举或将手置于头后，术者从腋窝内后壁循肩胛骨前缘进针，向内后上方紧贴肩胛骨面刺入1.5~3寸（切勿刺入胸腔），得气后行捻针术使肩胛部酸胀为宜。

3）肩胛下肌止点针法　　于肱骨小结节压痛处（阿是穴）直刺1.5～3寸。

（2）针刀疗法　　对菱形肌起止点采取松解剥离，分离粘连的针刀微创手术。患者正坐在方凳上，患侧上肢自然放胸前，略向健侧，找准痛点，沿肋骨于菱形肌上做横行剥离治疗。进针刀时，不可刺入肋间，以防刺伤肋间神经或穿透胸膜。肿胀严重者，可在术毕用25mg强的松龙加120mg普鲁卡因在患处封闭，局部无肿胀者，可不必封闭，5日后不愈，再做1次，一般不超过3次即治愈。临床操作时应注意针刀刺入不可过深，应达肩胛骨骨面，勿刺入肋间隙。

（3）推拿疗法　　患者俯卧，胸前垫软枕，患侧上肢垂于床边或内收内旋置于腰部做摩脊动作，术者一手置于患侧肩关节前部向后向内推使患者肩胛骨翘起，另一手示中环指插入翘起的肩胛骨前面点揉肩胛下肌的起点，而后使患者上肢被动内收内旋抗阻5～10秒，反复3～5次；患者仰卧，患肢外展上举或置于头后，术者一手固定患者肘部，另一手拇指于患侧腋窝内后壁处点揉肩胛下肌肌腹，再用大鱼际按揉肩关节前部、肱骨小结节压痛处，后嘱患者将手置于头后被动前屈内收抗阻5～10秒，反复3～5次；揉按放松患侧斜方肌、菱形肌、肩胛提肌、冈上肌、冈下肌、小圆肌、三角肌，行肩关节牵抖归挤法后手法结束。

（三）预防保健

在日常工作与学习中，维持单一姿势时间过长，尤其是上半身前倾的“含胸”坐姿，这在伏案工作者中最为常见。含胸在医学上称为上交叉综合征，实际上属于一种肌肉不平衡；胸大肌过紧及缩短，相对的肌肉－菱形肌和斜方肌中下束则被拉长及软弱，直接影响脊椎正常生理弯曲，使胸椎向后弯曲更多，这样很容易造成菱形肌损伤。严重的还会导致肌肉痉挛，也是菱形肌扭伤的表征，即一般人所经常感到的背部肌肉痛。因此，应避免长时间重复同一动作，如伏案工作、敲击鼠标、开车打方向盘等。

第七节　冈上肌肌腱炎

一、概述

（一）定义

冈上肌肌腱炎又称冈上肌综合征、外展综合征，是指冈上肌肌腱在外伤或劳损作用下致肌腱局部产生无菌性炎症，以疼痛、功能障碍为主要临床表现的疾患。本病好发于中年以上患者，体力劳动者、家庭主妇、运动员多见。

（二）病因病理

急性外伤、慢性劳损及中年以后冈上肌发生退行性变化为发生冈上肌肌腱炎的主要原因。冈上肌起于肩胛骨冈上窝内侧，向外于肩峰下通过，移行为短而扁平的肌腱，止于肱骨大结节的外上方。肩峰与冈上肌肌腱之间有肩峰下滑囊相隔，以减轻两者之间的摩擦。当肩部外展至水平位时，肩峰下滑囊完全缩进肩峰下面，冈上肌肌腱很容易受到摩擦，日久形成劳损，出现肌腱充血、水肿、肌纤维断裂等无菌性炎症变化，即为冈上肌肌腱炎。中年以后，冈上肌发生退行性变化使肌肉更易劳损，呈慢性炎性病变，临床比较多见。肩部急性伤筋，将加重冈上肌肌腱的退变，转变为冈上肌肌腱炎。

由于冈上肌肌腱表面与肩峰之间为肩峰下滑囊，所以，冈上肌肌腱炎、肩峰下滑囊炎二者往往并存且相互影响。多数肩峰下滑囊炎继发于冈上肌肌腱病变。

（三）临床特征

患者多有急慢性损伤史和劳损史，起病缓慢。疼痛以肩外侧疼痛最为明显，并扩散至三角肌附着点，可向上下方向放散。肩关节活动受限，当肩关节外展至60°～120°时，可引起明显疼痛而致活动受限；肱骨大结节处、三角肌止点处有明显压痛。X线检查可见冈上肌肌腱钙化、骨质疏松。

二、康复评定

采用视觉模拟量表（VAS）对患者的疼痛情况进行综合评估，具体方法详见第二章相关内容。采用量角器或电子角度尺等测量病变肩关节外展情况。

三、康复治疗

（一）康复目标

康复治疗的主要目的在于解除疼痛，改善肩关节功能。

（二）康复治疗方法

1. 常用药物疗法　口服非甾体消炎药可以缓解局部疼痛。中医治宜舒筋活血、通络止痛之法，可内服舒筋活血汤，外贴伤湿止痛膏、麝香止痛膏等。

2. 物理因子疗法　沿冈上肌止点、三角肌肌腹部等部位，应用低频电疗法、超声波疗法、磁力疗法、超短波疗法等缓解局部疼痛，改善肩关节功能障碍。

3. 中医康复疗法

（1）针灸疗法　取天宗、肩髃、肩髎、曲池穴等或阿是穴进行针刺，可结合灸法，每日1次。

（2）针刀疗法　患者坐位，在冈上肌止点肱骨大结节压痛点处定点，将刀口线和冈上肌纵轴平行刺入，达骨面，进行纵行疏通，横行剥离松解治疗。

（3）推拿疗法　先用㨰法施术于患者肩外及肩后部，同时配合肩关节的外展、内收及内旋活动。再用拇指点揉肩井、缺盆、秉风、肩髃、肩贞、曲池等穴，以局部酸胀为佳；并用拇指弹拨肩部各痛点，以患者能忍受为度；最后，抖上肢10次，在肩关节周围施擦法治疗，以透热为度。

4. 痛点阻滞　疼痛较为严重时，可应用糖皮质激素局部封闭注射。常用强的松龙0.25mL，加1%普鲁卡因或利多卡因2mL混合注射，每周1次，以4次为限。

（三）预防保健

急性期疼痛者不宜活动，可用三角巾悬吊患肢固定。慢性期要进行患肢功能锻炼，如肩外展、前屈、外旋等，以舒筋活络，恢复肩臂活动功能。

第八节　肱二头肌长头肌腱腱鞘炎

一、概述

（一）定义

肱二头肌长头肌腱腱鞘炎是指肱二头肌长头肌腱在肱骨结节间沟处受到损伤而使肩关节活动障碍的疾病。本病好发于40岁以上的中年人，长期反复过度活动的体力劳动者多见，是常见的肩关节疾病，若不及时治疗，可发展成肩周炎。

（二）病因病理

本病多因肩关节的急性外伤、慢性劳损所致，但大多是肌腱长期遭受磨损而发生退行性变的结果。肱二头肌长头肌腱经肱骨结节间沟后进入肩峰下间隙前部，止于肩胛骨的盂上粗隆。当肩关节内收、内旋及后伸时肌腱滑向上方；而外展、外旋、屈曲时肌腱滑向下方。肩关节的急性外伤或长期反复机械性刺激都可使该处的肌腱与腱鞘的摩擦增加，引起此肌腱腱鞘的充血、水肿、细胞浸润等炎症变化，使腱鞘管壁增厚、鞘腔变窄，从而导致肌腱在腱鞘内的滑动功能发生障碍而出现相应的临床症状。

（三）临床特征

肩关节前部疼痛，夜间加剧，可向上臂前外侧放射，肩部活动后加重，休息后好转。急性期不能以患侧卧位，穿、脱衣服困难。早期肩活动尚无明显受限，但外展、后伸及旋转时疼痛逐渐加重，肩关节活动受限，患手不能触及对侧肩胛下角。肱骨结节间沟处压痛明显。病程较久者，或合并肩周炎或其他疾病者，可见肩关节僵硬和肌肉萎缩。检查时肱骨结节间沟或肌腱上有压痛。在急性期，可致肩关节主动和被动活动受限，三角肌可出现保护性痉挛。在前臂旋后位抗阻力屈肘时，在结节间沟处出现疼痛，称Yergason征，是诊断肱二头肌长头肌腱腱鞘炎的主要依据。

肩部后前位X线检查常无明显异常。疑为本病时应常规摄肱骨结节间沟切线位X线片。部分患者可见结节间沟变窄、变浅、沟底或沟边有骨刺形成。

二、康复评定

采用视觉模拟量表（VAS）测定对患者的疼痛情况进行综合评估，具体方法详见第二章相关内容。

三、康复治疗

（一）康复目标

康复治疗的主要目的在于解除疼痛，预防疾病进一步发展。

（二）康复治疗方法

1. 常用药物疗法 详见本章第七节相关内容。

2. 物理因子疗法 沿肱二头肌结节间沟等部位，应用低频电疗法、超声波疗法、超短波疗法、传导热疗法等可缓解局部疼痛，改善肩关节功能障碍。

3. 中医康复疗法

（1）*针灸疗法* 取肩髃、肩前、天宗、巨骨、曲池等穴进行针刺，每日 1 次。

（2）*针刀疗法* 患者仰卧，肩关节外展 15°～30°，在结节间沟处取 2～3 点，刀口线与肱二头肌长头腱平行，针体与骨面垂直进针。刺入结节间沟后，先纵行点切松解，再将针体向肩峰方向倾斜 45°进行疏通松解。

（3）*推拿疗法* 采用揉、拿、捏、擦、抖等手法和其他手法使肩关节被动活动，改善局部血供，促进功能恢复。

4. 痛点阻滞 在肱二头肌间沟压痛最明显处，先注入 1% 普鲁卡因 5mL，然后以醋酸氢化可的松或强的松龙 1mL（25mg）行鞘内注射，每周 1 次，可用 1～3 次，应严格无菌操作，多数疗效显著。有的患者注射 3 日内可因药物反应而使症状稍有加重。

5. 手术治疗 疼痛严重、关节活动明显受限，经半年以上非手术治疗无效者，可考虑手术治疗。手术可在结节间沟下方将肱二头肌的长头切断，远断端与短头缝合或固定于肱骨上端。术后，上肢贴胸包扎 2 周，然后开始体育锻炼。

（三）预防保健

疼痛缓解后即行功能锻炼，防止发生冻结肩。

1. 肩部主动活动 弯腰使患肢放松下垂，作肩部摆动运动，一日多次。

2. 爬墙运动 患手顺墙向上活动，逐渐恢复肩部外展和上举。

3. 滑车带臂上举法 两手分别拉住装在墙上的滑轮绳子两端，上下来回滑动，以恢复肩部外展活动。

第九节 肩手综合征

一、概述

（一）定义

肩手综合征又称反射性交感神经营养不良，是脑卒中较常见的并发症，是指在原发病恢复期间突然出现病侧腕和手肿胀、疼痛及肩关节疼痛，并使手的运动功能受限，严重的可引起手及手指挛缩畸形，最终导致手功能完全丧失。因此，应对肩手综合征应给予足够的重视，及早治疗。引起肩手综合征的疾病主要为卒中和脑外伤，另外颈椎病、上肢外伤、截瘫、肩关节疾病也可发生。

（二）病因病理

该病病因不清。有学者认为，本病是由于自主神经系统障碍导致血管舒缩机制改变而引起；另有学者提出，本病在一些疾病状态下可引起肢体血液循环改变，致使手和肩的组织产生水肿而发病。脑卒中患者一些特有因素具有诱发作用，如：腕关节异常屈曲、对患侧各关节的过度牵拉、长期患侧肢体输液、患侧手外伤等。

肩手综合征的发病机制尚不清楚，可能与交感神经系统功能障碍、肩手泵功能障碍学说（肩手的血液回流有赖肩泵和手泵的动力即肌肉运动）等有关。

（三）临床特征

肩手综合征按照病情演变分为三期：

1. 第一期 早期或急性期。患者患侧肩部疼痛，活动受限。病侧手指、手腕突然肿胀，水肿以手背明显，包括掌指关节和手指皮肤皱纹消失，水肿处柔软膨隆，向近端止于腕关节；出现皮肤潮红、皮温增高等血管运动性改变；手指多呈伸直位，屈曲时受限，被动屈曲时可引起疼痛。X线检查多可见肩手部骨骼局灶性脱钙。

脑卒中患者第一期持续3～6个月，20%是两侧性。如在症状出现时立即治疗，常可控制其发展，并且治愈；如不及时治疗则很快转入第二期。

2. 第二期 后期或营养障碍期。手和手指有明显难以忍受的压痛。肩痛及运动障碍和手部的自发疼痛及手的肿胀减轻，手及上肢皮肤菲薄、皮肤温度降低，手部小肌肉明显萎缩，手掌肌腱肥厚，手掌呈爪形，手指挛缩。X线检查可见病侧手骨质疏松样变化。肉眼可看到在腕骨间区域的背侧中央及掌骨和腕骨结合部出现明显坚硬的隆起。

脑卒中患者第二期平均持续3～6个月，预后不良，为了将障碍减少到最低程度，必须积极治疗。

3. 第三期 末期或后遗症期。肩手部水肿和疼痛可完全消失，而肌肉萎缩明显，形成挛缩畸形；关节活动度则永久丧失。X线检查可见患肢广泛骨质疏松。第三期是不可逆的终末阶段，病侧手完全废用，成为终生残疾。

二、康复评定

1. 详细了解肩手综合征的致病原因，发生、发展及治疗情况。

2. 采用视觉模拟量表（VAS）测定对患者的疼痛情况进行综合评估，具体方法详见第二章相关内容。

3. 应用徒手肌力检查法（MMT）、Brounstrom运动功能恢复分期和FugleMeyer运动功能评定，综合评估患侧上肢功能情况。

4. 应用改良 Barthel 指数（MBI）及功能独立性评定（FIM），综合评定患者日常生活活动能力。

三、康复治疗

（一）康复目标

肩手综合征严重影响患者上肢运动功能的恢复，应尽可能地防止引起肩手综合征，如避免患者上肢尤其是手的外伤（既便是小损伤）、疼痛、过度牵张及长时间垂悬；已有浮肿者应避免在患侧静脉输液。由于肩手综合征早期治疗可取得较好的效果，故应早诊断早治疗。治疗的主要目标是尽快地减轻水肿、疼痛和僵硬，改善手腕关节的活动度，恢复手的功能。

（二）康复治疗方法

1. 药物治疗　主要选用非甾体消炎药以缓解局部疼痛，亦可口服皮质激素治疗，如泼尼松 30mg，每日 1 次，以减轻局部的炎症反应。

2. 物理因子疗法　手指或末梢的向心性加压缠绕是一种简单、安全且非常有效的治疗周围性水肿的方法。具体方法是用一根粗 1 ~ 2mm 的长线，从远端缠到近端，先缠绕拇指，然后再缠绕其他每个手指，最后缠绕手掌和手背，一直到腕关节以上，每天可以反复进行。

其他物理因子疗法包括冷疗、冷热水浴、旋涡浴、蜡疗、按摩、经皮神经电刺激、超短波、生物反馈等均可用于治疗。

3. 运动疗法

（1）*主动运动*　在可能的情况下，练习主动活动，如训练患者旋转患肩、屈伸肘腕关节，但要注意适量适度，以患者自觉能承受的感觉为度，避免过度运动而人为损伤肌肉及肌腱。由于患侧上肢体重负重训练是引起肩手综合征的原因之一，故应禁忌。

（2）*被动运动*　医护人员帮助活动患肢，顺应肩、肘、腕各关节的活动，活动应轻柔，以不产生疼痛为度。在中风后 24 小时即可进行被动运动训练，越早越好，以预防肩痛的发生，维持各个关节的活动度。

4. 中医康复疗法　可选用活血化瘀、通络止痛的中药穴位烫疗，也可选用针灸、推拿治疗。

5. 痛点阻滞　疼痛较剧者可用强的松龙 0. 25mL 加 1% 普鲁卡因 2mL 行肩关节腔内注射，缓解症状。

6. 交感神经阻滞　星状交感神经节阻滞对早期病变非常有效，可使肩疼痛及手肿胀减轻或消失，但后期效果欠佳。可用 1% 可卡因 7mL 加可的松 2mg 的混合液行病侧星状交感神经节阻滞，每周 2 ~ 3 次。

（三）预防保健

肩手综合征预防的目的在于消除所有引起水肿的原因，要注意患者卧位和坐位的体位摆放。如果患者腕部尚不能处于过屈或偏瘫侧肢体不能悬垂于轮椅外，则在其能自己照顾好偏瘫肢体之前应用轮椅桌板，并将手放在上面以防受伤。

当患者用偏瘫上肢进行负重练习时应格外小心，治疗师应帮助患者控制运动，如患者活动中有不适或疼痛，护士应改变手的位置，如仍有疼痛，应停止该活动。如需要为患者输液，应尽量避免在偏瘫手上做静脉穿刺。患者家属应帮助患者避免手部损伤；不要使用热水瓶。

第七章 胸背部痛

第一节 胸背部痛概述

胸背部疼痛在临床上也较为多见，胸壁的骨关节、肌肉、肌筋膜、肋间神经、脊柱、胸膜及胸腔脏器等均可引起胸痛。由于胸腔内包括心、肺等脏器，故胸痛时应辨清其疼痛来源。

一、胸背部痛的相关解剖

胸背部骨骼有胸骨、肋骨及后背的胸椎椎骨。胸骨位于胸前面正中；肋骨前面借肋软骨与胸骨相连，左右共 12 对；肋骨后面与胸椎的椎体及横突连接形成肋小头关节和肋横突关节；胸椎位于后背正中，上接颈椎，下连腰椎，12 个胸椎体借椎间盘、上下关节突的小关节相连接为脊柱胸段。胸背部软组织由浅入深依次为皮肤、浅筋膜、深筋膜、肌层及胸壁的血管神经。胸背部浅筋膜厚实而致密，肌肉由背肌及部分腹肌组成。胸部的肌肉为胸大肌、胸小肌、肋间内肌及肋间外肌。背部及侧部的肌肉有斜方肌、背阔肌、肩胛提肌、菱形肌、上后锯肌、下后锯肌、竖脊肌及腹内斜肌、腹外斜肌和腹横肌。胸腔的底部为膈肌，膈肌随呼吸而上下移动。肋间神经由胸神经前支发出，各自独自行走于相应肋骨的肋间神经沟内，分布于胸肋部的肌肉及皮肤。

二、胸背部痛的病因

胸背痛的病因很多，外伤、退变、炎症、肿瘤、结核等病变均可产生疼痛，根据疼痛的发源组织，可分为 3 类。

1. 胸壁组织产生的疼痛　由胸壁的皮肤、肌肉、骨骼、关节及胸膜病变引起的疼痛，疼痛性质为锐痛，定位准确，分界清楚，可因运动、按压及针刺等外力而引发或加重。病因多为外伤、劳损等机械性损伤，以及物理或化学损伤、生物因子、炎性刺激，多见于肋软骨炎、肋间神经痛、肌筋膜炎、棘突炎、胸椎退变性疼痛及带状疱疹等疾病。

2. 胸内脏器产生的疼痛　由胸内的心脏、肺脏、食管、气管及上腹部的肝脏、胆囊等引起，疼痛深在内部，性质为钝痛，或出现沉闷及不适感，定位模糊、界限不清，对牵拉、膨胀、冷热及缺氧敏感。病因为炎症、溃疡及结核肿瘤等，多见于冠心病、肺部感染、胸膜腔感染、膈下脓肿、肝脓肿、胆管疾病及这些脏器的肿瘤等疾病。

3. 牵涉痛 指胸部内脏病变引起胸背部体表部位的疼痛，疼痛区域或在病变脏器附近的皮肤，或在远离病变脏器的皮肤，但疼痛与病变脏器之间有固定的对应关系，局部按压疼痛不会加重，抚摸时疼痛可减轻，多见于心绞痛、胆囊炎等疾病。牵涉痛是内脏痛觉的一种重要生理特性，引起牵涉痛的解剖结构基础是内脏和体表的传入神经在二级神经元上共用一个通路或其他关联，导致内脏的病变引起这些神经支配的体表产生疼痛。

第二节　肋间神经痛

一、概述

（一）定义

肋间神经痛是指一根或几根肋间神经支配区的经常性疼痛，肋间神经痛不是一个独立的疾病，而是因各种疾病损害肋间神经而产生的一组症状，表现为胸部肋间或腹部呈带状疼痛，时有发作性加剧，有时被呼吸动作所激发，咳嗽、喷嚏时疼痛加重，疼痛剧烈时可放射至同侧的肩部或背部，是老年人常见的胸痛原因之一。

（二）病因病理

肋间神经痛有原发性和继发性 2 种，临床上多以继发性肋间神经痛为主，而原发性者很少出现。继发性肋间神经痛是原发病邻近组织和器官的病变，如脊柱和肋骨的损伤、胸部手术后、老年性胸椎退变、肋间部软组织纤维织炎、脊椎骨性关节炎、强直性脊柱炎、脊柱胸椎段畸形、胸椎硬脊膜炎、胸椎结核、胸椎段脊髓肿瘤、胸腔器官的胸膜炎、慢性肺部炎症、主动脉瘤等病变压迫胸神经根，肋间神经受到上述疾病产生的压迫、刺激，出现炎性反应而产生疼痛。胸神经由胸髓的前根和后根发出后合并而成，共有 12 对，出椎间孔后分为前支、后支和脊膜支，前支独自行走于相应肋骨的肋间神经沟内，即为肋间神经，分布于胸肋部的肌肉及皮肤。所以肋间神经痛出现于肋间神经分布区域，发病时可见疼痛由后向前，沿相应的肋间隙呈半环形放射。

另外，带状疱疹病毒引起的肋间神经炎或损害神经也是肋间神经痛的常见原因之一，故另辟带状疱疹后遗神经痛一节讨论。

（三）临床特征

临床多表现为一个或几个胸部肋间的经常性疼痛，多发于一侧 1 支或 2 ~ 3 支的神经分布区，多见于一侧第 5 ~ 9 肋间，疼痛性质可为刺痛或灼痛，并沿肋间神经分布。

时有发作性加剧，有时被较深呼吸动作所激发，或因咳嗽、喷嚏所加重。疼痛剧烈时可放射至同侧的肩部或背部，若病变侵及下节段肋间神经，可表现为由背部向腹部呈带状分布的疼痛。检查相应肋骨边缘及胸椎棘突旁有明显压痛，于肋间神经穿出椎间孔后在背部、胸侧壁、前胸穿出处压痛尤为显著。有些患者可出现原发病变的相应症状和体征。典型的根性肋间神经痛患者屈颈试验阳性，受累神经的分布区常有感觉过敏或感觉减退等神经功能损害表现。病程长的患者也可有肋间皮肤的触觉减退及肌肉发僵、痉挛或挛缩的体征。

X 线、CT、MRI 及心电图可发现一些脊柱及胸内脏器的原发病变，也可鉴别和排除心肺疾患所致的牵涉痛。

二、康复评定

采用视觉模拟量表（VAS）测定对患者的疼痛情况进行综合评估，具体方法详见第二章相关内容。

三、康复治疗

（一）康复目标

康复治疗应明确原发病灶，采用适当的治疗方法解除疼痛，预防疾病进一步发展。

（二）康复治疗方法

1. 病因治疗 继发性肋间神经痛应着重于原发疾病的治疗，应及时发现和处理由于肿瘤、带状疱疹、胸椎结核等疾病引起的继发性肋间神经痛。

2. 对症治疗

（1）*常用药物疗法* 可用非甾体消炎药如美洛昔康、塞来昔布等。对于中重度疼痛患者，可选用可待因、布桂嗪等药物。在服用镇痛药的同时，可配合应用 B 族维生素药物如甲钴胺片、维生素 B_1 和血管扩张药如地巴唑、烟酸和山莨菪碱等。

（2）*物理因子疗法* 可选用超短波疗法、偏振光疗法、磁疗法等物理因子疗法对症治疗。

（3）*中医康复疗法* 可取照海、丘墟、曲池、支沟、阳陵泉、华佗夹脊（病变相应节段）、蠡沟等穴位应用毫针刺法进行治疗。

（4）*神经阻滞疗法* 神经阻滞是治疗肋间神经痛的有效方法，也是常用的治疗措施之一，可采用胸椎旁神经阻滞、肋间神经阻滞、胸椎旁交感神经阻滞及局部痛点阻滞。其中，肋间神经阻滞较为常用。患者侧卧，患侧向上，取肋角处压痛点进针。当进针至肋骨后，沿肋骨向下移，滑过肋骨下缘，注射消炎镇痛液 1 ~ 1.5mL。穿刺时应注意进针深度，避免穿破胸膜引起气胸。

（三）预防保健

1. 应注意保暖，避免感冒，经常开窗通风，保持室内空气新鲜。

2. 多参加体育运动，增强自身的抵抗力，注意劳逸结合，不要过于劳累。

3. 平时注意保暖，身体出汗时不要立即脱衣，以免受风受凉。

4. 劳动时注意提高防护意识，搬抬重物姿势要正确，提防胸肋软骨、韧带损伤。

第三节　胸椎根性神经痛

一、概述

（一）定义

胸椎根性神经痛是胸段脊神经根因受压、刺激及损伤而引起该神经支配的区域神经疼痛、交感神经或血管损伤而产生的一组临床综合征。

（二）病因病理

长期肩背负重可致胸椎慢性劳损，另外，年老、病毒或者细菌感染、免疫障碍、代谢及血液循环障碍等引起胸椎退行性改变，以及炎症、肿瘤等均可造成胸椎损伤。这些原因可引起脊椎出现变形性病变、骨质增生、胸椎骨关节炎甚至椎间盘病理改变，压迫脊椎及神经根致胸椎椎管狭窄。当体重增加或急剧变换体位时，原病变部位易发生炎性反应，刺激附近的脊神经根与交感神经，使神经受压缺血而引起本病。

（三）临床特征

1. 疼痛部位　疼痛主要位于胸背部及两肩胛之间，上位胸椎病变引起的疼痛可放射至前胸，下位胸椎病变的疼痛可放射至腹壁。

2. 疼痛性质　疼痛沿着神经感觉纤维的皮肤分布区域放射，严重者可向相应的肋间、腹部及内脏方向放射，扭伤或长时间负重后疼痛发作或加重、夜间痛甚、疼痛呈钝痛或灼痛、疼痛剧烈时可向相应的肋间、腹部或内脏方向放射，转动身体、咳嗽均可诱发或加重疼痛。

3. 临床体征　叩击病变胸椎处有时可引起相应区域的疼痛。受累神经根区域的皮肤常显示感觉过敏及浅表疼痛。由于胸椎脊柱旁有交感神经分布，其有解剖位置相近的特点，故临床上胸神经根受损的同时，也往往有交感神经受损的表现，如心前区疼痛、胸痛胸闷、腹部疼痛等。

4. 辅助检查　X 线检查可显示胸椎间隙变窄、软骨硬化、椎体边缘骨赘形成、小关节增生肥厚甚至脊柱侧弯等变化。CT 及 MRI 可排除或明确诊断肿瘤。

二、康复评定

详见本章第二节相关内容。

三、康复治疗

（一）康复目标

明确胸椎神经根性痛的原发病变，针对性地进行原发疾病的治疗，在此基础上进行对症治疗以解除患者疼痛症状。

（二）康复治疗方法

1. 常用药物疗法　可选用非甾体消炎药如用塞来昔布或美洛昔康口服。对于疼痛较为严重、非甾体消炎药物效果不明显者，可选用加巴喷丁。必要时可选用可待因口服或肌肉注射。同时，可配合神经营养剂与血管扩张药如甲钴胺片、维生素 B_1、地巴唑等。

2. 物理因子疗法　详见本章第二节相关内容。

3. 神经阻滞疗法　神经阻滞是治疗本病的有效方法，也是常用的治疗措施之一，可采用胸椎旁神经阻滞、胸椎旁交感神经阻滞，严重者可采用硬膜外腔阻滞。

（三）预防保健

详见本章第二节相关内容。

第四节　Tietze 综合征

一、概述

（一）定义

Tietze 综合征是发生于肋软骨与胸骨交界处的非特异性、非化脓性炎症，表现为局部局限性的疼痛伴肿胀，所以又称肋软骨炎。1921 年德国学者 Tietze 首先发现并报道该病，其多见于青壮年，女性居多，老年人亦可发病，20～30 岁及 40～50 岁患者多见。

（二）病因病理

肋软骨炎是原因不明的肋软骨的无菌性炎症，可能的原因如下：

1. 一些病例报道，患者患本病前有病毒性上呼吸道感染病史，可引起胸肋关节面软骨的水肿及炎症等病理改变。

2. 长期搬运重物、胸部急剧扭转、胸部受打击或挤压、胸肋关节半脱位及剧烈咳嗽等造成胸肋关节软骨的急性损伤或慢性劳损，可导致胸肋关节面软骨的变性、增厚等无菌性炎症反应。

3. 免疫或内分泌异常引起肋软骨营养障碍。

4. 据报道，本病有些病理与结核病、全身营养不良、急性细菌性上呼吸道感染、类风湿关节炎相关。

5. 此病常发生在冬春之交和秋冬之交季节变换之时，提示与感受风寒湿邪有关。

（三）临床特征

该病起病缓慢，发病后其特点为受累的肋软骨膨隆、肿大、有明显的自发性疼痛和压痛，压痛的程度轻重不等，疼痛性质为钝痛或锐痛，痛点固定在相应肋软骨患病处，咳嗽、深呼吸、扩展胸壁等使胸廓活动加大时可使疼痛加剧，甚至不能举臂。

疼痛有时向肩及手臂放射，痛甚者可牵涉半身疼痛。局部表面皮肤无红、热等炎症改变。多数病例仅侵犯单根肋软骨，亦有个别病例两个以上或双侧多个肋软骨发病，常见的病变好发部位为左侧第 2 肋软骨，其次是右侧第 2 肋软骨以及第 3、第 4 肋软骨，一般 2 ~ 3 个月可自行缓解或消失。但部分患者反复发作，疼痛时轻时重，疼痛消失后，肿块留存较长时间，肿大的肋软骨甚至可持续数月或数年之久。

辅助检查中 X 线检查不能显示肋软骨，所以只能用于帮助排除胸内及胸壁的结核、肿瘤、肋骨骨髓炎等病变；CT 检查可见软骨肿胀及骨化；MRI 能够显示骨、软骨、滑膜及骨髓的活动性炎性改变；B 超可显示肋软骨肿胀及结构改建，可帮助对比双侧肋软骨的肿胀情况，病理活检无特殊发现，实验室检查一般无异常发现。

二、康复评定

详见本章第二节相关内容。

三、康复治疗

（一）康复目标

本病预后较好，一些患者不经治疗也可以自愈。治疗一般可采取药物、物理因子疗法、神经阻滞疗法等对症治疗以解除疼痛。

（二）康复治疗方法

1. 常用药物疗法　可选用非甾体消炎药如塞来昔布或美洛昔康口服。外用活血化瘀膏药也可取得止痛消炎效果。

2. 物理因子疗法　应用干扰电疗法、激光疗法、超声波疗法、超短波疗法、磁疗法、传导热疗法等可以缓解局部疼痛。

3. 神经阻滞疗法　疼痛严重者可于局部进行浸润，用确炎舒松、利多卡因于病变肋骨的上、下及前面 3 个点进行注射，每处 1 ~ 3mL；也可行相应肋骨的肋间神经痛阻滞。隔日 1 次，一般经 3 ~ 5 次显效。

4. 手术疗法　极少数患者局部疼痛剧烈、上述各种治疗无效，严重影响其生活和工作，并造成一定的精神负担；或为肿瘤引起的疼痛可行手术治疗切除病变的肋软骨。

（三）预防保健

1. 由于本病的发生可能与上呼吸道感染有关。因此，作好预防首先要避免上感。应经常开窗通气，使室内空气新鲜。少去公共场所，多参加体育活动，增强自身的抵抗力。必要时注射流感疫苗。

2. 日常注意保暖，防止受寒。身体出汗时不宜立即脱衣，以免受凉，衣着宜柔软、干燥；避免潮湿；注意劳逸结合，切勿过于劳累。

3. 劳动操作时，应提高防护意识，搬重物姿势要正确，不要用力过猛，提防胸肋软骨、韧带的损伤。

4. 多食蔬菜、水果，多食增强免疫的食物，如牛奶、鸡蛋、鱼类等，忌食辣椒等辛辣刺激的食物及含大量动物脂肪的食品；戒烟；戒烈性酒。

第五节 带状疱疹后遗神经痛

一、概述

（一）定义

带状疱疹是由水痘－带状疱疹病毒感染引起的一种病毒性皮肤病。皮疹一般有单侧性和按神经节段分布的特点，由集簇性的疱疹组成，伴有疼痛；年龄愈大，神经痛愈重。此病又称为蛇胆疮、串腰龙等。

带状疱疹后遗神经痛属于带状疱疹后遗症。一般认为，带状疱疹的皮疹消退以后，其局部皮肤仍疼痛不适且持续 1 个月以上者称为带状疱疹后遗神经痛，表现为局部阵发性或持续性的灼痛、刺痛、跳痛、刀割痛，严重者可影响休息甚至出现精神症状。

（二）病因病理

1. 西医病因病理 本病病原体为水痘－带状疱疹病毒，有亲神经和皮肤的特性。对本病无或低免疫力的人群（儿童多见）被感染后可发生水痘或呈隐性感染而成为带病毒者。当宿主细胞免疫功能减退时，如患感染性疾病、肿瘤，以及放疗、外伤、月经期或过度疲劳时，潜伏于神经节内的病毒被激发活化可使受累神经节、相应感觉神经及其支配区皮肤出现神经痛及节段性疱疹。

2. 中医病因病机 本病系情志内伤，肝气郁结，久而化火，肝经火毒外溢皮肤而发，或脾失健运，湿邪内生，或感染毒邪，湿热火毒蕴积肌肤而成。年老体弱者，常因正虚致气血凝滞，而经络阻塞不通，以致疼痛剧烈，病情迁延不愈。

（三）临床特征

发病部位主要为腰肋部、胸背部或头面部，多发于身体的一侧，不超过前后正中线。症状为剧烈的顽固性疼痛。带状疱疹皮损消除后疼痛仍持续，轻微的刺激（如穿衣）即引起疼痛发作、睡眠欠佳。如病毒侵犯脑神经则可影响视力、引起面瘫和听觉障碍。除疼痛外，本病还会诱发心脏疾病、脑出血，甚至导致死亡。带状疱疹后遗神经痛可分为以下三种疼痛类型：

1. 激惹触痛型 临床表现以对痛觉超敏感为特征，轻触摸即可产生剧烈的难以忍受的疼痛。

2. 痹痛型 临床以浅感觉减退和痛觉敏感为特征，触痛明显。

3. 中枢整合痛型 临床上可兼有以上两型的表现，以中枢继发性敏感化异常为主要特征，表现为火烧样痛、撕裂样痛、针刺样痛、刀割样痛、闪电样痛、绳索捆绑样绷紧痛等。

二、康复评定

常采用视觉模拟量表（VAS）进行疼痛程度的评定。

三、康复治疗

（一）康复目标

消除疼痛，提高患者生活质量。

（二）康复治疗方法

1. 常用药物疗法 以控制疼痛为主，可应用非甾体消炎药，如阿司匹林、对乙酰氨基酚等，无效可试用三环抗抑郁药或抗癫痫药，最后可尝试用阿片类药。加巴喷丁是一种抗癫痫药，有研究表明，加巴喷丁可作用于脊髓后角神经元突触后的钙离子通道，从而阻断神经病理性疼痛，通常服用剂量为开始每次300mg，每日1次，依据耐受和反应情况，可逐步增至每日3次。普瑞巴林是一种钙离子通道调节剂，能阻断电压依赖性钙通道，减少神经递质的释放，可用于治疗带状疱疹后遗神经痛。若上述药物治疗效果不理想，可考虑使用曲马多、吗啡等麻醉镇痛药。

2. 物理因子疗法 可应用紫外线、半导体激光、He－Ne激光、微波、红外线、磁场、频谱等方法治疗。

3. 中医康复疗法

（1）针灸疗法 主穴为疱疹皮损周围阿是穴及病变相应节段合谷穴、曲池穴、夹脊穴。如肝经气火旺者，可配支沟穴及太冲穴；脾胃湿热患者，可配三阴交穴、血海穴；气滞血瘀者，可配膈俞穴。

（2）刺血拔罐疗法 局部皮肤常规消毒，用一次性7号针头在疱疹皮损区域平刺，深度为2～3mm，根据疱疹皮损面积的大小选择合适的负压真空罐，留罐时间约2分钟，每次拔罐的数量可根据患者的病情控制在3～5个。

4. 神经阻滞疗法 通过注射微量的麻醉及神经营养药物，有效阻断疼痛信号向中枢的传递，可使疼痛症状得到有效缓解或消失。具体包括局部浸润、椎旁神经阻滞、硬膜外阻滞及交感神经阻滞法，常用药物有利多卡因、布比卡因、地塞米松等。

5. 神经毁损疗法　对难治的带状疱疹采用各种疗法无效时可考虑神经毁损术，常用药物包括乙醇、丝裂霉素、盐酸阿霉素、亚甲蓝等，但治疗技术要求高，有一定的危险性，故目前已很少使用。

（三）预防保健

由于致带状疱疹的危险因素较为明确，故对高危人群提前预防可收到良好效果。注射 VZV 减毒活疫苗对减少带状疱疹发作效果明显。对于带状疱疹高危人群，在带状疱疹皮损出现 72 小时内给予足量、足疗程的抗病毒治疗可缓解症状。

第八章 腰背部痛

第一节 腰背部痛概述

腰背部痛是一种常见的以腰背痛部疼痛为主症的临床综合征，往往伴随下肢放射痛。引起腰痛的原因非常多，腰部的关节、肌肉、筋膜、神经及腹腔脏器病变等均可引起腰背部痛。临床上一般将腰背部痛分为三类，第一类是严重脊柱疾病引起的腰背部痛，如脊柱肿瘤、感染、骨折或马尾综合征等；第二类是神经根受压引起的腰腿痛，如坐骨神经痛、梨状肌综合征等，表现为腰痛伴有下肢放射痛；第三类是非特异性下腰痛，即找不到明确病因的腰痛，症状始发于腰部，既没有神经根受累也没有严重的脊柱疾病，临床上绝大多数都是非特异性下腰痛。

一、腰背部痛的相关解剖

1. 腰背部痛的骨与关节　腰背部痛的骨骼有脊椎及其骨连接。脊柱生理幅度发生改变，会打破腰背部的生物力学平衡，导致相关肌肉和关节失代偿，引起腰背部痛。腰椎椎体之间主要靠椎间盘连接，人坐位时腰椎承受压力最大，容易导致腰部劳损和腰椎间盘突出，引起腰腿痛。椎弓之间主要靠椎弓关节和关节突关节连接。腰椎活动度较大，容易导致腰椎关节紊乱，引起腰痛。成人骶椎融合为一，骶骨和髂骨形成骶髂关节，骶髂关节是微动关节，容易发生骶髂关节紊乱，引起腰痛。

2. 腰背部软组织　腰背部软组织由浅入深依次为皮肤、浅筋膜、深筋膜、肌层及腹壁的血管神经。腰背部浅筋膜厚实而致密。腰部活动频繁，容易导致筋膜之间过度摩擦损伤粘连而致腰痛。腰部肌肉由腰肌及部分腹肌组成，腰部的肌肉主要有竖脊肌、腰大肌、腰方肌、多裂肌等。腹部主要的肌肉有腹直肌、腹内斜肌、腹外斜肌、腹横肌。长期姿势不良或过度使用，容易导致腰肌劳损。

3. 腰部神经　腰部主要的神经有腰大神经和臀上皮神经，各种原因导致的腰大神经或臀上皮神经受压均可引起腰痛。

4. 腹腔及腹腔脏器　腹腔主要由腹壁和腰部的肌肉及脊柱腰骶段构成，腹壁由腹部软组织构成，腹部主要的肌肉有腹直肌、腹内斜肌、腹外斜肌、腹横肌，腹部肌肉和腰部肌肉构成腰部前后力学平衡，各种原因导致腹部肌肉紧张均会加重腰背部肌肉的负担，引起腰背部痛。腹腔脏器主要包括肝、胆、胰、脾、肾、肠、子宫、膀胱等，腹腔脏器病变会引起腰背部相应区域的牵涉痛。

二、腰背部痛的病因

腰背部痛的病因很多，外伤、退变、炎症、肿瘤、结核及腹腔脏器的病变均可引起腰背部痛，根据疼痛的发源组织，大致可分为三类。

1. 腰背部骨性组织病变引起的腰背痛 腰椎骨折、腰椎移位、腰椎关节紊乱、腰椎间盘突出、腰椎骨质增生、腰椎肿瘤、腰椎结核等均可引起腰背痛，如腰椎间盘突出症、第3腰椎横突综合征、腰椎压缩性骨折、腰椎结核、肿瘤等。

2. 腰背部软组织变引起的腰背痛 腰背部的皮肤、肌肉、筋膜病变可以引起腰背部痛，多因外伤、劳损、炎症、粘连所致，如带状疱疹、腰肌劳损、腰部肌筋膜炎等。

3. 腹腔脏器病变引起的腰背痛 腹腔内的肝、胆、胰、脾、肾、肠、子宫、膀胱等病变均可引起腰背部的疼痛，疼痛深在内部，性质为钝痛，或沉闷及不适感，定位模糊、界限不清，对牵拉、膨胀、冷热及缺氧敏感。病因为炎症、溃疡、结核、肿瘤等。多见于胆囊炎、肾结石、输尿管结石、盆腔炎等疾病。

腹腔脏器病变引起的腰背部痛多为牵涉痛，牵涉痛是内脏痛觉的一种重要生理特性，引起牵涉痛的解剖结构基础是内脏和体表的传入神经在二级神经元上共用一个通路或其他关联导致内脏的病变引起这些神经支配的体表产生疼痛。牵涉痛主要表现为腹部内脏病变引起腰部相应体表部位的疼痛，疼痛区域多在病变脏器附近的皮肤，也可在远离病变脏器的皮肤，但疼痛与病变脏器之间有对应关系，多见于输尿管结石、盆腔炎等疾病。

第二节 急性腰扭伤

一、概述

（一）定义

急性腰扭伤是指腰部脊柱及其两侧肌肉等软组织急性损伤而引起的以急性腰痛伴活动障碍为主症的一种疾病，俗称闪腰、岔气，临床上多见于体力劳动者。

（二）病因病理

多见于弯腰提重物，腰部直接外伤，运动过程中腰部过伸或过度旋转，突然转腰、打喷嚏、咳嗽等情况，身体两侧用力不平衡等导均可致腰部两侧肌肉及韧带扭伤或脊柱小关节紊乱。急性腰扭伤多发生在腰部肌肉、筋膜、韧带，也可发生在椎间小关节、腰骶关节，这些部位应力集中，加上腰椎的活动范围大，所以受伤机会较多。

病理主要表现为局部软组织充血、水肿、关节囊内出血，机化后形成条索状结缔组织，形成粘连。

（三）临床特征

1. 腰痛伴活动受限 急性腰扭伤主要表现为急性腰痛，疼痛剧烈，呈持续性，痛点固定，伴有腰部活动受限，重者完全不能活动，翻身、起床、咳嗽、深呼吸时疼痛加重。

2. 腰背部肌肉痉挛 大部分患者伴有腰部一侧或两侧肌肉发紧、发硬甚至痉挛，直立或向前弯腰时明显，肌肉紧张与疼痛程度呈正相关。

3. 腰部局部压痛 大多数压痛部位与主诉疼痛部位一致，压痛点多见于腰骶关节两侧及骶棘肌上。

4. 放射痛 多数患者会出现放射性和牵扯性神经痛，多向臀部和大腿后侧放射，咳嗽、打喷嚏、大小便时加重。

5. 脊柱侧弯 多数为负痛性脊柱侧弯，随着腰痛的缓解可恢复正常。

二、康复评定

（一）疼痛评定

常采用视觉模拟量表（VAS）测定，或通过简明 McGill 疼痛问卷进行综合评估，具体方法详见第二章相关内容。

（二）腰椎活动度评定

应用量角器测定腰椎前屈、后伸、侧屈、旋转等活动度情况。

三、康复治疗

（一）康复目标

针对病因进行康复治疗，急性期以卧床休息、口服消炎镇痛药物为主，恢复期可配合物理治疗、推拿治疗、针灸治疗等，以解除疼痛、恢复腰椎功能。

（二）康复治疗方法

1. 腰部制动 局部制动有利于促进局部炎症的消散。因此，急性稳定性损伤早期宜短期仰卧平板床休息，避免任何使肌肉或韧带再受牵拉的动作，以利于受伤组织修复。卧床休息数日后，患者可用腰围保护起床活动。

2. 常用药物疗法 可选用非甾体消炎药物治疗，如塞来昔布、美洛昔康等，亦可适当配合肌肉松弛类药物如乙哌立松等。中药内服，早期可采用行气止痛、活血化瘀药物，如活血止痛汤加减。后期应在此基础上加用舒筋活络、补益肝肾药物，如独活寄生汤、壮腰健肾汤等。

3. 物理因子疗法 可采用低频电疗法、干扰电疗法、超短波、磁疗、中药离子导入等，以减轻疼痛、促进恢复。

4. 中医康复疗法

（1）*针灸疗法* 可针水沟、后溪、殷门、养老、委中等穴。每次选1～2穴，强刺激。取穴时首先确定压痛点的位置，如痛点在腰脊柱正中线附近，以取水沟或后溪较好，也可取手背腰痛点。得气后嘱患者做腰部前屈、后伸、侧屈并旋转活动15～60分钟，以疼痛消失为度，然后出针。如果痛在两侧，则取养老穴、委中穴为宜。

（2）*推拿疗法* 推拿疗法治疗效果显著，具有行气活血、舒筋活络、消肿止痛、纠正错位的作用，通过手法可缓解肌肉痉挛，增强局部的血液循环，加速淤血、炎症的吸收和消散，减轻疼痛，促进损伤组织的修复。

1）循经点按 患者俯卧，术者双手自大杼由上而下点按椎旁穴位，经下肢环跳穴、委中穴、承山穴而止于昆仑穴、太溪穴，以酸胀为度。

2）按揉㨰推腰部 双手分置于腰脊两旁，自上而下按压腰椎及两侧竖脊肌3次，然后用揉法施于腰部，重点为腰肌痉挛处及压痛处，使筋络舒展。接着，以双手大鱼际从上到下自棘突旁将竖脊肌向外下方推开，直到髂后上棘，反复3～4次。

3）搬腿按腰 术者一手按压患处，另一手托扶起患腿，向后上做有弹性地提晃2～3次后，再稍用力向上托提，同时另一手向下按压腰部，常可听到响声，对骶髂关节扭伤者，效果常较明显。

4）腰部斜搬 患者侧卧，上面的腿屈曲，下面的腿伸直。术者立于患者背后，一手扶其肩部，另一手压臀部，双手相向用力，使上身旋后、骨盆旋前，做有弹性推晃数次后，使腰部扭转至最大限度，再稍用力做一稳定的推板动作，常可闻及清脆弹响声，此法对小关节滑膜嵌顿者效果最好。

5）摩擦腰部 最后用摩法或擦法至患处上下及双侧竖脊肌透热为度。

5. 痛点阻滞 可用消炎镇痛液5～10mL局部注射，隔日1次，3～4次为一个疗程。

（三）预防保健

急性期可以在不加重疼痛的情况下进行小范围的腰部旋转、屈伸动作，可以调整肌群的协调性，缓解肌肉痉挛。也可吊单杠，自体牵引，以缓解腰背部肌肉紧张、缓解疼痛。平时及后期应加强腰部功能锻炼，尤其要加强核心力量锻炼，如腹桥、背桥、侧桥等，可以预防腰痛复发，避免再次损伤。

治疗期间，避免剧烈活动，不宜久坐，多卧床休息，睡硬板床，制动3～5日，有利于损伤组织的修复；必须劳动时可戴宽腰带保护腰部。注意局部保暖；病情缓解后应适当加强功能锻炼。另外要加强劳动保护，搬运重物时宜采用正确的姿势，减轻腰部负荷，预防腰扭伤。

第三节 慢性腰肌劳损

一、概述

（一）定义

慢性腰肌劳损是指腰部的肌肉、韧带、筋膜等软组织慢性疲劳损伤而导致的以腰部酸痛为主症的疾病，本病多因长期弯腰负重，积劳成疾，或急性损伤失治、误治，迁延日久而形成，体力劳动者、运动员及久坐人群多见。

（二）病因病理

长期劳损是慢性腰肌劳损的常见病因，多发生在腰部肌肉、筋膜、韧带、这些部位应力集中，加上腰部活动频繁、活动范围大，或因为职业习惯，长时间维持一个姿势，容易形成过度使用性损伤。另外，急性腰扭伤失治、误治、迁延日久容易转成慢性腰肌劳损。一些先天性畸形，如先天性骶裂或腰椎骶化等，亦会导致运动过程中腰部肌肉过多代偿而出现腰肌劳损。

（三）临床特征

患者常有慢性腰痛史或外伤劳损史，起病缓，病程长，长期反复发作，腰背部酸痛不适，或呈钝性胀痛，腰部重着僵硬，时轻时重，缠绵不愈。充分休息、加强保暖、适当活动或改变体位可使症状减轻，劳累或遇阴冷天气、感受风寒湿邪可使症状加重。腰背部广泛压痛，压痛点多在竖脊肌、腰椎横突、髂嵴后缘等部位。触诊时腰部肌肉紧张痉挛，或有硬结及肥厚感。X线检查显示，少数患者可有先天畸形或老年骨质增生。

二、康复评定

详见本章第二节相关内容。

三、康复治疗

（一）康复目标

慢性腰肌劳损病程较长，症状易反复。康复治疗的目标在于解除肌肉痉挛、缓解疼痛、改善腰椎功能等。

（二）康复治疗方法

1. 常用药物疗法 可选用非甾体消炎药物治疗，如塞来昔布、美洛昔康等，可适当配合肌肉松弛类药物如乙哌立松等。中药可选用活血止痛、疏经通络类中成药。

2. 物理因子疗法 局部理疗可选中频电疗法、磁热疗法、干扰电疗法、超声波疗法、TDP、蜡疗等，可以改善局部血液循环、缓解肌肉痉挛，从而缓解疼痛、改善腰部功能。

3. 中医康复疗法

(1) *针灸疗法* 针刺治疗慢性腰肌劳损可以起到疏通经络、活血化瘀、解痉止痛的作用。取穴以足太阳膀胱经腧穴为主，常用委中、肾俞、大肠俞、腰阳关等，也可配以昆仑、太溪、阳陵泉及局部阿是穴等穴位。艾灸可以起到温经散寒、活血化瘀、舒筋止痛的作用。常用灸盒灸，取穴以足太阳膀胱经腧穴为主，常用肾俞、大肠俞、腰阳关及局部阿是穴等穴位。每次40~60分钟，10次为一疗程。

(2) *推拿疗法* 推拿可以缓解肌肉痉挛、改善血液循环、加速淤血的吸收、促进损伤组织的修复。治疗的原则主要是放松肌肉、改善循环、松解粘连。治疗部位主要选取足太阳膀胱经和腰臀部肌肉，取穴肾俞、命门、腰阳关、大肠俞、环跳、委中、承山及局部阿是穴等穴位。常用手法有擦、揉、点压、弹拨等。手法要求柔和深透，避免造成新的损伤。

(3) *火罐疗法* 火罐可以起到温经散寒、活血化瘀的作用。常走罐配合定罐，先足太阳膀胱经走罐，后定罐于肾俞、大肠俞、腰阳关及局部阿是穴等。每次15~20分钟，10次为一个疗程。

(4) *中药热敷疗法* 中药热敷可以起到温经散寒、疏通经络、解痉止痛的作用。常用的中药有桂枝、川芎、姜黄、当归、赤芍、海桐皮、羌活、红花、骨碎补、草乌、樟脑等，上药为粗末，用布包好，蒸热后用以热敷腰部及疼痛部位，稍冷即换，蒸热再敷，每日1次，每次热敷40~60分钟，10次为一疗程。

(三) 预防保健

在不加重疼痛的情况下做小范围的腰部旋转、屈伸动作可以调整肌群的协调性，缓解肌肉痉挛。加强腰部功能锻炼，尤其是加强核心力量锻炼，如腹桥、背桥等，可以预防腰痛的复发，避免再次损伤。治疗期间，避免剧烈活动，不宜久坐，不宜睡太软的床，或坐太低太软的沙发凳子。注意局部保暖，平时应适当加强腰部功能锻炼。

第四节 腰椎间盘突出症

一、概述

(一) 定义

腰椎间盘突出症是指腰椎间盘纤维环破裂，髓核向外突出，压迫神经根或脊髓引起的以腰腿痛为主症的疾病。本病多见于体力劳动者，青壮年居多。由于下腰部负重大、活动多，加之腰部侧后方存在解剖薄弱点，故腰椎间盘突出多发于第4～5腰椎及第5腰椎、第1骶椎之间的椎间盘。

（二）病因病理

1. 病因

（1）椎间盘退行性改变　椎间盘退行性改变是基本因素。随年龄增长，纤维环和髓核含水量逐渐减少，使髓核张力下降，椎间盘变薄，髓核失去弹性，椎间盘结构松弛、软骨终板囊性变。

（2）外伤　研究表明，纵向压力和屈曲角度足够大时可立即导致椎间盘的破裂，反复轻微的损伤可逐渐导致椎间盘特别是髓核的退变最终致纤维环破裂，髓核突出。

（3）遗传因素　遗传因素在椎间盘退变中究竟会发挥多大的作用及作用的确切机制目前仍不清楚，但有一点可以确定即椎间盘退变在病因学上很少是由单纯的遗传因素（例如鱼类的退变）或环境因素引起的，而是受到遗传因素影响的脊柱的结构和形状最终影响了脊柱的生物力学特性，使得椎间盘更易于受到环境因素的作用。

2. 病理

（1）膨出　为生理性退变，其纤维环松弛但完整，髓核脱水皱缩，表现为纤维环均匀超出椎体终板边缘，常出现椎体前缘的牵拉性骨赘，一般无临床症状，有时可因椎间隙狭窄、节段性不稳、关节突继发性改变而出现反复腰痛，很少出现根性症状。

（2）突出　为髓核破入纤维环内但纤维环外层尚完整，表现为椎间盘局限性向椎管内突出，大多数无症状，部分患者出现典型根性症状和体征。此型通过牵引、卧床等保守方法可回纳，但由于破裂的纤维环愈合能力较差，也会继续突破纤维环而成为脱出型或游离型。

（3）脱出　后纵韧带尚完整，纤维环完全破裂，由于后纵韧带的回纳作用有限、纤维环愈合困难，对于有明显症状的脱出多难于自愈，保守治疗效果相对较差，多需手术治疗。也有少数出现突出组织重吸收。根据突出的部位（后外侧、中央型）、大小及其与神经根的关系表现为不同临床特点，而且可以突破后纵韧带变为游离型。

（4）游离　突出髓核与相应椎间盘不连接，可游离到硬膜外，也可游离到病变节段的上或下一节段、椎间孔等，其转归表现为或与神经根粘连或重吸收，与此相对应的临床表现为持续性根性症状、椎管狭窄症状或者吸收自愈。此型常需手术治疗。

此外，还有一些特殊类型的腰椎间盘突出，如硬膜内、椎间孔内或外（极外侧型）、终板和椎体内突出等，均有其特殊的相应表现。

（三）临床特征

1. 临床症状

（1）腰痛　95%以上的腰椎间盘突（脱）出症患者有此症状。临床上以持续性腰背部钝痛为多见，平卧位减轻，站立则加剧，在一般情况下可以忍受，并容许腰部适度活动及慢步行走，主要是机械压迫所致。持续时间少则2周，长者可达数月，甚至数年之久。另一类疼痛为腰部痉挛样剧痛，不仅发病急骤突然，且多难以忍受。此主要是由于缺血性神经根炎所致，即髓核突然突出压迫神经根致使根部血管同时受压而呈现缺血、淤血、乏氧及水肿等一系列改变，并可持续数天至数周（而椎管狭窄者亦可出现此征，但持续时间甚短，仅数分钟）。卧木板床、封闭疗法及各种脱水剂可起到缓解之效。

（2）下肢放射痛　80%以上病例出现此症，其中后型者可达95%以上。轻者表现为由腰部至大腿及小腿后侧的放射性刺痛或麻木感，直达足底部，一般可以忍受。重者则表现为由腰至足部的电击样剧痛，且多伴有麻木感。放射痛的肢体多为一侧性，仅极少数中央型或中央旁型髓核突出者表现为双下肢症状。

（3）肢体麻木　多与疼痛伴发，单纯表现为麻木而无疼痛者仅占5%左右。此主要是脊神经根内的本体感觉和触觉纤维受刺激之故。其范围与部位取决于受累神经根序列数。

（4）肢体冷感　有少数病例（5%～10%）自觉肢体发冷、发凉，主要是由于椎管内的交感神经纤维受刺激之故。临床上常可发现手术后当天患者主诉肢体发热的病例，与此为同一机制。

（5）间歇性跛行　其产生机制及临床表现与腰椎椎管狭窄者相似，主要原因是在髓核突出的情况下可出现继发性腰椎椎管狭窄症的病理和生理学基础；对于伴有先天性发育性椎管矢状径狭小者，脱出的髓核更加重了椎管的狭窄程度，以致易诱发本症状。

（6）肌肉麻痹　因腰椎间盘突（脱）出症造成瘫痪者十分罕见，而多系因根性受损致使所支配肌肉出现程度不同的麻痹症状。轻者肌力减弱，重者该肌失去功能。临床上以第5腰神经所支配的胫前肌、腓骨长短肌、趾长伸肌及踇长伸肌等受累引起的足下垂为多见，其次为股四头肌（第3、第4腰神经支配）和腓肠肌（第1骶神经支配）等。

（7）马尾神经症状　主要见于后中央型及中央旁型的髓核突（脱）出症者，因此临床上少见。其主要表现为会阴部麻木、刺痛，排便及排尿障碍，阳痿（男性），以及双下肢坐骨神经受累症状。严重者可出现大小便失控及双下肢不完全性瘫痪等症状。

（8）下腹部痛或大腿前侧痛　高位腰椎间盘突出症患者第2、第3、第4腰神经根受累时，则出现神经根支配区的下腹部腹股沟区或大腿前内侧疼痛。另外，尚有部分低位腰椎间盘突出症患者也可出现腹股沟区或大腿前内侧疼痛。1/3的第3、第4腰椎间盘突出者有腹股沟区或大腿前内侧疼痛。其在第4腰椎、第5腰椎与第5腰椎、第1骶椎间隙椎间盘突出者中的出现率基本相同。此种疼痛多为牵涉痛。

（9）患肢皮温较低　与肢体冷感相似，亦因患肢疼痛，反射性地引起交感神经性血管收缩，或是由于激惹了椎旁的交感神经纤维，引发坐骨神经痛并小腿及足趾皮温降低，尤以足趾为著。此种皮温降低的现象，第1骶神经根受压者较第5腰神经根受压者更为明显。反之，髓核摘除术后，肢体即出现发热感。

（10）其他　根据受压脊神经根的部位与受压程度、邻近组织的受累范围及其他因素的不同，尚可出现某些少见的症状，如肢体多汗、肿胀、骶尾部痛及膝部放射痛等多种症状。

2. 体征

（1）一般体征

1）步态　在急性期或神经根受压明显时，患者可出现跛行、一手扶腰或患足畏负重呈跳跃式步态等。而轻型者可与常人无异。

2）脊柱侧凸　一般均有此征。视髓核突出的部位与神经根之间的关系不同而表现为脊柱弯向健侧或弯向患侧。如髓核突出的部位位于脊神经根内侧，因脊柱向患侧弯曲可使脊神经根的张力减低，所以腰椎弯向患侧；反之，如突出物位于脊神经根外侧，则腰椎多向健侧弯曲。

3）压痛及叩痛　压痛及叩痛的部位基本上与病变的椎节相一致，80%～90%的病例呈阳性。叩痛以棘突处为著，系叩击振动病变部所致。压痛点主要位于椎旁相当于竖脊肌处。

4）下肢肌力及肌萎缩　根据受损的神经根部位不同，其所支配的肌肉可出现肌力减弱及肌萎缩征。

5）感觉障碍　根据受累脊神经根的部位不同而出现该神经支配区感觉异常。阳性率达80%以上，其中后型者达95%。早期多表现为皮肤过敏，渐而出现麻木、刺痛及感觉减退。感觉完全消失者并不多见，因受累神经根以单节单侧为多，故感觉障碍范围较小；但如果马尾神经受累（中央型及中央旁型者），则感觉障碍范围较广泛。

6）反射改变　亦为本病易发生的典型体征之一。第4腰神经受累时，可出现膝跳反射障碍，早期表现为活跃，之后迅速变为反射减退，临床上以后者多见。第5腰神经受损时对反射多无影响。第1骶神经受累时则跟腱反射障碍。反射改变对受累神经的定位意义较大。

（2）特殊体征　临床意义较大的有屈颈试验、直腿抬高试验、直腿抬高加强试验。其他如腘神经或腓总神经试验、下肢旋转试验等，主要用于与其他原因引起的坐骨神经痛疾病相鉴别。

3. 影像学检查

（1）腰椎X线平片　椎间隙宽度于病变早期多无改变；如病程较久，则显示椎间隙狭窄，并于椎体边缘出现各种形态的骨刺。腰椎侧位片多数病例腰椎生理曲线消失，尤其是急性发作者。椎体型中的前缘型可于侧位片上显示典型的三角形骨裂征等。

（2）CT检查　本病在CT图像上的主要改变有以下几点：①椎间盘后缘变形。②硬膜外脂肪消失。③硬膜外间隙中的软组织密度增高。④硬脊膜囊变形。⑤神经根鞘的受压移位。⑥突（脱）出髓核的钙化等。

（3）MRI检查　MRI图像上所表现的信号，大体分为高、中、低三种强度。通常，在T1加权条件下，骨皮质、韧带、软骨终板和纤维环为低信号强度；富有脂肪组织的椎体、棘突等骨松质则表现中等信号（由于含多量骨髓组织之故）；椎间盘介于前两者之间。脂肪组织为高强度信号，脊髓和脑脊液次之。T2加权对椎间盘组织病变显示更明显，在T1加权图像上显示较低信号，T2加权反而加强。T2加权脑脊液信号强而发亮，致使椎间盘突出压迫硬膜囊时的显示更加清楚。MRI检查对椎间盘突出症的诊断具有重要意义。通过不同层面的矢状面影像及所累及椎间盘的横切位影像，可以观察病变椎间盘突出的形态及其与硬膜囊、神经根等周围组织的关系。

二、康复评定

（一）疼痛评定

常采用视觉模拟量表（VAS）测定，或通过简明McGill疼痛问卷进行综合评估，具体方法详见第二章相关内容。

（二）腰椎活动度评定

1. 量角器测定

（1）*前屈、后伸*　量角器固定臂方向通过第5腰椎棘突的垂直轴线，移动臂的方向通过第5腰椎棘突与第7颈椎棘突的连线，以身体侧面对准第5腰椎处为轴心。在矢状面中使身体向前、后运动并测量角度。

（2）*左、右侧屈*　量角器的固定臂方向通过正中线，移动臂为第7颈椎棘突与第5腰椎棘突连线，以第5腰椎棘突为轴心，在冠状面使身体向左、右运动并测量角度。

正常腰椎屈曲活动范围为0～90°，伸展为0～30°，左右侧屈各为0～30°。

2. 改良Schober试验　患者取直立位，在患者两侧髂后上嵴连线的中点及其上方15cm处皮肤上分别作标记，嘱患者尽量前屈，在最大屈曲位时测量原标记的两点之间的距离。用所测数据减去15cm，差值作为腰椎屈曲活动度的指标。正常值应大于4cm。

（三）腰椎功能评定

1. JOA腰背痛评定　日本矫形外科学会（Japanese Orthopaedic Associate，JOA）于1984年制定了腰椎疾病疗效评估标准（表8－1）。该标准主要包括自觉症状、临床检查和日常生活活动三个部分，最高评分为29分。此外，还针对膀胱功能障碍者专设膀胱功能评分。

表 8－1 JOA 腰背痛评定量表

主观症状（9 分）	
腰部疼痛（LBP）（3 分）	
无	3
偶有轻痛	2
频发静止痛或偶发严重疼痛	1
频发或持续性严重疼痛	0
腿痛或麻（3 分）	
无	3
偶有轻度腿痛	2
频发轻度腿痛或偶有重度腿痛	1
频发或持续重度腿痛	0
步行能力（3 分）	
正常	3
能步行 500m 以上，可有痛、麻、肌弱	2
步行＜500m，有痛、麻、肌弱	1
步行＜100m，有痛、麻、肌弱	0
体征（6 分）	
直腿抬高（包括腘绳肌紧张）（2 分）	
正常	2
30～70	1
＜30	0

感觉障碍（2 分）			
无			2
轻度			1
明显			0
运动障碍（MMT）（2 分）			
正常（5 级）			2
4 级			1
0～3 级			0
日常生活活动（ADL）受限（14 分）			
	重	轻	无
卧位翻身	0	1	2
站立	0	1	2
洗、漱	0	1	2
身体前倾站立	0	1	2
坐 1 小时	0	1	2
举物、持物	0	1	2
行走	0	1	2
膀胱功能（－6 分）			
正常			0
轻度失控			－3
严重失控			－6
总分（　　）分			

说明：JOA 总评分最高为 29 分，最低 0 分，分数越低表明功能障碍越明显。

改善指数＝治疗后评分－治疗前评分。

改善率＝〔（治疗后评分－治疗前评分）/（29－治疗前评分）〕×100%。

通过改善指数可反映患者治疗前后腰椎功能的改善情况；通过改善率可了解临床治疗效果。改善率还可对应通常采用的疗效判定标准：改善率为 100% 表示治愈；大于 60% 表示显效；25%～60% 表示有效；小于 25% 表示无效。

2. Oswestry 功能障碍指数（ODI）　ODI 是国外骨科杂志常用于评价腰部功能障碍的量表，汉化后重复测试的信度高达 0.95（表 8－2）。

表 8-2 Oswestry 功能障碍指数（ODI）评定量表

（1）疼痛的程度（腰背痛或腿痛）
□无任何疼痛 □有很轻微的痛 □较明显的痛（中度） □明显的痛（相当严重） □严重的痛（非常严重） □痛得什么事也不能做
（2）日常活动自理能力（洗漱、穿脱衣服等活动）
□日常活动完全能自理，无腰背或腿痛 □日常活动完全能自理，但引起腰背或腿疼痛加重 □日常活动虽然能自理，但活动时腰背或腿痛加重，以致小心翼翼，动作缓慢 □多数日常活动能自理，有的需要他人帮助 □绝大多数日常活动需要他人帮助 □穿脱衣物、洗漱困难，只能躺在床上
（3）提物
□提重物时并不导致疼痛加重（腰背或腿） □能提重物，但导致腰背或腿疼痛加重 □由于腰背或腿痛，以致不能将地面上的重物拿起来，但是能拿起放在合适位置上的重物，比如桌面上的重物 □由于腰背或腿痛，以致不能将地面上较轻的物体拿起来，但是能拿起放在合适位置上较轻的物品，比如放在桌面上的 □只能拿一点轻东西 □任何东西都提不起来或拿不动
（4）行走
□腰背或腿痛，但一点也不妨碍走多远 □由于腰背或腿痛，最多只能走 1000 米 □由于腰背或腿痛，最多只能走 500 米 □由于腰背或腿痛，最多只能走 100 米 □只能借助拐杖或手杖行走 □不得不躺在床上，排便也只能用便盆
（5）坐
□随便多高的椅子，想坐多久就坐多久 □只要椅子高矮合适，想坐多久就坐多久 □由于疼痛加重，最多只能坐 1 小时 □由于疼痛加重，最多只能坐半小时 □由于疼痛加重，最多只能坐 10 分钟 □由于疼痛加重，一点也不敢坐

续表

(6) 站立
□想站多久就站多久，疼痛不会加重 □想站多久就站多久，但疼痛有些加重 □由于疼痛加重，最多只能站 1 小时 □由于疼痛加重，最多只能站半小时 □由于疼痛加重，最多只能站 10 分钟 □由于疼痛加重，一点也不敢站
(7) 睡眠
□半夜不会被痛醒 □用止痛药后，仍睡得很好 □由于疼痛，最多只能睡 6 小时 □由于疼痛，最多只能睡 4 小时 □由于疼痛，最多只能睡 2 小时 □由于疼痛，根本无法入睡
(8) 性生活
□性生活完全正常，绝不会导致疼痛加重 □性生活完全正常，但会加重疼痛 □性生活基本正常，但会很痛 □由于疼痛，性生活严重受限 □由于疼痛，基本没有性生活 □由于疼痛，根本没有性生活
(9) 社会活动
□社会活动完全正常，绝不会因为这些活动导致疼痛加重 □社会活动完全正常，但是这些活动会加重疼痛 □疼痛限制剧烈活动，如运动，但对参加其他社会活动没有明显影响 □由于疼痛限制了正常的社会活动，以致不能参加某些经常性的活动 □由于疼痛限制参加社会活动，只能在家从事一些社会活动 □由于疼痛，根本无法从事任何社会活动
(10) 旅游（郊游）
□能到任何地方去旅行，腰背或腿一点也不痛 □可以到任何地方去旅行，但会导致疼痛加重 □由于受疼痛限制，外出郊游超不过 2 小时 □由于受疼痛限制，外出郊游最多不超过 1 小时 □由于受疼痛限制，外出郊游最多不超过 30 分钟 □由于疼痛，除了到医院，根本就不能外出郊游

说明：ODI 由 10 个问题组成，每个问题的最高得分为 5 分。选择第一个选项得分为

0分；最后一个选项得分为5分。如10个问题都做了回答，记分方法为：实际得分/50（最高可能得分）×100%。假如有一个问题没有回答，则记分方法为实际得分/45（最高可能得分）×100%，如越高表明功能障碍越严重。

三、康复治疗

（一）康复目标

1. 急性发作期 此期神经根水肿和无菌性炎症明显，应以卧床休息为主，卧床时间不应超过1周；禁用温热疗法；牵引重量和范围应循序渐进；手法治疗以肌松类手法为主。通过治疗使椎间盘承受的压力减小，促进突出物缩小还纳，解除神经根受压状态，促进炎症水肿消退。

2. 恢复期 配合物理治疗，改善血液循环；进行腰背肌和腹肌的肌力训练，改善腰椎稳定性；鼓励适度活动；避免可能加重症状的体位和姿势；减少腰背受力，改善工作环境，预防疾病复发。

（二）康复治疗方法

1. 卧床休息 卧硬板床休息是腰椎间盘突出症最基本的治疗方法。脊柱是负荷结构，卧位时脊柱负荷最小，椎间盘处于无外界压力状态，所以椎间盘内的压力也最低。因此绝对卧床休息是治疗腰椎间盘突出症的重要措施。其主要原理是使椎间盘内压力降低，为突出的髓核组织还纳创造条件。

2. 常用药物疗法

（1）消炎镇痛类药物 可选用非甾体消炎药物治疗，如布洛芬、吲哚美辛等。

（2）利尿脱水类药物 利尿脱水剂可以消除急性神经根炎性水肿，对腰椎间盘突出症急性发作期椎间盘突出有缓解症状的作用。常用药物包括20%甘露醇、七叶皂苷钠等。

（3）激素类药物 激素类药物适用于急性期且无激素禁忌证的患者。常用药物包括地塞米松、强的松等。

（4）维生素类药物 如维生素B_1、维生素B_6、维生素C、甲钴胺等。

3. 物理因子疗法 可选用牵引疗法、红外线、局部热敷、超声波、中药离子透入等以解除肌肉痉挛、促进炎症消除。

4. 中医康复疗法

（1）针灸疗法 取肾俞、腰阳关、大肠俞、腰部夹脊等穴以疏通局部气机、理筋通络、活血化瘀。另根据下肢疼痛部位，循经选用足太阳经委中、承山和足少阳经环跳、阳陵泉等穴，以行滞散痰止痛。针用平补平泻法，可加灸法。

（2）针刀疗法 患者取俯卧位，根据CT报告，参照临床症状，选取病变椎间盘的棘间点和横突间压痛点及腰臀部软组织损伤之压痛点为治疗点，一般每次选择3～6处施术。

1）皮肤常规消毒，戴手套，铺无菌孔巾，行小针刀闭合性松解术，按四步进针法进针刀。

2）棘突间施术　刀口线与脊柱纵轴平行，垂直皮面刺入，超过棘突顶端，进入棘间（深度为3～4cm，不能刺破黄韧带），将刀口线调转90°，在棘间韧带切开剥离3～4刀。

3）横突间施术　在病变间隙（棘突间）水平旁开3～3.5cm处定点，刀口线与脊柱纵轴平行，针体垂直皮面刺入，先达横突骨面，将刀锋移到横突下缘，并调转刀口线90°，与横突下缘平行，紧贴横突下缘骨面，由外向内切开横突间韧带和横突间肌直至横突根部和椎弓根部，刀下有松动感出针刀。

4）腰部和下肢压痛点施术　在患侧臀部及下肢寻找敏感压痛点，针刀垂直于皮面，刀口线与该处肌肉走向一致，施术部位避开重要神经和血管，垂直刺入后要摸索进针刀，一般到达病变的软组织时患者有明显的胀感，即纵行切割数刀再予横行剥离，若患者有触电或疼痛感时，要稍微退一下针刀，改变方向后再进针刀，以免损伤神经或大血管。

5）术后处理　术毕，无菌纱布敷盖针刀口，固定。一般5～7天施术一次。嘱患者术后卧床休息，注意保护腰部勿负重及做大范围活动。术后3天内针刀口不能触水或污染。

5. 骶管阻滞疗法　骶管阻滞是将一定量的局麻药、激素或神经营养等药物经骶裂孔注入骶管内，药物进入骶管硬膜外腔后浸润腰、骶神经根，并渗到椎间孔，沿骶丛神经扩散可阻断疼痛刺激的传导，起到立即缓解腰腿痛的作用。

（1）*操作方法*　患者俯卧，手术台或下腹部垫枕使臀部高起，以利于药液向上弥散。常规消毒铺巾，先行骶裂孔局部浸润麻醉，同时试探骶裂孔和骶管方向。确定进针点和方向后，改用16号穿刺针进入骶管，拔出针芯，尾部连接装有水柱之玻璃管，缓慢进针，深度不超过第2骶椎水平，若见有负压搏动，回吸无脑脊液时，即证实在硬膜外腔，随即于穿刺针尾部连接注射器，将药液缓慢注入。注射后平卧20～30分钟即可起床。

（2）*药物选择*　骶管阻滞的药物组成可分为以下几类：①激素类药物：如地塞米松、强的松、曲安奈德等。②局麻药物：常用利多卡因、布比卡因、普鲁卡因等。③B族维生素：如维生素B_1、维生素B_6、维生素B_{12}。

（3）*副作用及并发症*　一般来说，骶管封闭术只要严格掌握操作方法及无菌操作是很安全的，但是由于骶管的特殊解剖位置，一旦发生副作用可能引起严重后果，故应引起足够的重视。常见的毒副作用有感染、月经紊乱、神经损伤等。

6. 微创疗法　腰椎间盘突出症的微创治疗临床应用广泛，可酌情应用化学髓核溶解术、经皮激光椎间盘减压术、射频消融髓核成形术、椎间盘内电热凝纤维环成形术、后路显微内窥镜下椎间盘切除术、经皮内镜下椎间盘切除术等治疗。

（三）预防保健

康复锻炼对腰椎间盘突出患者非常重要，而且是必不可少的，腰椎间盘突出的根本原因就是长期处于不合理姿势，所以矫正姿势是核心和根本。康复锻炼是最基本的保守治疗方法，通过矫正姿势减小腰椎曲度，使腰部保持直立挺拔，可以减轻突出物对神经和脊髓的压迫，使症状减轻或消失，如果症状消失，就达到了临床治愈的标准，但仍要继续坚持康复锻炼，巩固和强化正确的姿势，避免复发。即便是手术后也要通过康复锻炼来巩固效果，避免腰椎不稳而复发。

正确姿势是要使腰部和脊柱保持挺拔，减小腰椎前凸，倒走锻炼是一种行之有效的方法，倒走时人体重心向后移动，有利于脊柱尤其是腰椎的挺拔，重心后移是矫正姿势的有效方法。站立的时候双脚宜前脚掌踩一本厚书，脚跟低于脚掌，重心后移，以减小腰椎曲度、矫正姿势。亦可使用负跟鞋，鞋底前高后低，随时强制重心后移以减小腰椎曲度，负跟鞋在日常生活中使用可以替代倒走，更安全、更容易坚持。

在众多的体育运动项目中，游泳运动较为适宜腰椎间盘突出症患者进行锻炼，但需注意运用正确的游泳姿势，且游泳池水温不宜过低。锻炼前要进行充分的准备活动，游泳的时间不宜过长，运动中应有一定的时间间歇，以避免腰部疲劳。

第五节　第3腰椎横突综合征

一、概述

（一）定义

第3腰椎横突综合征指因劳损或外力牵拉第3腰椎横突，致使横突上附着的肌肉、筋膜、韧带发生牵拉或摩擦损伤，引起非特异性炎症，刺激或压迫附近的神经、血管所产生的一系列以慢性腰痛为特征的临床综合征，称为第3腰椎横突综合征。

（二）病因病理

第3腰椎横突末端附着腰背筋膜、腰方肌、腰大肌、竖脊肌等众多肌肉。第2腰神经的后支紧贴第3腰椎横突顶端尖部后方向后外侧走行，穿通腰背筋膜层，从竖脊肌外缘在浅筋膜之间向下走行，在腰三角处穿过腰背浅筋膜，越过髂嵴，分布在臀上皮神经下，还有部分纤维入臀中肌和大腿后侧皮下，第3腰椎横突末端附近还有腰丛神经中的股外侧皮神经通过。第3腰椎横突综合征的发生与第3腰椎生理结构有密切的关系。在生长发育的过程中，第3腰椎横突生长速度最快，所以第3腰椎横突是最长的。第3腰椎是腰部活动的枢纽，是腰椎活动的杠杆支点，在腰部活动的过程中所受到的牵拉应力最大，也是最容易受到牵拉损伤的部位。

（三）临床特征

本病多见于长期从事体力劳动的青壮年，临床表现为腰部一侧或两侧慢性腰痛，部分患者可出现向臀部及下肢的放射痛，少数患者可有间歇性跛行。晨起或弯腰时症状加重，活功后减轻，久坐直起困难，改变体位可减轻，遇劳累和阴雨天腰部酸痛加重；第3腰椎横突末端压痛明显，可有放射痛，横突末端可触及结节状、条索状病理反应物，指下常有摩擦感，X线检查或可见第3腰椎横突过长，横突末端软组织结合部可见密度增高和不规则钙化影。

二、康复评定

疼痛的评定、腰椎活动度的评定详见本章第四节相关内容。

三、康复治疗

（一）康复目标

康复治疗的目标在于缓解疼痛、强化核心肌群训练、改善腰椎功能等。

（二）康复治疗方法

1. 常用药物疗法 可口服乙哌立松每次50mg，每日3次，缓解肌肉痉挛；可口服非甾体消炎药如塞来昔布每次200mg，每日1次。

2. 物理因子疗法 局部理疗可选超短波，中频、温热磁、TDP、蜡疗等，可以改善局部血液循环，缓解肌肉痉挛，从而缓解疼痛，改善腰部功能。

3. 中医康复疗法

（1）针灸疗法 针灸治疗可以起到疏通经络，活血止痛的作用。取穴以足太阳膀胱经腧穴和夹脊穴为主，常用阳陵泉、委中、承扶、环跳、肾俞、气海俞、大肠俞、腰阳关及局部阿是穴等穴位。

（2）针刀疗法 针刀可分别松解第3腰椎横突根部、尖部，通过松解局部的粘连组织，解除神经血管的卡压，使局部血液循环改善，无菌性炎症消除。同时，通过针刀的剥离可松解局部的肌肉、筋膜之间和肌肉筋膜与骨之间的粘连。

（3）推拿疗法 推拿手法可以放松肌肉、调节组织间的张力、改善血液循环、促进损伤组织的修复。具体方法如下：叠掌揉竖脊肌、㨰揉腰背部等放松腰背部肌肉、缓解组织间的张力。再用揉拨膀胱经手法舒筋通络、改善局部血液循环、促进损伤组织修复。局部使用揉拨法时，第3腰椎横突末端的弹拨尤为重要，可以起到松解粘连、解除神经压迫的作用。操作可选取大肠俞穴、肾俞穴、腰眼穴、委中穴、承山穴及局部阿是穴。拇指用力，持续点按1～2分钟可以起到止痛的作用。

（4）中药热敷疗法 中药热敷可以起到温经散寒、疏通经络、解痉止痛的作用。常用的中药有桂枝、川芎、姜黄、当归、赤芍、海桐皮、羌活、红花、骨碎补、草乌、樟脑等。上药为粗末，用布包好，蒸热后用以热敷腰部疼痛部位，稍冷即换，蒸热再敷。每日1次，每次热敷40～60分钟，10次为一个疗程。

4. 冲击波疗法 第3腰椎横突综合征属于骨腱结合部过度使用性损伤，属于末端病的一种，可以使用冲击波治疗。采用放射状冲击波，每周1次，一般治疗3～5次。

（三）预防保健

平时要经常锻炼腰背肌，具体方法如下：晨起后站立，两腿分开与肩同宽，双手叉腰，两拇指指端按于第3腰椎横突尖部，然后作腰部的旋转动作，每日1次，每次5～10分钟，如此经常锻炼，多能取得良好效果。

要注意腰部的保暖，勿受风寒。疼痛明显时应卧硬板床休息，起床活动时可用腰围保护，以减轻疼痛、缓解肌肉痉挛。

第六节 腰部肌筋膜炎

一、概述

（一）定义

腰部肌筋膜炎是指身体附有白色纤维的组织如筋膜、韧带、腱鞘、肌膜、骨膜、皮下组织损伤性疾病，好发部位为腰背部、骶髂部、髂嵴部等。

根据发病的原因可分为原发性和继发性。原发性腰部肌筋膜炎的病因不明，常见于感受风、寒、湿邪之后。继发性腰部肌筋膜炎多与损伤、劳损、退变有关。腰背部肌筋膜炎的主要病变在腰背肌纤维、筋膜等软组织，是引起慢性腰背痛的主要疾病之一。

本病也称为腰肌劳损、功能性腰痛、肌筋膜疼痛综合征等，多见于青壮年，有长期劳损病史，有时有外伤史，与职业和工作环境有一定关系。该病一般发病缓慢，病程较长，腰背部酸痛，阴雨天气或劳动后酸痛常加重，适当休息可以缓解。

（二）病因病理

1. 部分患者有程度不等的急性外伤史，腰背肌肉、筋膜受损伤后，未及时治疗或治疗不彻底，留下隐患，迁延日久所致。

2. 不少患者虽没有明显急性外伤史，但因长时间坐班活动少，或工作姿势不良，长期处于单一的特定姿势；或工作紧张，持续性负重，过度劳累，天长日久可形成慢性劳损。

3. 寒冷潮湿是诱因，或盛夏贪凉，露卧当风，或剧烈活动后迫不及待地吹风、冲淋，或长期从事水下、野外作业，或冒雨涉水、处所阴暗潮湿，或气候变化无常，冷热交错，不慎衣着等，遭受风寒湿邪的侵袭，使经络阻滞，气血运行不畅，严重影响肌肉筋膜的营养和代谢，积年累月引起肌纤维变性。

4. 与患者体弱、免疫功能不强有关，或腰骶椎先天变异（畸形）所致，也常与脊柱退行性疾病（骨质增生）交织在一起。

（三）临床特征

腰背肌筋膜炎易发于筋膜、腱鞘、韧带、骨膜、肌肉起止点等处。背部好发于背部菱形区域斜方肌、菱形肌、竖脊肌的肌性组织及筋膜组织。腰部好发于腰背筋膜、棘上和棘间韧带、骶部及髂后上棘旁，髂嵴及横突尖端等肌筋膜附着处。

临床主要表现为局部隐痛，或酸痛不舒，腰背板滞、沉重、乏力。局部皮肤麻木、粗糙或僵硬，感觉较迟钝，并有广泛的压痛点。有时患者自己可触到明显的压痛点，有时不能明确地指出疼痛位置。疼痛有牵引性反射传导现象，有时背部疼痛反射前胸胸廓，有的反射到臀腿部。腰背肌长期紧张痉挛，病变部位按之较硬，并有颗粒型、条索样或块状等多形态的痛性结节。

不少患者起病较突然，有的夜间翻身困难，凌晨3～4时疼痛加重，在变换体位或按摩、捶击患部后，疼痛可减轻；有的晨起后疼痛加重，稍加活动，疼痛也能缓解；有的白天疼痛轻微，傍晚加重；有的参与劳动不受影响，过劳后症状加重；有的阴雨天病重，遇温病情减轻，按摩后普遍感到轻松舒适。该病除过分劳累、疲劳外，抑郁、受惊及受挫折时病情也会加剧。

除病情严重者外，直腿抬高试验多接近正常，腰部活动受限不明显。血液化验阴性，仅少部分人偶有血沉加快，抗“O”偏高。X线检查仅提示腰骶椎先天变异或骨质增生，余无异常表现。

二、康复评定

腰部肌筋膜炎疼痛的评定和腰椎活动度评定详见本章第四节相关内容。

三、康复治疗

（一）康复目标

康复治疗的目标在于缓解疼痛，减轻腰背肌劳损，强化腰背肌核心肌群训练，改善腰椎功能等。

（二）康复治疗方法

1. 常用药物疗法 可口服乙哌立松每次50mg，每日3次，缓解肌肉痉挛；可口服非甾体消炎药如塞来昔布每次200mg/次，每日1次。病程较长并伴有焦虑的患者可加用黛力新。外用可用扶他林软膏外涂或消炎镇痛类贴膏外贴。

2. 物理因子疗法 腰肌筋膜炎应用物理治疗效果较好，尤其是热疗、蜡疗等有特殊疗效。每日1次，10次为一个疗程。

3. 中医康复疗法

（1）*针灸疗法* 取三焦俞、气海俞、小肠俞、膀胱俞、承扶、殷门、委阳、合阳、飞扬等穴位针灸。每日1次，10次为一个疗程。

（2）*针刀疗法* 腰背肌筋膜炎疼痛范围较广，仔细检查可在疼痛区域内发现数个敏感压痛点，而这些压痛点多为脊神经后支由筋膜穿出的部位，神经血管束受压或刺激而产生症状，将紧张、挛缩、增厚的筋膜松解开，解除对神经血管的卡压，症状即可缓解或消失。

4. 痛点阻滞疗法　局部痛点注射有较好的临床疗效，持注射器垂直向压痛点正中刺入3～4cm，注入消炎镇痛液5～15mL，然后将注射针退至皮下，分别向压痛点上、下、左、右四个方向沿筋膜平行刺入3～5cm，各注入2mL混合药液。注药后多可立即见效。一般每周1次，连续3周为一疗程。

5. 臭氧疗法　局部压痛点可做低浓度、小剂量臭氧注射。臭氧具有明显的抗感染作用和镇痛作用。低浓度臭氧局部注射后可直接拮抗感染因子的释放、扩张血管、改善回流、提高局部氧浓度、减轻局部的渗出水肿而发挥抗感染作用。臭氧还可作用于神经末梢，刺激抑制中间神经元释放脑啡肽等物质从而达到镇痛作用。

6. 射频疗法　利用脉冲射频的局部温热效应，针尖热凝肌筋膜瘢痕及其与骨面的粘连点，达到松解肌筋膜挛缩的目的，局部高温治疗后的反应性炎症和新生毛细血管的长入，促使撕裂的韧带、筋膜重新愈合。另外，60℃加热可灭活炎性因子，消除局部致痛因素，还可灭活部分疼痛神经末梢，使之失去接受和传递疼痛信号的能力，从而达到治疗的目的。射频热凝可代替或超越传统温针的功能，达到消炎止痛、活血化瘀、改善微循环、恢复机体正常生理功能的目的。

（三）预防保健

1. 防止潮湿、寒冷受凉，不可随意睡在潮湿的地方。根据气候的变化，随时增添衣服。出汗及淋雨之后，要及时更换湿衣或擦干身体。天冷时可用电热毯或睡热炕。

2. 急性腰扭伤应积极治疗、安心休息，防止转成慢性。

3. 体育运动或剧烈活动时要做好准备活动。纠正不良的工作姿势，如弯腰过久或伏案过低等。

4. 防止过劳，过度的运转或超负荷的使用必然会导致某些部位或整个机器的损伤。腰部作为人体运动的中心，过度劳累造成损伤则易出现腰痛，因此，在各项工作或劳动中注意有劳有逸。

5. 睡眠是人们生活的重要部分，床的合适与否直接影响人的健康，过软的床垫不能保持脊柱的正常生理曲度，所以宜使用硬板软垫床，即木板上加一10cm厚的软垫，以保护脊柱及背部肌肉。

第七节　棘上韧带和棘间韧带损伤

一、概述

（一）定义

棘上、棘间韧带损伤是指位于腰椎背侧的棘上韧带，棘间韧带发生变性、撕裂或松弛，从而产生慢性腰背疼痛。棘上韧带和棘间韧带损伤是一种常见病、多发病，多发于体力劳动人群。多因姿势不良或急性损伤所致，损伤后若得不到及时恰当的治疗，常导致慢性韧带劳损。

（二）病因病理

1. 弯腰负重损伤 棘上韧带和棘间韧带在正常情况下受骶棘肌保护，但在弯腰劳动，猛力搬移重物、抬杠、剧咳、喷嚏等毫无准备之短促动作时，可使松弛的韧带骤然收缩，造成扭伤或从顶端撕裂，形成小血肿。特别是弯腰搬重物时，竖脊肌处于松弛状态，臀肌、大腿肌收缩，腰骶部成为腰椎杠杆的支点。竖脊肌在腰前屈时松弛不承力，力自然全部落在韧带上。极易造成棘上韧带自个别棘突上撕脱损伤。由于棘上韧带大多终止于第3、第4腰椎棘突，而第4腰椎以上无棘上韧带，在弯腰时，其应力点落在棘间韧带，棘间韧带受到强力牵拉或外力作用于该韧带上，则容易发生损伤及断裂。

2. 慢性劳损引起的损伤 长期从事弯腰劳动，其维持弯腰的应力主要由棘间、棘上韧带负担，由于韧带长时间的牵拉，弹力可逐渐减退，并发生水肿增生及粘连，刺激腰神经后支而引起腰痛，也可在弯腰提物时发生部分纤维性撕裂而损伤。

（三）临床特征

1. 棘上韧带损伤

（1）多因弯腰劳动突然受重力牵拉或弯腰而发病，伤情短暂迅猛，但用力不一定很大。

（2）受伤时，立即出现闪电式或难忍之锐痛并向上下扩散，以致患者发作时被迫停止呼吸而后徐徐呼气；伤后次日，疼痛反而加重。

（3）腰部板直，不敢向前弯腰，咳嗽、喷嚏时必须略屈髋屈膝，否则易诱发或加重疼痛。

（4）骶棘肌及臀大肌痉挛，出现保护性侧弯。仰位起床困难，常选侧卧位起床。

（5）查体时，先由患者指出痛点，痛点常固定在1~2个棘突，压痛极为表浅，局限于棘突尖部，不红不肿，用指腹轻扪韧带可左右移动。拾物试验阳性。

2. 棘间韧带损伤

（1）有脊柱扭转外伤史。

（2）往往与棘上韧带合并损伤，单独损伤多发生于第4、第5腰椎及第5腰椎、第1骶椎间隙。

（3）疼痛位于两棘突间，为深部疼痛、胀痛，劳累后加重，休息后减轻，弯腰时重，后伸腰时轻，脊柱微屈被动扭转，可使疼痛加重。

（4）压痛点在棘突间，但不明显。

二、康复评定

棘上韧带和棘间韧带损伤疼痛的评定和腰椎活动度的评定详见本章第四节相关内容。

三、康复治疗

（一）康复目标

由于该病由脊柱屈伸劳损所致，因此，康复治疗目标应是缓解疼痛，减轻棘上韧带、棘间韧带劳损，恢复腰椎运动功能。

（二）康复治疗方法

1. 一般疗法　急性期应卧床休息，减少弯腰活动，口服解痉止痛药物，如布洛芬、双氯芬酸钠、乙哌立松等。局部皮肤完好者可外敷消炎止痛膏药。

2. 物理因子疗法　常用的物理因子疗法包括超声波疗法、低频电疗法、中频电疗法、磁疗等。但疾病的急性期局部肿胀疼痛较为明显者应慎用热疗。

3. 中医康复疗法

（1）中药热敷　中药热敷可以起到温经散寒、疏通经络、解痉止痛的作用，过了急性期后可以用中药热敷。常用的中药有桂枝、川芎、姜黄、当归、赤芍、海桐皮、羌活、红花、骨碎补、草乌、樟脑等，上药为粗末，用布包好，蒸热后用以热敷腰部及疼痛部位，稍冷即换，蒸热再敷。每日1次，每次敷40～60分钟，10次为一疗程。

（2）针刀治疗

1）棘上韧带损伤　慢性顽固性疼痛者可行针刀治疗，沿棘突上下缘顺棘突方向进行松解。

2）棘间韧带损伤　刀口线与脊柱纵轴平行，针体垂直刺入皮肤深约1cm，正常的棘间韧带几乎无阻力；若针下有阻力感、患者出现明显酸胀感时即为刺中了病变组织，应在此处进行纵行疏通剥离。若病变组织较大，连及上下棘突骨面，则将针刀上下倾斜刺至上下缘骨面，纵切横摆，针下有松动感后出针。对较严重的棘间韧带损伤，在松解韧带的基础上，还可松解两侧脊神经后支。

4. 痛点阻滞疗法　痛点注射即可用于诊断，又可用于治疗。疼痛较重者可用消炎镇痛药液10mL进行韧带周围注射治疗。

（三）预防保健

详见本章第六节相关内容。

第八节　梨状肌综合征

一、概述

（一）定义

由于梨状肌及其邻近肌肉紧张或痉挛，刺激或压迫坐骨神经，引起腰臀部及下肢放射痛，称为梨状肌综合征。

（二）病因病理

梨状肌损伤是导致梨状肌综合征的主要原因，大部分患者都有外伤史，如闪、扭、跨越、站立、肩扛重物下蹲、负重行走及受凉等。某些动作如下肢外展、外旋或蹲位变直位时使梨状肌拉长、牵拉而损伤梨状肌。梨状肌损伤后，局部充血水肿或痉挛，反复损伤导致梨状肌肥厚，可直接压迫坐骨神经而出现梨状肌综合征。其次，梨状肌与坐骨神经的解剖关系发生变异也可导致坐骨神经受压迫或刺激而产生梨状肌综合征。此外，由于部分妇科疾患，如盆腔卵巢或附件炎症及骶髂关节发生炎症时，也有可能波及梨状肌，影响通过梨状肌下孔的坐骨神经发生相应的症状。因此，对于患此病的女性患者还需了解其有无妇科炎症疾患。

（三）临床特征

患者多有外伤史或慢性劳损史。临床常见臀部及腰骶部疼痛伴下肢放射痛，活动受限，严重者不能步行或跛行。梨状肌体表投影区明显压痛，局部可触及梨状肌痉挛或肿胀，梨状肌紧张试验阳性。直腿抬高在60°以前臀部及下肢放射痛剧烈；当抬腿超过60°时，疼痛即减轻，X线检查一般无明显变化。

二、康复评定

常采用视觉模拟量表（VAS）测定，或通过简明McGill疼痛问卷进行综合评估，具体方法详见第二章的相关内容。

三、康复治疗

（一）康复目标

该病是由于梨状肌压迫或刺激坐骨神经所致，因此康复目标应是解除肌肉痉挛、缓解疼痛、加强髋部肌肉功能训练。

（二）康复治疗方法

1. 一般疗法　急性期应以休息为主，减少活动。慢性期应加强髋关节、大腿及小腿肌肉的功能锻炼，防止肌肉萎缩。

2. 常用药物疗法　疼痛严重者也可适当应用非甾体消炎药。此外，尚可辅以神经营养剂，如维生素B_1、B_6、B_{12}及地巴唑、甲钴胺等。中药可内服小活络丹、二妙丸、大活络丸等。

3. 物理因子疗法　局部物理因子治疗可选中频电疗法、超短波疗法、磁疗法、低频电疗法等，可以改善局部血液循环、缓解肌肉痉挛，从而缓解疼痛、改善腰部功能。

4. 中医康复疗法

（1）针灸疗法　针刺治疗梨状肌损伤可以起到疏通经络、解痉止痛的作用。取穴以足太阳膀胱经腧穴为主，常用环跳穴、承扶穴、委中穴、肾俞穴、大肠俞穴、腰阳关穴及局部阿是穴等。

（2）*针刀疗法* 患者取俯卧位，在梨状肌的体表投影（髂后上棘与尾骨尖连线的中点与股骨大转子的连线）寻找压痛点及条索状硬结，做好标记。标记好后局部皮肤常规消毒、铺无菌巾。右手持3号针刀，左手以消毒纱布夹持刀体，找到标记点，刀口线与坐骨神经走行一致，快速刺入皮肤达皮下组织层，然后慢慢深入，当出现第2个突破感、患者有明显酸胀感时，表明针刀已达到梨状肌病灶部位（进针过程中若突然出现下肢过电样放射感则稍退针，改变方向再进针），此时针刀刀体作“十”字摆动（钝性摆动剥离，可避免对神经，血管的损伤），至刀下出现松动感即可出针，出针后按压数分钟防止出血，治疗点以创可贴外敷。

（3）*推拿疗法* 推拿可以缓解肌肉痉挛、改善血液循环、促进损伤组织的修复。治疗的原则主要是舒筋活血、松解粘连、解痉止痛。治疗部位主要选取肾俞穴、命门穴、腰阳关穴、大肠俞穴、环跳穴、委中穴、承山穴及腰臀部穴位。常用手法有㨰、揉、拿、点压、弹拨等。重点是点拨环跳和揉拨梨状肌，缓解梨状肌痉挛，解除坐骨神经受压。手法要求柔和深透，避免造成新的损伤。

（4）*中药热敷疗法* 中药热敷可以起到温经散寒、疏通经络、解痉止痛的作用，过了急性期后可以用中药热敷。常用的中药有桂枝、川芎、姜黄、当归、赤芍、海桐皮、羌活、红花、骨碎补、草乌、樟脑等，上药为粗末，用布包好，蒸热后用以热敷臀部疼痛部位，稍冷即换，蒸热再敷。每日1次，每次热敷40～60分钟，10次为一个疗程。

5. 臭氧疗法 患者俯卧，双侧臀部皮肤常规消毒，铺巾。找到压痛点后，用一次性注射器抽取浓度为40μg/mL的医用臭氧10mL注入。注意臭氧气体应向不同方向分多次注射，尽量保证其在梨状肌内分布范围较大。而且，每次注射前需在回抽无血及针头刺入后无麻痹感的情况下注入臭氧气体，防止气体注入血管或直接注入坐骨神经鞘内，术后患者即可下床活动。需要重复注射者，一般在第一次术后1周至2周注射为宜。

6. 痛点阻滞疗法 患者俯卧，在梨状肌的体表投影（髂后上棘与尾骨尖连线的中点与股骨大转子的连线）寻找压痛点及条索状硬结，做好标记。标记好后局部皮肤常规消毒、铺无菌巾。先用10mL注射器抽取生理盐水7mL、曲安奈德1mL、2%利多卡因2mL，换用6号10cm阻滞针在痛点进针，进针时快速刺入皮肤达皮下组织层，然后慢慢深入，当患者出现明显酸胀感时，表明针已达到梨状肌病灶部位（进针过程中若突然出现下肢“过电样”放射感则稍退针，改变方向再进针），回抽无血液后注入药液，注射完毕后出针，出针后按压3分钟防止出血。治疗点以创可贴外敷。

（三）预防保健

急性期可以在不加重疼痛的情况下进阶做小范围的腰部及髋关节旋转、屈伸动作，可以调整肌群的协调性，缓解肌肉痉挛，多做大腿内收、内旋与外展、外旋活动，有利于放松梨状肌，松解坐骨神经粘连、压迫。平时及后期应加强腰部功能锻炼，尤其是要加强臀部肌肉及核心力量锻炼，如后抬腿、腹桥、背桥等，可以预防复发。

治疗期间，避免剧烈活动，避免久站久坐，不宜经常跷二郎腿，注意休息，局部保暖，病情缓解后宜适当加强功能锻炼。

第九节　腰神经后支卡压综合征

一、概述

（一）定义

腰神经后支在通过纤维孔或骨纤维管时受刺激或卡压引起的以腰痛为主的疾病，即为腰神经后内侧支卡压综合征。该症是导致腰腿痛的常见原因之一。

（二）病因病理

1. 腰部频繁活动、突然扭转、脊柱运动失调、腰部深层肌肉过度收缩可引起乳突副突韧带、横突间韧带的损伤，局部炎症水肿刺激或压迫脊神经后支或内侧支可产生疼痛。

2. 持续的弯腰工作，长期坐位、站立工作，腰部肌肉长期收缩，保持紧张状态，易使腰肌疲劳损伤，乳突副突韧带与邻近的软组织摩擦，逐渐增厚，甚至骨化，通过内侧支的骨纤维管形成一个完整的骨管，腰神经后内侧支及其伴随的血管失去缓冲，易遭受挤压和刺激，使组织缺血、缺氧而出现腰痛。

3. 腰神经后侧支在X线斜位片“狗头影”中处于“狗眼”位置。在行走过程中紧邻椎体关节，易受椎间关节的影响，当椎间关节因椎间盘突出等因素出现病变时（如错位、增生、关节失稳），可导致神经血管的挤压和扭曲。

4. 第5腰神经后内侧支行经骶骨关节突外侧和骶骨翼内侧之间的骨沟内，当腰骶关节错位或发生炎症时，可使神经受累而引起下腰痛。病变日久，可使神经周围软组织粘连，特别是骨纤维管韧带变性卡压内侧支及伴行血管。

（三）临床特征

患者多有腰部扭伤史、劳损史，多发于中老年人，病程较长，女性多于男性。患者腰脊柱常表现为僵硬、酸胀、疼痛、喜捶打，劳累后疼痛加重，多数患者腰部活动受限，部分患者腰骶部疼痛，呈板状腰。患者棘突旁或棘突间隙旁开2～3cm处有压痛或酸胀感，腰部后伸受限，或后伸引起腰背痛。一些患者臀部及下肢有沉胀感，多反复发作。体格检查直腿抬高试验阴性，胫神经弹拨试验阴性。

X线检查腰椎生理曲度变直、畸形，腰椎骨质增生，后关节紊乱。

二、康复评定

常采用视觉模拟量表（VAS）测定，或通过简明 McGill 疼痛问卷进行综合评估，具体方法详见第二章相关内容。

三、康复治疗

（一）康复目标

康复目标是解除疼痛，缓解神经刺激或压迫，改善腰椎功能。

（二）康复治疗方法

1. 一般疗法 疼痛急性发作期要注意卧床休息。可配合消炎镇痛药物、神经营养药物等进行治疗。常用的药物包括双氯芬酸钠25mg，每日2～3次；美洛昔康7.5mg，每日1次；腺苷辅酶 B_{12} 0.5mg，每日3次。

2. 物理因子疗法 适当的物理因子疗法对脊神经后支性疼痛有效。可有效改善腰部僵硬感，解除局部肌肉及末梢血管痉挛状态，促进血液循环，加快病灶炎性代谢产物的清除。常用的方法包括经皮神经电刺激疗法、韩氏经皮穴位及神经刺激疗法、经皮穴位电刺激疗法、直线偏振光近红外线、激光等，与神经阻滞疗法合用效果更好。

3. 中医康复疗法 常用针刀疗法松解治疗。针刀分别松解腰椎横突根部、尖部、椎间关节、乳突副突间韧带、横突间韧带、髂腰韧带、横突间肌。通过松解局部的粘连组织解除神经血管的卡压，使局部血液循环改善，无菌性炎症消除而起效。同时，通过针刀的松解，将局部的肌肉、筋膜之间和肌肉筋膜与骨之间的粘连松开，以恢复其动态平衡，使经络气血畅通、疼痛缓解。

4. 痛点阻滞疗法 此法以缓解局部肌肉紧张及疼痛为主，可收到显著效果。以患者所述部位作为注射靶位引出“针感”行多处注射，需注意应注射到位。消炎镇痛配方中的局部麻醉药宜用低浓度药物，如0.25%～0.5%的利多卡因等。本方法常需反复注射。除疼痛急性发作期并用糖皮质激素外，在疼痛慢性期治疗可单用局麻药加维生素 B_{12}，也可合并应用注射用赖氨酸阿司匹林等。

5. 腰部脊神经后支阻滞术 此法既可直接缓解疼痛，又能松弛腰部过于紧张的肌肉，改善其血液循环，特别对由肌肉紧张、小关节病变等引起的后支卡压症状具有立竿见影的效果。常用0.5%～1%利多卡因5～10mL，内含维生素 B_{12} 0.5～1mg、糖皮质激素如氢化泼尼松25mg或复方倍他米松注射液7mg等进行注射。如患者合并糖尿病、高血压等，可以赖氨酸阿司匹林复盐（来比林或阿沙吉尔0.9g）替代上述配方中的糖皮质激素制剂。

穿刺前应仔细阅读腰部正位、侧位及斜位X线片，精确测量、定位横突根部的各项参数，以确定后支位置及体表投影。临床上定位方法如下：平第2至第4腰椎棘突向外2～5cm，可分别阻滞第1至第3腰神经后支的内侧支；在第5腰椎棘突与髂后上棘连线中点附近，可分别阻滞第 4 腰椎至第 5 腰椎后支的内侧支；平第 2 至第 5 腰椎棘突向外 3.5 ~4cm，可分别阻滞第 1 腰椎至第 4 腰椎后支的外侧支。进行上述阻滞时，进针深度应为 4 ~5cm。紧贴髂后上棘内侧面扇形刺入 3 ~4cm，可阻滞第 5 腰椎后支的外侧支。

选用 7 号 10cm 长穿刺针，垂直于皮肤穿刺，针到位时，患者常主诉在疼痛区域内有放射痛或酸胀感，如水流流过。回抽无血及脑脊液后，缓慢注入消炎镇痛液 5 ~10mL。注药后患者多立即感到病侧腰骶部轻松，局部肌肉明显较治疗前放松。若穿刺困难，应在放射线引导下进行，避免反复穿刺造成副损伤。一般每周治疗 1 次，经过1 ~3 次治疗后可获得较满意的疗效。

6. 脊神经后支毁损术 对于一些顽固性的腰神经后支疼痛患者，经常规消炎镇痛液神经阻滞疗效不明显或短期内复发者，可考虑进行神经毁损或切除术。常用的方法包括应用酚甘油、无水乙醇、冷冻、高频热凝等手段毁损或手术切除病变脊神经后支，多可取得较为稳定的镇痛效果。神经破坏性治疗应在 X 线或 CT 引导下进行，严防破坏性治疗侵及脊神经前支而造成下肢运动麻痹等严重后果。

（三）预防保健

疼痛缓解期应注意腰部保健，避免着凉、过劳，改变不良生活、工作习惯（如长时间座位），加强腰背肌锻炼等，以防止疼痛发作。

第十节　腰椎管狭窄症

一、概述

（一）定义

腰椎管狭窄症是指腰椎椎管因先天或后天原因引起结构异常，导致椎管狭窄，从而压迫马尾或神经根而引起的一系列以腰腿痛为主症的临床综合征。本病是临床上引起腰腿痛的重要原因之一。

（二）病因病理

1. 发育性脊椎狭窄 又称原发性椎管狭窄，系由先天性发育异常所致。故椎管的前后径和左右径都一致性狭窄。椎管容量较小，所以任何诱因都可使椎管进一步狭窄，引起脊髓、马尾或神经根的刺激或压迫症状。

2. 退变型椎管狭窄 又称继发性椎管狭窄，主要是由于脊椎发生退行性病变所引起。因脊椎有退行性病变，椎间盘萎缩吸收，椎间隙变窄，环状韧带松弛，脊椎可发生假性滑脱或增生。更由于脊椎松弛，椎板及黄韧带可由异常刺激而增厚使硬脊膜受压，引起一系列马尾及神经压迫或刺激症状。

3. 脊椎滑脱性狭窄 如患者有脊椎崩裂症或腰椎峡部不连，常可发生脊椎滑脱。

当有脊椎滑脱时，因上下椎管前后移位，可使椎管进一步变窄，峡部纤维性软骨增生更加重椎管狭窄，压迫马尾或侧隐窝内神经根，引起椎管狭窄症。

4. 医源性椎管狭窄 由于各种手术治疗的刺激，尤其是施行脊椎融合植骨术后常可引起棘间韧带和黄韧带肥厚或植骨部全部椎板增厚，结果使椎管变窄压迫马尾或神经根，引起椎管狭窄症。

5. 外伤性椎管狭窄 脊椎受到外伤时，尤其是当外伤较重引起脊柱骨折或脱位时常引起椎管狭窄，压迫或刺激马尾或神经根，引起椎管狭窄症。

6. 其他骨病所致之椎管狭窄症 如畸形性骨症和氟骨症等，均可因椎体、椎板和软组织增厚而使椎管内容减小，压迫或刺激神经根引起椎管狭窄症。

病理学改变主要有黄韧带肥厚、椎间关节增生、椎板增厚、椎弓根发育性变短及肥厚、骨赘形成、后纵韧带肥厚、钙化和骨化等。

（三）临床特征

本症好发于 40 ~ 50 岁男性，尤其是第 4 ~ 第 5 腰椎和第 5 腰椎 ~ 第 1 骶椎最多见。其主要症状是腰腿痛，常发生一侧或两侧根性放射性神经痛。严重者可引起两下肢无力，括约肌松弛、二便障碍或轻瘫。椎管狭窄症的另一主要症状是间歇性跛行。多数患者当站立或行走时，腰腿痛症状加重，行走较短距离即感到下肢疼痛、麻木无力，越走越重。略蹲或稍坐后腰腿痛症状缓解。查体见患者腰后伸减少，行走时弯腰，不愿平躺或直立。足跟走或足尖走困难。感觉检查大多正常，但部分复杂病例可有异常发现。极少情况下出现肌肉萎缩（特别是小腿）。

辅助检查中 CT 检查价值较大，通过观察椎管狭窄部位可见黄韧带肥厚、椎间盘突出、神经根受压等情况。MRI 检查可显示椎管狭窄和硬膜囊及脊髓受压情况。

二、康复评定

详见本章第四节相关内容。

三、康复治疗

（一）康复目标

急性发作期应以卧床休息为主，改善局部静脉回流，减轻充血、水肿等炎性反应。恢复期应配合物理治疗，改善血液循环；进行腰背肌和腹肌的肌力训练，改善腰椎稳定性；减少腰背受力，改善工作环境，预防疾病复发。

（二）康复治疗方法

1. 卧床休息 一般取屈髋、屈膝位侧卧，休息 3 ~ 5 周症状可缓解或消失。对于老年人长期卧床易引起肌肉萎缩、深静脉血栓及肺炎等并发症，建议不宜超过 2 ~ 3 周。

2. 常用药物疗法 详见本章第四节相关内容。

3. 物理因子疗法 可选用红外线、局部热敷、超声波、中药离子透入等以解除肌肉痉挛、促进炎症消除。

4. 中医康复疗法

（1）*针灸疗法* 取肾俞穴、命门穴、腰部夹脊穴以补肾壮腰，疏通局部气机。配足太阳经秩边穴、委中穴、昆仑穴以通经活血止痛。针刺手法用平补平泻法，可加灸。

（2）*针刀疗法* 本病的早期及一般病例均可通过针刀治疗使其好转或停止进展，尤其是对先天发育性椎管狭窄者。对已形成明显椎管狭窄者非手术疗法常难以奏效。但对早期狭窄尚未形成持续性压迫者可采用针刀治疗。针刀椎管内外松解因可消除椎管内神经根、马尾神经、纤维组织、硬膜和硬膜外组织的炎性水肿，使神经卡压症状消除或缓解。

一般在所患椎间的棘上韧带、棘间韧带、关节突关节、椎旁小肌肉、骶棘肌阳性反应点处治疗，具体可选择在患椎部的棘突间隙、小关节突关节、横突部、棘突旁、椎管内松解、椎间孔外口松解及其他腰骶部的软组织阳性反应点处定点。患者俯卧，腹下垫一高枕使腰部放松。常规皮肤消毒后，在上述治疗点选取 3 号针刀治疗。

（3）*推拿疗法* 手法治疗能减轻肌肉痉挛，松解粘连，活血化瘀，疏通经脉，缓解症状。

1）掌按揉法

①患者俯卧：医者立于患者一侧，在腰骶部采用掌根按、揉之法，沿督脉、膀胱经向下，经臀部、大腿后部，腘窝部直至小腿后部上下往返 2～3 次，然后点按腰阳关、肾俞、大肠俞、环跳、承扶、殷门、委中、承山等穴。弹拨腰骶部两侧的竖脊肌及揉拿腰腿部。

②患者仰卧：医者用掌揉法自大腿前、小腿外侧直至足背上下往返揉 2～3 次，再点按伏兔、血海、风市、阳陵泉、足三里、绝骨、解溪等穴，拿委中、昆仑等穴。

2）腰部按抖法 一助手握住患者腋下，一助手握住患者两踝部，两人对抗牵引。医者两手交叠在一起置于第 4、第 5 腰椎处行按压抖动。一般要求抖动 20～30 次。

3）直腿屈腰法 患者仰卧或两腿伸直端坐于床，两足朝向床头端。医者面对患者立于床头一端，尽量用两大腿前侧抵住患者两足底部，然后以两手握住患者的两手或前臂，用力将患者拉向自己面前，再放松回到原位。一拉一松，迅速操作，重复 8～12 次。最后屈伸和搓动下肢，结束手法。

5. 微创疗法 分别在腰大肌肌间沟脂肪囊、腰骶神经干、髂腰韧带等处做射频治疗，射频热凝可使损伤的软组织收缩再塑，促使撕裂的髂腰韧带、横突间韧带、腰大肌内缘筋膜愈合。另外，热凝过程还可以使神经组织释放内啡肽，阻止疼痛信号的传递。

（三）预防保健

坚持腰的保健运动，经常进行腰椎各方向的活动可使腰椎始终保持生理应力状态，加强腰肌及腹肌练习。腰肌和腹肌的力量强，能自然地控制腰椎于屈曲位，有助于增加椎管内容积，减轻神经压迫、促进静脉回流，并可增加腰椎的稳定性，对腰的保护能力增强，可防止腰椎发生退行性改变。

第十一节 强直性脊柱炎

一、概述

（一）定义

强直性脊柱炎是一种病因未明的脊柱慢性进行性炎性病变，以脊柱僵硬并逐渐变为强直为其特征。病变多从骶髂关节开始，逐渐向上发展至颈椎，也可累及四肢大关节。本病主要发生于青壮年，好发于男性，男女发病率既往报道差异很大，为（2.8～14.0）：1。发病年龄多在15～30岁，30岁以后及8岁以前发病者少见。

（二）病因病理

强直性脊柱炎是一种自身免疫性疾病，属于风湿病范畴，病因未明。一般认为，本病发生与免疫介导机制、基因遗传、感染和环境因素等有关，主要涉及遗传学说、感染学说、自身免疫学说、内分泌失调和代谢障碍学说、神经学说等。强直性脊柱炎很可能是由于基因和环境因素的综合作用引起的疾病。强直性脊柱炎为多因素遗传，并与生殖泌尿系及肠道感染密切相关，特别是与肺炎克雷伯菌（KP）感染有关。大量研究显示，强直性脊柱炎疾病的分布与HLA－B27抗原在人群中的分布有关，并有家族遗传倾向。遗传因素在其发病中起主导作用，强直性脊柱炎在家族和宗族中发病率的研究也清楚地表明了遗传是一种发病因素。

近来有研究表明，内皮素－1、降钙素基因相关肽参与了强直性脊柱炎的病理生理过程。其标记性特点为骶髂关节炎。

（三）临床特征

多数患者起病隐匿，早期症状多不明显，多表现为下背部、臀部及髋部呈间歇性疼痛，伴有或不伴有局部僵硬感。开始疼痛多为间歇性，大多数劳累后或受寒冷刺激后疼痛发作，持续一段时间后可缓解。有少部分患者开始可表现为坐骨神经痛，而无明显腰背痛。也有少部分患者疼痛发生在背部较高位置，如颈部、肩关节或周围关节，但不久就可以出现下背部症状。大部分患者开始时腰背疼痛较轻，经数月甚至数年后可出现持续性疼痛，甚至非常严重的疼痛，难以忍受，常服止痛药维持。

强直性脊柱炎的腰背痛一般有如下特点：①隐袭性发作不适，超过数周或数月。②发病年龄多在45岁以下，20～35岁最为多见。③持续性腰背部不适达几个月以上。④出现晨僵。晨僵是强直性脊柱炎早期症状之一，患者早起后感腰部僵硬，活动后可缓解，热敷、热水浴以后症状也可减轻。⑤脊柱活动受限。强直性脊柱炎常累及整个脊柱：胸椎受累时有胸闷、呼吸不畅、束带状疼痛；颈椎受累后颈部疼痛、僵硬、活动受限。最后整个脊柱强直并有严重畸形，活动受限。

X线检查，脊柱严重骨质增生，甚至搭桥、融合。脊柱生理曲度发生改变，严重者可发生脊柱畸形。CT对强直性脊柱炎的早期诊断的价值目前已公认，因CT能较满意地显示骶髂关节间隙及关节面骨质、发现X线不能显示的轻微关节面骨侵蚀及软骨下囊性变化等，尤其是对临床高度疑诊而X线表现正常或可疑者，行CT检查意义更大。

二、康复评定

（一）疼痛评定

常采用视觉模拟量表（VAS）测定，或通过简明McGill疼痛问卷进行综合评估，具体方法详见第二章相关内容。

（二）脊柱活动度评定

1. 腰椎活动度评定

（1）*前屈、后伸*　量角器固定臂方向通过第5腰椎棘突的垂直轴线，移动臂的方向通过第5腰椎棘突与第7颈椎棘突的连线，以身体侧面对准第5腰椎处为轴心。在矢状面中使身体向前、后运动并测量角度。

（2）*左、右侧屈*　量角器的固定臂方向通过正中线，移动臂为第7颈椎棘突与第5腰椎棘突连线，以第5腰椎棘突为轴心，在冠状面使身体向左、右运动并测量角度。

正常腰椎屈曲正常活动范围为0～90°，伸展为0～30°，左右侧屈各为0～30°。

2. 胸廓活动度评定　测定时患者双手抱头，在剑突水平或第4前肋间（相当于乳头水平）测量深吸气、呼气时的胸围。正常值：两者差>2.5cm。

（三）脊柱功能评定

1. Keitel功能试验　Keitel功能试验可以对脊柱功能进行评定（表8－3）。

（1）*Schober－Wright征*　嘱患者直立，以L4、L5棘突间为原点，向上10cm定出一个上点，向下5cm定出一个下点，上下两点直线距为15cm。令患者前屈脊柱，因屈曲使上述直线变为曲线而长度加大，可长达19～23cm，表中的大于或小于是指屈曲时比站直时相差的数值。

（2）*指尖与地距离*　为前弯腰时，中指尖与地面距离。

（3）*枕墙距*　嘱患者靠墙站，踵和背贴墙，在不抬颌的条件下尽量使枕靠近墙的距离。

（4）*胸围呼吸差*　于第4肋间测呼、吸时的胸围差。

（5）*单腿站立*　分别左、右腿单足站，以观察下肢负重能力。

（6）*下蹲*　嘱患者下蹲，脚跟必须着地，以检查腰骶、髋、膝、踝的联合动作。

表 8-3 Keitel 功能试验量表

试验项目	评分		
	3 分	1 分	0 分
1. Schober - Wright 征	<2cm	≥2，<4cm	≥4cm
2. 指尖与地距离	>30cm	>10，≤30cm	<10cm
3. 枕墙距	>3cm	>0，≤3cm	0
4. 胸围呼吸差	<2cm	<4cm	≥4cm
5. 单腿站立	完全不能	单侧能	两侧均能
6. 下蹲	1/4 蹲	半蹲	全蹲

2. 强直性脊柱炎疾病活动性指数 巴氏强直性脊柱炎疾病活动性指数（Bath ankylosing spondylitis disease activity index，BASDAI）共包括 6 个问题，前 5 个问题采用 10cm 目视模拟标尺法，用“mm”记录。

要求患者根据过去 1 周的状态回答以下问题，并在每条 10cm 目视模拟标尺上的相应位置标注“×”。0 表示没有影响；10 表示程度极重。

①过去 1 周你感受到的疲劳/困倦的总体程度？

②过去 1 周你感受到的颈痛、背痛和髋痛的总体程度？

③过去 1 周你感受到的其他关节疼痛/肿胀（不包括颈痛、背痛和髋痛）的总体程度？

④过去 1 周你感受到的由于触痛或压痛导致不适的总体程度？

⑤过去 1 周在清醒后你感受到的晨僵的总体程度？

⑥当你清醒后晨僵持续多长时间？请在下面标尺上的对应位置用“×”标出。

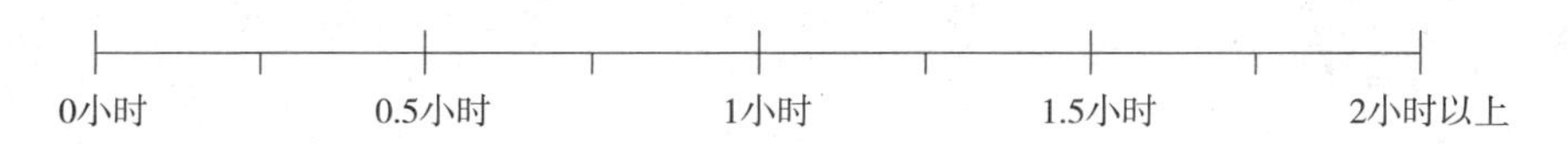

总评分为各项的平均得分，但第 5 和第 6 个问题均为晨僵，故先将这 2 项的得分相加除 2 得出平均分，再与 1 项与前 4 项结合而得出平均分。

计算公式为 0.2×［A+B+C+D+（E+F）/2］。总得分为 0~10 分。得分越高，疾病越活动，一般 >4 分提示病情活动。

（四）日常生活能力评定

日常生活活动能力的评定可采用巴氏强直性脊柱炎功能指数（Bath ankylosing spondylitis functional index，BASFI）量表。该评定法共包括 10 个问题：前 8 个问题评定患者日常生活的功能性活动；后 2 个问题则评价患者处理日常生活活动的能力。

采用 10cm 目视模拟标尺法，结果用“mm”记录。

根据以下 10 个问题的提示，要求患者将目前完成下列活动时的难易程度在标尺上对应位置用“×”标出。

①无需别人帮助或辅助器材，可以穿袜子或贴身衣服。

②无需辅助器材，可以向前弯腰从地上拾取钢笔。

③无需别人帮助或辅助器材，可以从较高的储物架上取物。

④无需用手或别人帮助，可以从没有扶手的餐椅上站立起来。

⑤无需别人帮助，可以在地板上从仰躺着站立起来。

⑥不改变姿态，可以无任何辅助支撑地站立10分钟。

⑦不扶栏杆也不依靠工具而能爬12~15级楼梯（每步一梯级）。

⑧不转动躯干即能望向肩部。

⑨能进行体能活动，如物理训练、散步或其他体育运动。

⑩能做家务活或上班，能完成一整天的活动。

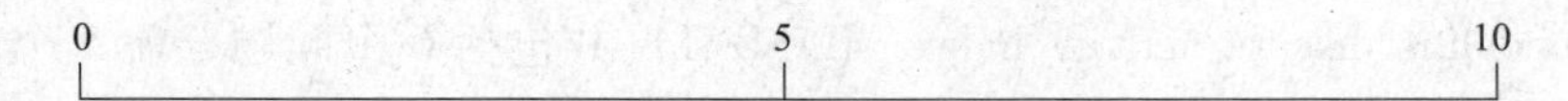

采用10cm VAS法进行记录，每个问题得0~10分，共10个问题，最高得100分，总得分越高，功能越差。

三、康复治疗

（一）康复目标

强直性脊柱炎在病情发展到脊柱弯曲和强直前如果得到诊断并进行适当的早期治疗一般是不会出现或推迟出现脊柱强直典型症状的。如果已有脊柱弯曲和强直，则治疗手段不多。因此，改善预后、降低致残的关键在于早期诊断、早期合理治疗。康复治疗的目的主要在于控制炎症，缓解症状；防止脊柱、髋关节僵直畸形，保持关节处于最佳功能位置；避免治疗所致副作用。

（二）康复治疗方法

1. 一般疗法

（1）卧床休息　患者在急性发作期应卧床休息，慢性期也应注意适当休息或做较轻的工作。卧床可取仰卧位或俯卧位，应避免头屈曲位、防止畸形的发生。

（2）营养支持　应进食富有营养的食物，给予足够的蛋白质和维生素C。

（3）控制体内感染灶　积极地控制慢性感染灶，如扁桃体炎及鼻旁窦炎、尿路感染及肠炎等，以增强机体的抵抗力，有利于关节炎的治疗与预防。

（4）保持躯体的正确姿势和活动性　防止强直性脊柱炎患者驼背的发生是非常重要的，故必须经常保持躯体挺直，不论行、坐、站、卧都应注意身体挺直。坐直靠背椅，勿坐沙发、躺椅。应坚持睡硬板床，不用枕头以助保持躯体平直，仰卧姿势较侧卧为好。

2. 常用药物疗法　药物对肝脏及骨髓均有不同程度的损害，对于长期服药的患者，应预防胃部疾患，定期检查肝肾功及血象。临床常用的强直性脊柱炎治疗药物包括：①一线药：非甾体消炎药。②二线药：慢作用药，如柳氮磺胺吡啶（SASP）、甲氨蝶呤（MTX）、硫唑嘌呤（AZA）、雷公藤多苷（T）。③三线药：糖皮质激素。上述药物对缓解疾病症状均有一定疗效。

3. 物理因子疗法　局部物理因子疗法可选中频电疗、磁疗、TDP、蜡疗、超声波疗法等，以改善局部血液循环、缓解肌肉痉挛，从而缓解疼痛。

4. 中医康复疗法

（1）针灸疗法　针刺治疗退行性脊柱炎可以起到疏通经络、活血化瘀、解痉止痛的作用。取穴以足太阳膀胱经腧穴及夹脊穴为主，常用委中、肾俞、大肠俞、腰阳关等穴，也可配以昆仑、太溪、阳陵泉及局部阿是等穴。

艾灸可以起到温经散寒、活血化瘀、舒筋止痛的作用。常用灸盒灸，取穴以足太阳膀胱经腧穴为主，常用肾俞、大肠俞、腰阳关及局部阿是等穴。每次 40～60 分钟，10 次为一疗程。

（2）推拿疗法　推拿对强直性脊柱炎有一定的治疗之用，可以放松肌肉、改善循环、消除炎症、松解粘连。治疗主要为放松腰背部及臀部肌肉，重点取穴肾俞、命门、腰阳关、大肠俞、环跳、委中、承山、阳陵泉、昆仑、太溪及局部阿是等穴。常用手法有㨰、揉、拨法等。手法要求柔和深透，避免造成新的损伤；禁用整复类手法。

（三）预防保健

加强腰部功能锻炼，尤其要加强核心力量锻炼，如腹桥、背桥等，以预防腰痛的加重。注重脊柱姿势的训练，防止驼背的发生。本病为退行性改变，治疗只能缓解症状，难以根治。不宜久坐，宜低枕，睡硬板床，适当俯卧，以助纠正脊柱畸形，注意局部保暖，适当加强功能锻炼。

第十二节　纤维肌痛综合征

一、概述

（一）定义

纤维肌痛综合征是一种病因不明的以全身广泛性疼痛及明显躯体不适为主要特征的临床综合征，常伴有疲劳、睡眠障碍、晨僵及抑郁、焦虑等精神症状。纤维肌痛综合征可分为原发性和继发性两类。前者为特发性，不合并任何器质性疾病；而后者继发于骨关节炎、类风湿关节炎、系统性红斑狼疮等各种风湿性疾病，也可继发于甲状腺功能低下、恶性肿瘤等非风湿性疾病。

美国人群患病率为女性3.4%、男性0.5%，患病人数约有500万人。中国缺乏流行病学资料，文献报道本病患病率为2%~4%，多见于女性，发病年龄为30~55岁，大约一半的病人在身体或精神创伤或流感样疾病后出现。

（二）病因病理

该病的发病机制尚不十分明了，非肌肉性疾病，可能是疼痛调节的紊乱。情感伤害、风湿、外伤、遗传易感性、过敏、睡眠障碍、长时间身体姿势不良、营养不良、工作过度疲劳等因素与发病有关。

（三）临床特征

广泛的全身疼痛为最主要症状，呈弥漫性，遍布全身，疼痛性质多样，休息不能缓解；90%以上的患者主诉易疲劳，90%~98%的患者伴有睡眠障碍；关节疼痛，常伴有晨僵。30%以上患者出现肠易激综合征，部分患者有虚弱、盗汗、不宁腿综合征等表现，情绪低落，甚至呈严重的抑郁、焦虑状态，很多患者出现认知障碍，一半以上患者伴有头痛，以偏头痛常见。体征表现为身体特定部位有压痛点。最常见的疼痛部位为身体左右两侧共18个点：枕骨下肌肉附着处；斜方肌上缘中点；第5至第7颈椎横突间隙的前面；冈上肌起始部，肩胛棘上方近内侧缘；肱骨外上髁远端2cm处；第2肋骨与软骨交界处，恰在交界处外侧上缘；臀外上象限，臀前皱襞处；股骨大转子后方；膝内侧脂肪垫关节折皱线的近侧。

（四）诊断标准

美国风湿病协会于1990年制定的诊断标准：①症状：全身广泛性疼痛，持续≥3个月。②体征：阳性压痛点≥11个（18个特定点）。另外，美国风湿病协会分别于2010年和2013年制定了修订版的诊断标准，但并未废止1990版，只是作为补充。由于1990版简单易用，故目前仍多应用于临床。

二、康复评定

常采用视觉模拟量表（VAS）进行疼痛程度的评定。

三、康复治疗

（一）康复目标

消除疼痛，改善睡眠，提高患者生活质量。

（二）康复治疗方法

纤维肌痛综合征是一种特发性疾病，其确切的病理生理机制至今不明，目前的治疗主要致力于改善睡眠状态、降低痛觉感受器的敏感性、改善肌肉血流等。治疗原则包括教育和重建自信、治疗个体化、消除加重因素，同时给予药物治疗与非药物治疗。

1. 常用药物疗法 通常应用三类药物进行治疗，包括抗抑郁药，如阿米替林、氟西汀、舍曲林、西酞普兰等；抗惊厥药，最常用的为普瑞巴林；止痛药，如曲马多。

2. 心理治疗 本病多见于青壮年女性，有明显的神经精神症状，如头痛、失眠、心烦焦虑等，因此，医生应耐心解释指导，注意心理疏导治疗。

3. 物理因子疗法 可对纤维肌痛综合征患者的压痛点应用冲击波、超声波、中频、高频等疗法缓解疼痛，以及采用高压电位疗法以改善睡眠。

4. 中医康复疗法

（1）*针灸疗法* 可采用普通针灸或温针灸对痛点（阿是穴）进行针刺治疗。

（2）*针刀疗法* 以患者疼痛涉及的主要肌肉组织为治疗点，按颈肩部区域、腰背部区域、臀部区域、四肢区域划分为四个治疗区，每次选择一个治疗区进行针刀治疗，隔日选取下一个治疗区至治疗结束。

（3）*推拿疗法* 先用一指禅推法、㨰法在局部治疗，使紧张的肌肉逐渐放松；再用较重的按压、弹拨、拿法在局部治疗；进而找出疼痛结节或条索，用拇指作连续性滑动按压、弹拨最后用擦法以透热为度。

5. 神经阻滞疗法 局部交感神经阻断、痛点封闭等治疗有助于缓解疼痛。

（三）预防保健

1. 消除或减少发病因素，改善生活环境，养成良好的生活习惯，防止感染，注意饮食卫生，合理膳食调配，避免居住寒冷潮湿环境。

2. 注意锻炼身体，增加机体抗病能力，不宜过度疲劳，戒烟戒酒，保持平和心态，克服焦虑紧张情绪。

3. 早发现、早诊断、早治疗，树立战胜疾病的信心，坚持治疗。

第九章 四肢痛

第一节 四肢痛概述

关节痛是四肢痛的常见症状。关节痛可能是单纯的关节病变，也可能是全身疾病的局部表现。本病根据病程和病理变化可分为急性关节痛和慢性关节痛。急性关节痛的病理变化以关节及其周围组织的炎性反应为主，慢性关节痛则以关节囊肥厚及骨质增生为主。病变既可侵犯或损伤上肢的肩、肘、腕、指关节，也可影响下肢的髋、膝、踝、趾关节。无论哪个关节受累，均可为病者带来疼痛之苦，轻者影响患者的工作和生活，重者影响患者的活动与睡眠，甚至生活不能自理。

一、四肢痛的相关解剖

1. 肘关节的结构与功能 肘关节是一个复合关节，由肱骨下端和尺、桡骨上端构成。可分为肱尺部、肱桡部和桡尺近侧部三个关节。肱尺、肱桡、桡尺三个关节共包在一个关节囊内，有一个共同的关节腔。肱骨内、外上髁均位于囊外。关节囊的前后壁薄弱而松弛，但其两侧的纤维层则增厚形成桡侧副韧带和尺侧副韧带。

2. 腕关节的结构和功能 腕关节又称桡腕关节，由手舟骨、月骨和三角骨的近侧关节面作为关节头，桡骨下端的腕关节面和尺骨头下方的关节盘作为关节窝而构成，是典型的椭圆关节，关节囊薄而松弛，附着于关节面的边缘，周围有韧带增强。桡腕关节可作屈、伸、收、展及环转运动，其中掌侧韧带最为坚韧，所以腕的后伸运动受限。

3. 髋关节的结构和功能 髋关节由股骨头和髋臼构成，是典型的杵臼关节。髋臼内仅月状面被覆关节软骨，髋臼窝内充满脂肪，可随关节内压的增减而被挤出或吸入，以维持关节内压的平衡。在髋臼的边缘有关节盂缘附着，加深了关节窝的深度。髋关节周围有韧带加强，前面有髂股韧带，下部有耻骨囊韧带，后部有坐骨囊韧带等。关节囊的纤维层呈环形增厚，环绕股骨颈的中部，称为轮匝带，能约束股骨头向外脱出，此韧带多与耻骨囊韧带及坐骨囊韧带的纤维相编织，而不直接附在骨面上。髋关节可绕三个轴做前屈、伸、收、展、旋内、旋外和环转运动。髋关节的运动幅度较肩关节小，但稳固性比肩关节强。

4. 膝关节的结构和功能 膝关节是人体最大最复杂的关节，由股骨内、外侧髁和胫骨内、外侧髁及髌骨构成。关节囊较薄而松弛，附着于各骨关节软骨的周缘。关节囊的前壁为股四头肌肌腱、髌骨及髌韧带。囊的两侧有韧带增强，外侧为腓侧副韧带，内侧为胫侧副韧带。在关节囊内有膝交叉韧带，它包括两条，彼此互交，限制胫骨向前移位或向后移位。

在股骨与胫骨关节面之间有两块半月形软骨板，分别称为内侧半月板和外侧半月板。正常情况下半月板可随关节运动而滑行，在强力骤然运动时，由于半月板不能迅速跟着滑动，故易造成损伤，甚至撕裂。内侧半月板因与胫侧副韧带紧密相接，活动较小，故较外侧半月板易于损伤；但外侧半月板呈盘状，因它在关节内的位置较大，活动不灵，往往易于撕裂。膝关节属屈戍关节，主要作屈伸运动。膝在半屈位时，小腿尚可行旋转运动。

5. 踝关节的结构和功能　踝关节由胫、腓骨下端的关节面与距骨滑车构成，故又名距骨小腿关节。胫骨的下关节面及内、外踝关节面共同作成的“冂”形的关节窝，容纳距骨滑车（关节头），由于滑车关节面前宽后窄，当足背屈时，较宽的前部进入窝内，关节稳定；但在跖屈时，如走下坡路时滑车较窄的后部进入窝内，踝关节松动且能作侧方运动，此时踝关节容易发生扭伤，其中以内翻损伤最多见，因为外踝比内踝长而低，可阻止距骨过度外翻。踝关节的关节囊附着于各关节面的周围，囊的前、后壁薄而松弛，两侧较厚，并有韧带加强。内侧有内侧韧带，又称三角韧带。外侧韧带由不连续的三条独立的韧带组成，前为距腓前韧带，中为跟腓韧带，后为距腓后韧带。距腓后韧带可防止小腿骨向前脱位。当足过度跖屈内翻时，易损伤距腓前韧带及跟腓韧带。踝关节属滑车关节，可行背屈（伸）、跖屈（屈）运动。

二、四肢痛的病因

造成关节疼痛的原因很多，根据年龄、性别、发作部位、症状特征，一般可以归纳出软组织性、软骨性、骨性和炎症性等原因。以下是常见的一些造成关节疼痛的原因。

1. 外伤　包括急性损伤与慢性损伤。急性损伤多因外力造成关节骨质、肌肉、韧带等组织损伤，致关节脱位或骨折，使血管破裂出血，组织液渗出，关节肿胀疼痛；慢性损伤常由于关节活动过度、长期负重或急性损伤后愈合不良，使关节润滑作用消失、关节面摩擦增加、关节软骨及关节面破坏、关节周边组织损伤。

2. 感染　外伤、关节穿刺、关节附近软组织炎症、脓肿、败血症等可使细菌直接侵入关节内，出现感染性关节炎症。常侵犯膝、腕关节，局部红肿热痛；位置较深的肩关节和髋关节则红肿不明显。关节疼痛持续、功能严重障碍，患者常不愿活动患肢，被动活动则疼痛剧烈。

3. 退行性病变　关节面长期过度摩擦或发生创伤，关节软骨细胞萎缩、退化变薄、碎裂坏死，软骨逐渐被吸收，软骨下组织硬化，骨关节边缘骨赘形成，代之以不规则增生的骨刺。进一步使骨与骨之间的摩擦增加，滑膜充血水肿，出现疼痛和活动受限，常见于负重较大的关节，如脊柱、膝、髋、踝等。

4. 变态反应和自身免疫　外来抗原与血液中的抗体形成免疫复合物，使宿主组织成分改变，形成自身抗原刺激机体产生自身抗体。这种特异性自身免疫主要侵犯血管和全身结缔组织，出现的疾病统称为风湿病，如风湿热、类风湿关节炎、系统性红斑狼疮等。关节病变是全身性损害之一，表现为滑膜充血水肿、软骨进行性破坏，可引起关节畸形等病变。

5. 代谢性骨病　如维生素D代谢障碍所致的骨质软化性骨关节病，各种原因如老年性、废用性所致的骨质疏松，嘌呤代谢障碍所致的痛风，脂质代谢障碍所致的高脂血症性关节病，糖尿病性骨病，甲状腺或甲状旁腺疾病引起的骨关节病等均可出现关节疼痛。

6. 骨关节肿瘤　各种良性、恶性、原发性、转移性的肿瘤侵犯骨关节可使关节的结构和功能受到损害，出现关节疼痛。

第二节　肱骨外上髁炎

一、概述

（一）定义

肱骨外上髁炎又称肱桡关节滑囊炎、肱骨外髁骨膜炎、桡侧腕伸肌肌腱损伤，因网球运动员较常见，故又称网球肘，是指肘部筋腱受到积累性劳损，造成筋腱变性，缠绵难愈的一种慢性退行性疾病。多见于需反复做前臂旋转、用力伸腕的成年人，如泥瓦工、理发员、会计、网球运动员等，好发于右侧。

（二）病因病理

本病病因尚不清楚。有人认为，本病是由于肘、腕反复用力过久、过猛所致。起于肱骨外上髁部的肌肉有桡侧腕长伸肌、桡侧腕短伸肌、肱桡肌、旋后肌、尺侧腕伸肌、指伸肌等，主要功能为伸腕、伸指，其次使前臂旋后。当腕背伸或前臂旋后过度时，如乒乓球、网球中的反拍击球及从事单纯收缩臂力活动工作的人，都会使附着于肱骨外上髁部的腕伸肌腱、筋膜受到牵拉，经常牵拉即可引起损伤发病。

本病的病理变化较为复杂，主要有以下几点：

1. 伸肌腱附着点骨膜撕裂，骨膜下出血，形成小血肿，继而血肿机化、钙化，产生肱骨外上髁骨质增生。

2. 反复用力伸腕活动使腕伸肌紧张、痉挛从而挤压夹于这些肌肉间的血管、神经束。

3. 桡侧腕短伸肌的慢性劳损继发环状韧带的创伤性炎症。

4. 肱桡关节处的滑囊炎或肱桡关节滑膜被肱骨与桡骨头挤压嵌顿于关节间隙。

（三）临床特征

本病多数起病缓慢，初期只感到肘关节外侧酸困和轻微疼痛，休息后缓解，以后疼痛逐渐加重为持续性，不能用力握物，如握锹、提壶、拧毛巾、打毛衣等运动可使疼痛加重，致前臂无力甚至持物落地。疼痛有时可向上臂或前臂放射，影响肢体活动，但在静息时多无症状。

临床体格检查有局限性压痛点，位于肱骨外上髁、环状韧带或肱桡关节间隙处，常为锐痛。伸肌腱牵伸试验阳性（伸腕动作时，加以对抗阻力则疼痛加剧）。屈肘旋前试验阳性（肘关节屈曲 90°、腕关节背伸、前臂旋前能诱发肘外侧剧痛者为阳性）。

肘部 X 线检查多无病理改变，病程长者可见肱骨外上髁骨质密度增高的钙化阴影或骨膜肥厚影像。

二、康复评定

（一）疼痛评定

常采用视觉模拟量表（VAS）评定肘关节疼痛情况。

（二）肌力评定

可应用徒手肌力评价法评定患侧伸指、伸腕、握持、前臂旋前等肌力情况。

（三）肱骨外上髁炎疗效评定

肱骨外上髁炎疗效评定常采用 Verhaar 疗效评价标准（表 9－1）。

表 9－1 Verhaar 疗效评价量表

评分	分级	临床表现
1	优	外上髁疼痛完全解除，患者对治疗效果满意，没有感到握力下降，腕关节背伸时不诱发疼痛
2	良	外上髁疼痛偶尔发生，用力活动以后出现疼痛，患者对治疗效果满意，没有或感到握力轻微下降，腕关节背伸时不诱发疼痛
3	可	用力活动后外上髁感到不舒服，但是与治疗前相比有明显改善，患者对治疗效果满意或中等满意，感到握力轻度或中度下降，腕关节背伸时可诱发轻度或中度疼痛
4	差	外上髁的疼痛没有减轻，患者对治疗效果不满意，感觉明显握力下降

三、康复治疗

（一）康复目标

康复目标主要是解除局部疼痛，改善肘关节功能。

（二）康复治疗方法

1. 一般疗法 肱骨外上髁炎临床分为急性淤滞型、慢性僵凝型两型。急性期应注意休息，以避免患侧腕部用力，症状重、发病急者可以三角巾悬吊患肢，腕部制动1～2周。

2. 常用药物疗法 可以口服非甾体消炎药如布洛芬或阿司匹林缓解疼痛，或外敷伤湿膏之类止痛消炎药物。中医治宜活血舒筋、除痹通络，可内服舒筋汤，外用海桐皮汤熏洗。

3. 物理因子疗法 采用超短波、蜡疗、光疗、低频电疗法、超声波疗法、磁疗法等，以减轻疼痛、促进炎症吸收。

4. 运动疗法 主要采用增强肌力的训练，加强前臂伸肌群的训练，重点训练伸腕、伸指功能。同时也要注意屈腕与前臂旋前的训练。

5. 中医康复疗法

（1）*针灸疗法* 以痛点及周围取穴，配曲池、手三里、合谷等穴，得气后留针30分钟，每日或隔日1次。

（2）*针刀疗法* 肘关节屈曲90°放于手术台上，在肱骨外上髁压痛最明显处定1～2点，常规消毒，使针刀刀口线和腕伸肌肌纤维走向平行，垂直骨面进针至肱骨外上髁，先纵行疏通剥离后，再用切开剥离法松解。然后，针体成45°用横行铲剥法松解。

（3）*推拿疗法* 术者用拇指在肱骨外上髁及前臂桡侧痛点处做按摩、拿捏手法，3～5分钟，使局部微热，血行流畅。然后术者一手托住患肘内侧，另一手握住患肢腕部，先伸屈肘关节数次，然后将肘关节做快速屈曲数次，并同时做旋转活动。如直肘旋后位，快速屈曲同时旋前；直肘旋前位，快速屈曲同时旋后，各行3～5次可松解粘连、减轻疼痛。

6. 痛点阻滞疗法 对于局部疼痛、压痛明显的患者，可以局部注射局麻药加糖皮质激素，如强的松龙0.25mL加1%普鲁卡因2mL行痛点注射，以抗感染镇痛，缓解症状。对病程较短的患者，注射1～2次即可治愈。顽固、病程长的患者，需隔1～3日再行局部注射，连续数次。

7. 手术疗法 绝大多数病例，经非手术疗法均能治愈，对极少数治疗无效者，痛苦较大，影响工作或生活十分不便时，可考虑施行前臂伸肌起点切开术，切除自伸肌总腱穿出的血管、神经束，或行桡侧腕短伸肌肌腱延长术。

（三）预防保健

尽量避免剧烈活动，尤其是腕伸肌的活动，必要时可做适当的固定，待疼痛明显缓解后及时解除固定并逐渐开始肘关节功能活动，但要避免使腕伸肌受到明显牵拉的动作。

肱骨外上髁炎的发病与慢性损伤有关，中老年人常由于劳累引起，因此，劳动强度不宜过大，不要长时间拎重物行走，一次洗衣服不宜过多，防止肱骨外上髁肌筋膜劳损。平时应注意锻炼身体，主动活动上肢关节，增强肌力，以防本病的发生。

第三节　肱骨内上髁炎

一、概述

（一）定义

肱骨内上髁炎，又称前臂屈肌总腱损伤或尺侧屈腕肌损伤，是由急性或慢性劳损引起的肱骨内上髁或周围软组织的炎性改变。因常见于高尔夫球运动员、学生、矿工，故俗称高尔夫球肘、学生肘、矿工肘。

（二）病因病理

肱骨内上髁为桡侧腕屈肌、掌长肌、旋前圆肌、指浅屈肌、尺侧腕屈肌的附着点，肱骨内上髁炎是由于该附着点处反复牵拉累积性损伤所致。急性损伤多因腕关节背伸、前臂半旋前位时受到肘的外翻伤力，使紧张的腕屈肌群突然被动过牵，造成前臂屈肌总腱在肱骨内上髁附着处损伤；慢性损伤则多因经常用力做屈腕、屈指或前臂旋前动作时，腕屈肌和旋前圆肌反复紧张收缩，使肱骨内上髁附着处长期受牵拉，引起屈肌总腱肌筋膜的损伤而发生疲劳性损伤。急慢性损伤后，肱骨内上髁附着点出血、水肿而产生慢性炎症，血肿机化则可造成局部粘连，活动时牵拉产生疼痛。

（三）临床特征

起病缓慢，症状逐渐出现，表现为屈伸腕关节时肘关节内侧疼痛或酸痛，疼痛为持续性。劳累可诱发疼痛，尤其是在做前臂旋前并主动屈腕时疼痛加重，可沿尺侧腕屈肌向下放射。严重时握力下降，屈腕无力，提水桶困难。

体格检查见肱骨内上髁明显压痛，尺侧腕屈肌及指浅屈肌有广泛压痛，前臂做对抗性旋前运动时，可诱发肱骨内上髁屈肌腱起始部剧烈疼痛。主动用力伸指、伸腕的同时，前臂旋后也可诱发该部位疼痛。肘关节屈伸功能多无影响。

X 线检查一般无异常表现。严重者，局部可有骨膜增生改变。

二、康复评定

常采用视觉模拟量表（VAS）评定肘关节疼痛情况。

三、康复治疗

（一）康复目标

详见本章第二节相关内容。

（二）康复治疗方法

1. 常用药物疗法　可以口服非甾体消炎药如布洛芬、塞来昔布或美洛昔康缓解疼痛，或外涂双氯芬酸钠，外敷伤湿膏之类止痛消炎药物可减轻症状或促进治愈。

2. 物理因子疗法　采用超短波、磁疗、光疗等物理治疗，以减轻疼痛、促进炎症吸收。

3. 中医康复疗法

（1）*针灸疗法*　取少海、小海、阴郄等穴，得气后留针30分钟，每日1次。

（2）*针刀疗法*　患侧伸肘，局部麻醉，术者左手拇指在桡骨粗隆处将肱桡肌拨开，将小针刀沿肱桡肌内侧缘刺入，直达肱桡关节滑囊和骨面，做切开剥离2～3针，出针，无菌纱布覆盖针孔后患肘屈伸数次。

（3）*推拿疗法*

1）弹拨法　以右侧为例，医者与患者相对而坐，医者左手握患者患肢，右手在肘关节内侧痛点先用指揉法放松周围软组织，然后用单侧拇指垂直屈肌附着点行分盘手法，以松解周围粘连。

2）屈肘旋后过伸法　患肢取旋后位，掌心向上，医者右手拿患者患侧手腕，左手托肘尖，使患肢旋前屈肘，然后旋后伸肘，同时左手向上用力推托肘尖，随之可听到肘内侧有撕布样的声响。

4. 痛点阻滞疗法　强的松龙0.25mL加1%普鲁卡因2mL于压痛点及其周围封闭，以抗感染、镇痛。

（三）预防保健

症状轻微者可自愈；如果反复发作，持续性疼痛、无力，甚至手中物品可突然掉在地上，应及早就医。打网球或羽毛球时，宜选择质地轻、弹性佳、品质优良的球拍，以减轻手臂的负担；买菜时，应尽量使用推车，少用提篮；提壶、倒水、拧衣物及手提重物时要注意手腕姿势，不可背屈；使用拖把拖地时，腿部略弯，以腰腿力量带动肩膀、手臂，而非仅用手臂的力量拖动。如有症状，应尽可能减少工作量，以免病情恶化。

第四节　尺骨鹰嘴滑囊炎

一、概述

（一）定义

尺骨鹰嘴滑囊炎是指鹰嘴突滑囊因经常摩擦或撞击而发生在尺骨鹰嘴突与皮肤之间滑囊组织的炎症性疾病。本病多发于矿工及用肘部支撑用力的工种，故又称矿工肘。

（二）病因病理

尺骨鹰嘴滑囊炎常因局部撞伤或反复摩擦等机械刺激过度而引起。在尺骨鹰嘴部位，肱三头肌肌腱附着于鹰嘴突处有两个滑囊，一个位于鹰嘴突和肱三头肌腱之间，称为鹰嘴腱下囊；另一个位于肱三头肌肌腱和皮肤之间，称鹰嘴皮下囊。正常的滑囊分泌滑液，有润滑作用，以减少对肌腱的摩擦和缓冲对局部的机械冲击作用。肘尖部受到外力撞击可导致尺骨鹰嘴滑膜囊急性损伤，滑液囊渗出增多，滑膜囊壁充血、水肿，渗液迅速聚集使滑膜囊膨胀隆起。肱三头肌反复受暴力作用，久之可使肌腱支点处纤维断裂、出血，修复后结瘢，继发腱下囊及皮下囊慢性损伤；或因肘关节频繁伸屈活动，使滑膜囊反复受到摩擦和压迫，逐渐引起该处滑囊壁肥厚，囊壁内绒毛形成，滑膜充血、水肿，甚至增生、钙化或纤维化，囊液逐渐增多，可充盈整个囊腔。急性损伤者，囊内积液多为血性。

（三）临床特征

尺骨鹰嘴部位渐起或骤起一圆形或椭圆形肿胀，大小不等，小者直径为 1～2cm，大者达 5～6cm，肿块可以活动，位于皮下，质软，无压痛，可有波动，皮色大多不红，肘部活动一般无明显影响。急性损伤者肿物可疼痛、压痛、局部皮肤温度增高；若急性损伤合并感染时，则局部除有红、肿、热、痛外，还可有波动感、冲击痛，肘部常处于半屈曲位，屈肘轻度受限，患肢无力。

触诊多在皮下可触及肿块，质软，有轻度波动感，伴轻度压痛。与周围组织无粘连，皮色大多不变，肘关节活动基本正常，如果继发感染，则局部红肿、疼痛，患肢无力、屈肘轻度受限。

晚期肘部 X 线侧位片可见尺骨鹰嘴结节变尖，成角样改变。

二、康复评定

常采用视觉模拟量表（VAS）评定肘关节疼痛情况。

三、康复治疗

（一）康复目标

详见本章第二节相关内容。

（二）康复治疗方法

1. 常用药物疗法 详见本章第三节相关内容。

2. 囊内穿刺疗法 积液较多者，首先进行囊内穿刺抽尽积液。囊腔内注入皮质类固醇激素 1mL 或硬化剂 1～2mL，肘部覆以软垫加压包扎，每周 1 次，可治疗 3～5 次。并用三角巾悬吊患肢制动。注意避免不适当的按摩、针刺。如果并发感染，则应切开引流，并应用抗生素。

3. 手术疗法 经上述非手术治疗无效，或病史较长、囊壁已增厚者，可手术切除。手术应完全切除滑囊，将皮下组织与骨膜缝合，消灭死腔，放置引流条。肘关节置于极度屈曲位固定。术后 24～48 小时拔除引流条，1 周后去除固定，可活动肘关节。

（三）预防保健

尽量避免剧烈活动，尤其是肘关节的屈伸活动，要避免使肘关节受到明显牵拉的动作。劳动强度不宜过大，勿长时间拎重物行走。平时应注意锻炼身体、主动活动上肢关节增强肌力，以防止本病的发生。

第五节　桡骨茎突狭窄性腱鞘炎

一、概述

（一）定义

桡骨茎突狭窄性腱鞘炎是指桡骨茎突部腱鞘反复劳损摩擦导致该处肌腱与腱鞘产生无菌性炎症反应，临床表现为桡骨茎突部隆起、疼痛的一种疾病。本病起病缓慢，多见于手工劳动者，特别是用手指反复做伸、屈、捏、握操作的人易患此病，如纺织工人、木工和抄写员等。女性多于男性（约 6 ∶ 1），哺乳期及更年期妇女更易患本病。

（二）病因病理

1. 急、慢性劳损 桡骨茎突部的腱鞘其管道沟窄而浅，底面凹凸不平，拇长展肌腱和拇短伸肌腱通过此鞘管后可折成一定的角度，在肌腱滑动时产生较大的摩擦力。当拇指和腕部活动时，此折角加大，从而更增加了肌腱与鞘管壁的摩擦，久之局部的滑膜可产生炎症、增厚，肌腱变粗，纤维鞘管壁增厚，在桡骨茎突处出现皮下硬结节，使得肌腱不易在鞘管内滑动，产生疼痛等症状。因此，劳损是最主要的发病原因。

2. 解剖变异 拇长展肌或拇短伸肌的肌腹过低，部分肌腹也进入鞘管；鞘管内因有较多的迷走肌腱出现，使肌腱的数目明显增多，有的多达 10 余条；腕背第 1 鞘管内还有质硬而厚韧的纤维隔，使得原来不宽敞的鞘管更加狭窄，肌腱极易被嵌顿引起本病的发生。这些解剖学上的变异使患者发病年龄偏小，且保守治疗很难奏效。

3. 寒冷刺激 慢性寒冷刺激使局部代谢减慢，腱鞘变性发生腱鞘炎。其病理变化为肌腱与腱鞘充血、水肿、渗出，腱鞘的内外层逐渐增厚，使腔道狭窄，肌腱与腱鞘产生轻度粘连，肌腱局部肿胀增粗造成肌腱在腱鞘内的滑动受阻，最终引起临床症状。

（三）临床特征

起病缓慢，逐渐加重，也有因用力过度突然发病者。早期仅觉局部酸痛，逐渐出现腕部拇指一侧桡骨茎突部局限性疼痛、隆起，可放射至手、肘、肩等处，活动腕及拇指时疼痛加重，不能提重物。拇指活动受限，严重时可产生弹响，患指屈而难伸或伸而不能屈。

检查时桡骨茎突处肿胀，局部压痛明显，有时可触及硬结节。拇指外展时有摩擦感和摩擦音，少数可有弹响。握拳尺偏试验（芬克斯坦征）阳性，即拇指内收屈曲、其他四指握拇指于掌心，此时将腕关节向尺侧偏倾，桡骨茎突处产生剧烈疼痛即属阳性，为本病的特有体征。X线检查无异常。

二、康复评定

常采用视觉模拟量表（VAS）评定肘关节疼痛情况。

三、康复治疗

（一）康复目标

康复目标主要是解除局部疼痛，改善腕关节功能。

（二）康复治疗方法

1. 常用药物疗法　口服非甾体消炎药可以缓解局部疼痛。中医治宜活血祛风通络，可内服舒筋活络汤或小活络丹、外敷温经通络膏并用八仙逍遥汤熏洗患手。

2. 物理因子疗法　可选用超短波、微波疗法、磁疗法以缓解疼痛。

3. 中医康复疗法

（1）*针灸疗法*　取阳溪、列缺、合谷、曲池、外关等穴，得气后留针30分钟，每日1次。

（2）*针刀疗法*　患者取坐位，在患侧腕关节处垫以薄枕，将桡骨茎突处向上，仔细触摸桡骨茎突处，选择桡骨茎突背侧肌腱边缘压痛明显处定点。刀口线与拇长展肌腱的方向一致，针刀与皮肤成90°进针。沿桡骨茎突边缘进针，在肌腱和骨面之间铲切，碰到硬的结节处切开。纵行剥离1～2次，横行剥离1～2次。

4. 痛点阻滞　早期可行局部封闭，用强的松龙12.5～25mg加1%普鲁卡因2mL行局部鞘管内注射，每周1次，连续3～4次为一疗程。药物应准确注入鞘管内，疗效多满意。

5. 手术疗法　非手术疗法治疗无效或反复发作者，可在局部麻醉下行狭窄腱鞘切开术。术后早期可行功能锻炼；1个月内应避免手工劳动。

（三）预防保健

桡骨茎突狭窄性腱鞘炎主要由于腕和拇指活动频繁，致使桡骨茎突处肌腱和腱鞘反复摩擦，产生慢性炎症而造成肌腱滑动受限所致。因此，预防本病的关键在于避免腕和拇指过度劳累。在平时的生活或工作中要注意劳逸结合，应尽量避免腕部和拇指长时间活动。

第六节　桡侧腕伸肌腱周围炎

一、概述

（一）定义

桡侧腕伸肌腱周围炎又称前臂伸肌腱周围炎，是由于腕关节频繁过度伸屈活动引起桡侧腕伸肌腱周围腱膜、筋膜无菌性炎症改变的病变，多见于木工、砖瓦工等，好发于中年以上男性，右侧多见。

（二）病因病理

如长期从事写字、打字或按键等工作使腕关节劳损或腕关节突然用力背伸均可引起本病。前臂桡侧伸肌群主要有桡侧腕长伸肌、桡侧腕短伸肌、拇长展肌和拇短伸肌。在前臂背侧中下1/3处拇长展肌和拇短伸肌从桡侧腕长伸肌、桡侧腕短伸肌之上斜行跨过，该处没有腱鞘，仅有一层疏松的腱膜覆盖。当拇指或腕关节长期频繁活动，上述相交叉的肌腱相互摩擦，尤其是在猛烈牵拉、扭转、撞砸时更易使肌腱发生磨损，引起肌腱及其周围筋膜的无菌性炎症。局部发生纤维素性渗出、充血、水肿等病理改变。肌腱滑动时可触及捻发音。

（三）临床特征

多有明显的外伤史或劳损史，起病较快，主要表现为前臂中下段背桡侧疼痛、灼热，握拳或伸拇指可使疼痛加剧，休息后减轻。腕部活动欠灵活，屈伸、握拳时前臂的腕上部有细微摩擦音，沿病变的桡侧腕伸肌腱有条索状肿胀。

前臂远端背桡侧有压痛，局部轻度肿胀，皮温升高，腕部活动受限，多能扪及捻发感。桡侧腕伸肌腱摩擦试验阳性（用力握拳腕背伸并向尺侧偏斜时，前臂下1/3桡背侧疼痛即为阳性）。

二、康复评定

疼痛评定主要采用视觉模拟评分法（VAS）进行评定。关节活动度评定根据病变的关节不同，采用量角器评估关节活动度情况。

三、康复治疗

（一）康复目标

康复目标主要是解除局部疼痛，改善腕关节功能。

（二）康复治疗方法

1. 一般疗法　对于急性期患者，首先应使患肢休息和制动。

2. 常用药物疗法　口服非甾体消炎药可以缓解局部疼痛。中医治宜活血化瘀、消肿止痛，可局部热敷或药物外敷，亦可内服身痛逐瘀汤，外贴止痛膏或如意金黄膏，配合苏木合剂外洗。

3. 物理因子疗法　可选超短波疗法、磁疗法、中频电疗法、超声波疗法等。

4. 中医康复疗法

（1）*推拿疗法*　急性期一般不适宜行理筋手法。肿痛消退后可用拇指指腹部在患处按揉、推抹、再捏提伸腕肌腱，最后作相对拔伸牵拉拇指并稍加旋转动作，以使其筋腱舒顺。

（2）*针刀疗法*　对于久治不愈已发生粘连、症状严重的患者，可在腕伸肌腱局部取痛点，使用小针刀松解。

5. 痛点阻滞疗法　痛点及其周围注射糖皮质激素如强的松龙0.25mL加1%普鲁卡因2mL，可以抗感染、镇痛、缓解症状。

（三）预防保健

预防本病的关键在于避免腕关节过度劳累。故在平时的生活或工作中要注意劳逸结合，尽量避免腕部长时间活动。

第七节　屈指肌腱腱鞘炎

一、概述

（一）定义

屈指肌腱腱鞘炎又称弹响指、扳机指，是由于屈指肌腱与掌指关节处的屈指肌腱纤维鞘管反复摩擦，产生慢性无菌性炎症，临床表现为手掌部疼痛、压痛和患指伸屈活动受限的一种疾病。本病多见于妇女及手工操作者，亦可见于婴儿及老年人，好发于拇指、中指和环指，起病缓慢。

（二）病因病理

本病的发生与手指活动过频、局部劳作过度有关。掌骨颈和掌指关节掌侧的浅沟与鞘状韧带组成骨性纤维管，拇长屈肌腱，指深、浅屈肌腱分别从各相应的管内通过。手指活动频繁，经常过度屈伸，使屈肌腱与骨性纤维管相互摩擦、挤压，骨性纤维管局部发生充血、水肿，逐渐肥厚、纤维化，局部腱鞘增厚，形成环形狭窄压迫肌腱，肌腱因受压而变细，未被挤压的肌腱两端膨大渐成葫芦型，阻碍肌腱的滑动。屈指时，肌腱膨大的部分通过狭窄的纤维管时发生困难，即产生弹拨动作和响声且疼痛，严重时肿大的肌腱不能通过狭窄的纤维管可出现交锁，手指不能屈伸。

（三）临床特征

患指局部酸痛无力，晨起和劳动后较重，活动或热敷后减轻。用力屈曲时疼痛加重，有时向腕部放射。患指屈伸活动不同程度受限，当弯曲患指时，突然停留在半弯曲位，像被突然“卡”住一样，酸痛难忍，用另一手协助扳动后，手指又能活动，产生像扳枪机样的动作及弹响。严重者手指交锁于屈曲位不能伸直或伸直位不能屈曲。掌指关节掌侧压痛，可触及压痛结节，手指活动时有弹响，并有猛然伸直或屈曲现象。

二、康复评定

疼痛评定主要采用视觉模拟评分法（VAS）进行评定。关节活动度评定根据病变的关节不同可应用量角器评估关节活动度情况。

三、康复治疗

（一）康复目标

康复目标主要是解除局部疼痛，改善掌指关节功能。

（二）康复治疗方法

1. 一般疗法　对于急性发作期，疼痛较为明显的患者可局部制动，尽量避免手部的活动。

2. 常用药物疗法　口服非甾体消炎药可以缓解局部疼痛。中医治宜活血化瘀、祛风通络，内服舒筋活络汤或温经通络汤，外敷关节止痛膏等。

3. 物理因子疗法　可选用超短波、微波疗法、磁疗法、低频电疗法、超声波疗法等以缓解疼痛。

4. 中医康复疗法

（1）*针灸疗法*　取结节部或周围痛点针刺，得气后留针 30 分钟，隔日 1 次。

（2）*针刀疗法*　局部消毒、局麻后，用小针刀刺入结节部，沿肌腱走行方向作上下挑割，如弹响已消失，手指活动恢复正常，则表示已切开腱鞘。退刀后以无菌纱布加压包扎。

（3）*推拿疗法*　术者一手握住患者手背，另一手拇指在结节部做按压、纵向推按、横向推动等动作数次，最后握住患指末节向远端迅速拉开，如有弹响声则效果较好，每日或隔日 1 次。

5. 痛点阻滞疗法　用强的松龙 12.5 ~ 25mg 加 1% 普鲁卡因 2mL 行局部痛点封闭，每周 1 次，连续 3 ~ 4 次为一疗程。

（三）预防保健

腱鞘炎的常见患处有手腕、手指、肩部等位置。女性及糖尿病患者会较易患上这病。腱鞘炎患者在平时生活中要切实注意日常防护，以利于疾病的康复。

1. 长时间劳作后，可将手掌用力握拳再放松，反复几次；或将手指反压或手掌反压几下，以缓解手部的酸痛。

2. 在进行洗衣、做饭、编织毛衣、打扫卫生等家务劳动时，要注意手指、手腕的正确姿势，不要过度弯曲或后伸；提拿物品不要过重；手指、手腕用力不宜过大。

3. 连续工作时间不宜过长，工作结束后，应揉搓手指和手腕，再用热水泡手。

4. 冬天洗衣服时，最好用温水，下雪后扫雪，也要戴上棉手套，防止手部受寒。

第八节　腱鞘囊肿

一、概述

（一）定义

腱鞘囊肿是指发生在腱鞘或关节囊附近的半球状囊性肿物，内含无色透明或橙色、淡黄色的浓黏液，是关节囊周围结缔组织退变的结果。有单房性和多房性之分。多发于腕背部、腕关节掌侧、手指的背侧或掌侧，足背部、膝的侧面及腘窝亦可发生。本病好发于青壮年，女性多见。

（二）病因病理

本病的发病原因尚未完全明晰。一般认为，其多与关节或腱鞘部的慢性劳损、机械性刺激、外伤等有关。一些免疫性疾病、感染也可引起。囊肿壁的外层由纤维组织组成，内层为白色光滑的内皮膜覆盖，囊内充满稠厚黏液样物质，囊腔可与关节囊或腱鞘相通，也可封闭。病理变化为关节囊、韧带、腱鞘上的结缔组织因局部营养不良发生退行性黏液性变所致。

（三）临床特征

手腕背侧、掌侧、肘部或足背等处出现局部肿块隆起，肿块如豌豆至拇指头大小，一般不超过2cm，发生在腘窝内的，直膝时可如鸡蛋大。肿块生长缓慢，外形光滑，无明显自觉症状或有轻微酸痛，有时有轻度压痛。

个别发生于腕管或掌部小鱼际者，可压迫正中神经或尺神经，出现相应的感觉和运动障碍。关节活动范围正常。

X线检查显示骨关节无改变。B超检查可确定肿块的性质。

二、康复评定

疼痛评定主要采用视觉模拟评分法（VAS）。

三、康复治疗

（一）康复目标

康复目标主要是消除囊肿、解除疼痛、改善病变部位不良刺激。

（二）康复治疗方法

腱鞘囊肿一般无需治疗，能够自行消失。但长时间囊肿不能消退者可采用下列治疗方法。

1. 囊肿穿刺 局麻下用粗针头穿刺，尽量抽尽胶状液，注入适量糖皮质激素，加压包扎，每周1次，连续2～3次，经治疗大部分患者可治愈。

2. 中医康复疗法

（1）*针刺疗法* 病程长、囊壁厚、内容物张力不大、挤压不破者，可用针刺法。局部常规消毒，用三棱针快速点刺入囊肿正中和四周，以刺破对侧的囊壁为度。取针后在包块四周用拇指按压，使囊肿内容物消散，然后用消毒敷料加压包扎1～2日，以减少复发。

（2）*推拿疗法* 病程短，囊壁薄，可用手指挤压推拿疗法，先在囊肿及周围按摩2～3分钟，如腕部囊肿，将囊肿推挤在腕背部，腕关节尽量掌屈，使囊肿突起，固定勿动，用双手拇指用力持续按压，直至挤破囊肿，囊内黏液散布皮下，再用按摩手法促其消散，并用绷带加压包扎固定2～3日。

3. 常用药物疗法 囊肿已破或囊肿变小、局部仍较肥厚者，可外涂舒经通络药水，也可贴万应膏，使肿块进一步消散。

4. 手术疗法 如囊肿较大或经上述治疗无效者，或反复发作者可手术摘除囊肿。

（三）预防保健

腱鞘囊肿的患者要多注意对患处的保护与观察。长时间使用电脑应每隔1小时休息5～10分钟，休息时勤做室内运动，活动关节以减轻手腕腱鞘囊肿症状或预防患上手腕腱鞘囊肿。

第九节 腕管综合征

一、概述

（一）定义

腕管综合征是最常见的周围神经卡压性疾患，是由于正中神经在腕部的腕管内受到压迫所引起的手指疼痛、麻木及无力等症状为主的综合征。女性的发病率较男性高，多见于妊娠、哺乳、绝经期的妇女。

（二）病因病理

腕管综合征发生的原因是腕管内压力增高导致正中神经受卡压。尽管腕管两端是开放的入口和出口，但其内组织液压力却是稳定的。无论是腕管内的内容物增加，还是腕管受挤压容积减小，都可导致腕管内压力增高，使腕管相对狭窄、正中神经受压，发生腕管综合征。最常见的导致腕管内压力增高的原因有腕部外伤，包括骨折、脱位、扭挫伤等，可引起腕横韧带增厚；或腕管内各肌腱周围组织的水肿、增厚；或腕管内软组织肿物如脂肪瘤、腱鞘囊肿等引起腕管内的内容物增加。有时也可见到其他一些少见病因，如屈肌肌腹过低、类风湿等滑膜炎症，退行性变导致腕管内骨性结构异常卡压神经等。

腕管综合征病理分期一般根据轻重不同分早、中、晚三期。早期无正中神经病理性状的改变。中期正中神经出现外膜和束膜水肿，此期神经病变是可逆的，减压后可以恢复正常。晚期正中神经的病理变化为内膜水肿、神经内纤维化、部分脱髓鞘变和轴突退行性变，此期的病理变化部分为不可逆损害。

（三）临床特征

腕管综合征在女性的发病率较男性高，但原因尚不清楚。初期多表现为正中神经支配区（拇指、示指、中指和环指桡侧半）麻木、刺痛或烧灼样痛，日轻夜重，甚至睡眠中痛醒。夜间手指麻木有时是腕管综合征的首发症状。手部劳累或温度升高时症状加重。偶可向上放射至臂、肩部，改变上肢姿势或甩动手指症状可缓解。寒冷季节患手可有发冷、紫绀等改变。患手握力减弱，偶有端物、提物时突然失手。后期随着病情加重，患者出现手指感觉减退或消失、拇短展肌和拇对掌肌萎缩或力弱、大鱼际桡侧肌肉萎缩、拇指不灵活、与其他手指对捏的力量下降甚至不能完成对捏动作。肌萎缩一般在4个月后逐渐出现，其程度与病程长短有关。

腕管综合征常见的阳性体征有下列三种。

1. Tinel 征阳性　叩击或压迫掌侧腕横韧带，出现正中神经支配区域的疼痛则为阳性。

2. Phalen 征阳性　嘱患者手腕保持于最大屈曲位，如果60秒内出现桡侧三个手指的麻木不适感则为阳性。

3. 正中神经压迫试验阳性　检查者用拇指压迫腕管部位，如果30秒内出现正中神经支配区域皮肤的麻木不适为阳性。该检查是诊断腕管综合征的一个重要物理检查。

肌电图检查可以帮助确定诊断，正中神经传导速度还可反映压迫的严重程度。腕关节X线正侧位片有助于确定是否存在腕管周围骨性异常导致正中神经卡压和腕管容积的改变。

二、康复评定

（一）运动功能的评定

通过望诊观测患侧腕关节肌肉有无肿胀、萎缩或畸形；通过徒手肌力评定法评定患侧关节肌力情况；通过量角器评估关节活动度。

（二）运动功能恢复的评定

运动功能恢复评定量表可评定腕关节运动功能恢复情况（表9-2）。

表9-2　运动功能恢复评定量表

恢复等级	评定标准
0级（M0）	肌肉无收缩
1级（M1）	近端肌肉可见收缩
2级（M2）	近、远端肌肉均可见收缩
3级（M3）	所有重要肌肉能抗阻力收缩
4级（M4）	能进行所有运动，包括独立的或协同的
5级（M5）	完全正常

（三）感觉功能评定

包括触觉、痛觉、温度觉、压觉、两点辨别觉、皮肤定位觉、皮肤图形辨别觉、实体觉、运动觉、位置觉、神经干叩击试验（Tinel征）等。

（四）感觉功能恢复评定

感觉功能恢复评定量表可评定腕关节感觉功能恢复情况（表9-3）。

表9-3　感觉功能恢复评定量表

恢复等级	评定标准
0级（S0）	感觉无恢复
1级（S1）	支配区皮肤深感觉恢复
2级（S2）	支配区浅感觉和触觉部分恢复
3级（S3）	皮肤痛觉和触觉恢复，且感觉过敏消失
4级（S5+）	除感觉达到S3水平外，二点辨别觉部分恢复
5级（S4）	完全恢复

（五）肌电图评定

通过针极肌电图检查可判断神经受损的程度，主要包括神经传导速度测定、体感诱发电位评定等。

三、康复治疗

(一)康复目标

腕管综合征的康复治疗主要是缓解神经卡压状态、促进受损神经的再生、促进运动功能和感觉功能的恢复。

(二)康复治疗方法

1. 常用药物疗法 口服非甾体消炎药可以缓解疼痛。中医治疗宜祛风通络、活血化瘀,可内服大活络丹、回生第一丹,外可选用活血散或软坚散,凉开水调敷。

2. 物理因子疗法 早期应用短波、微波疗法、红外线疗法、激光疗法等可以消除炎症、促进水肿吸收、促进神经再生。后期应用低频电疗法、脉冲电磁场疗法、生物反馈疗法等可增强肌力、减少肌肉萎缩、促进运动功能恢复。

3. 中医康复疗法

(1)*针灸疗法* 取阳溪、外关、合谷、劳宫等穴,得气后留针 30 分钟,每日或隔日 1 次。

(2)*针刀疗法* 患者仰卧,患肢伸直,手掌朝上,腕下垫以薄枕。腕掌面可以看到三条腕横纹:腕近横纹位于尺骨头的平面上;腕中横纹相当于桡腕关节线的两端;腕远纹微凸向手掌,通过中腕关节线的最高点并相当于屈肌支持带的近缘。强力握拳屈腕,腕上掌侧肌腱明显突出,居正中者为掌长肌腱。在其两侧突出的肌腱,桡侧者为桡侧腕屈肌腱,尺侧者为尺侧腕屈肌腱。

在远侧腕横纹尺侧腕屈肌腱的内侧缘定一进针刀点,沿尺侧腕屈肌的内侧缘向远端移 2. 5cm 再定一点;在远侧腕横纹上的桡侧腕屈肌腱的内侧缘定一点;再沿桡侧腕屈肌腱向远端移动 2. 5cm 再定一点,腕关节下部放一脉枕,使腕关节处于背伸位。

在此四点上分别注入 1% 利多卡因 2mL,然后分别进针刀,刀口线一律和肌腱平行,针体和腕平面成 90°角,穿透皮肤到后下后缓慢进针刀,深度 0. 5cm 左右,遇到韧感即为腕横韧带。沿两侧屈肌腱内侧缘将腕横韧带分别切开 2 ~ 3mm。与此同时,将针刀沿屈肌腱内侧缘向中间平推数下,目的是将屈肌腱和腕横韧带间的粘连疏通剥离开来。在尺侧两点进针刀要格外小心。因其深面有尺动脉(在桡侧)和尺神经(在尺侧)伴行,为避免损伤,必须用左手示指触到尺动脉搏动并向深层按压,向尺侧牵拉,再沿左示指指甲处快速刺透皮肤,切割松解即可。术毕,针孔敷料覆盖稳妥后且被动过伸过屈腕关节三五次。

(3)*推拿疗法* 按压、揉摩外关穴、阳溪穴、鱼际穴、合谷穴、劳宫穴及阿是穴等,然后将患手在轻度拨伸下,缓慢旋转、屈伸腕关节。术者左手握住腕上,右手拇、示二指捏住患手拇指末节,向远心端迅速拨伸,以发生弹响为佳。依次拨伸第 2、第 3、第 4 指,以上手法可每日行 1 次。

4. 痛点阻滞疗法 可采用腕管内皮质类固醇激素痛点阻滞治疗。通常用曲安奈德0.5g加2%利多卡因1mL局部封闭，每周1次，用3~4周。阻滞方法：在远侧腕横纹紧靠掌长肌腱（如掌长肌腱缺如就在环指的延长线）尺侧进针，针尖指向中指，针管与皮肤成30°角，缓缓进入腕管约2.5cm。如果引起感觉异常，则需退出针头重新定位。

5. 手术疗法 非手术治疗无效或症状加重或有大鱼际肌肉萎缩者，应及早进行手术治疗以减轻腕管内压，如切断腕横韧带，或行正中神经束间的松解术解除对正中神经的压迫。

（三）预防保健

腕管综合征可由多种病因引起。多数患者是因手、腕部活动过度所致。对于这类原因引起的患者预防工作是有意义的。其意义不仅在于发病前预防，而且还在于症状缓解后预防复发。手及腕劳动强度大时应注意劳动间期休息，防止腕部正中神经持续性受压。中年女性在劳动中更要注意这一点。另外，在劳动前和劳动后放松腕部，充分活动腕关节，有助于防止腕管综合征的发生。对于已经患该病的患者经过治疗后如症状缓解，要注意防止复发。要避免长时间手、腕强度较大的活动。因外伤所致的骨折、脱位患者如有手指麻木、疼痛，要及时到医院检查，及时治疗，可获得良好疗效。

第十节 髋关节骨性关节炎

一、概述

（一）定义

髋关节骨性关节炎是指由于髋关节面长期负重不均衡所致的关节软骨变性或骨质结构改变的一类骨关节炎性疾病。其主要表现为臀外侧、腹股沟等部位的疼痛（可放射至膝）、肿胀、关节积液、软骨磨损、骨质增生、关节变形、髋的内旋和伸直活动受限、不能行走甚至卧床不起等。该病之命名除骨性关节炎之外，也有称之为肥大性关节炎、增生性关节炎、老年性关节炎、退行性关节炎、骨关节病等，以髋关节骨性关节炎居多。

髋关节骨性关节炎可分为两种类型，即原发性及继发性。原发性髋关节骨性关节炎是指发病原因不明、患者无遗传缺陷、没有全身代谢及内分泌异常，髋关节没有创伤、感染、先天畸形等病史，多见于50岁以上肥胖型患者，常为多数关节受损、发展缓慢、预后较好。在我国原发性髋关节骨性关节炎发病率较低。髋关节继发性骨性关节炎是指在发病前髋关节有某些病变存在者。如髋部骨折、脱位、髋臼先天发育不良、扁平髋、股骨头滑移、Legg－Calve－Perthes病、股骨头缺血坏死、髋关节感染、类风湿关节炎等。继发性髋关节骨性关节炎病变局限于单个关节，病变进展较快，发病年龄较轻，预后较原发性骨性关节炎差。尽管这两种类型髋关节骨性关节炎有着上述的区别，但到后期这两种类型骨性关节炎的临床表现、病理改变均相同。应该指出的是，在疾病的早期，鉴别这两种不同类型髋关节骨性关节炎对选择治疗方法及预后有着实际意义。

（二）病因病理

原发性骨性关节炎发病时，关节软骨易受损的原因至今仍不清楚。其发病机制包括软骨代谢异常、酶对软骨基质的降解作用、生物化学的改变、营养的改变、损伤等。

关节软骨变性是髋关节骨性关节炎的基本病理改变，早期常表现为软骨表面粗糙、失去正常弹性，进而关节软骨表面出现破碎、剥脱等，软骨下骨骨密度增加，呈象牙质改变。

（三）临床特征

1. 疼痛 是髋关节骨性关节炎的早期症状，最初并不严重，活动量大时出现，休息后好转，严重者休息时亦痛，可受寒冷、潮湿的影响而加重。疼痛常伴有跛行。疼痛的部位可在髋关节的前面或侧方或大腿内侧。髋关节疼痛常可放射到肢体其他部位，如坐骨神经走行区域、膝关节附近。患者主诉为膝关节疼痛或坐骨神经痛。

2. 僵硬 这是髋关节骨性关节炎的另一个主诉。其特点为髋关节有僵硬感，常出现在清晨起床后或是白天在一段时间关节不活动之后，而活动后关节疼痛减轻，活动度增加，故称为晨僵。髋关节骨性关节炎的僵硬现象与其他疾病所造成的僵硬存在显著不同，即持续时间短，一般不超过 15 分钟。

3. 功能障碍 严重的髋关节骨性关节炎可出现屈曲、外旋和内收畸形。患者采取这种体位是由于在此位置纤维化的关节囊最松弛。此外，患者常感行走、上楼梯及坐位站起困难。

4. 辅助检查 髋关节骨性关节炎 X 线检查常表现为关节间隙变窄。关节面不规则、不光滑，并有断裂现象。髋臼顶部可见骨密质密度增高，其外上缘有骨赘形成。髋臼顶部和股骨头可出现单个或多个大小不等的囊性改变，囊性变周边有骨质硬化现象等。

二、康复评定

（一）疼痛评定

常采用视觉模拟量表（VAS）测定，或通过简明 McGill 疼痛问卷进行综合评估，具体方法详见第二章相关内容。

（二）肌力评定

采用徒手肌力评定法检查患侧髋关节和受累关节周围屈、伸肌群，外展、内收肌群，以及外旋、内旋肌群的肌力。

（三）关节活动度评定

应用量角器或电子角度尺等测量病变髋关节的屈、伸、外展、内收、内旋、外旋等活动范围。

（四）髋关节功能评定

髋关节功能评定可采用 Harris 髋关节功能评定标准进行评定（表 9－4）。

表 9－4　Harris 髋关节功能评定量表

项目	项目
Ⅰ疼痛	2. 功能活动
无（44）	（1）上楼梯
轻微（40）	正常（4）
轻度，偶服止痛药（30）	正常，需扶楼梯（2）
轻度，常服止痛药（20）	勉强上楼（1）
重度，活动受限（10）	不能上楼（0）
不能活动（0）	（2）穿袜子，系鞋带
Ⅱ功能	容易（4）
1. 步态	困难（2）
（1）跛行	不能（0）
无（11）	（3）坐椅子
轻度（8）	任何角度坐椅子，大于 1 个小时（5）
中度（5）	高椅子坐半个小时以上（3）
重度（0）	坐椅子不能超过半小时（0）
不能行走（0）	上公共交通（1）
（2）行走时辅助	不能上公共交通（0）
不用（11）	Ⅲ畸形（4）
长距离用一个手杖（7）	具备下述四条：
全部时间用一个手杖（5）	固定内收畸形 <10°
拐杖（4）	固定内旋畸形 <10°
2 个手杖（2）	肢体短缩 <3.2cm
2 个拐杖（0）	固定屈曲畸形 <30°
不能行走（0）	Ⅳ活动度（屈＋展＋收＋内旋＋外旋）
（3）行走距离	210°～300°（5）
不受限（11）	160°～209°（4）
1 公里以上（8）	100°～159°（3）
500 米左右（5）	60°～99°（2）
室内活动（2）	30°～59°（1）
卧床或坐椅（0）	0°～29°（0）
（4）有能力进入公共交通工具	
能（1）	合计：
不能（0）	

三、康复治疗

（一）康复目标

康复治疗的主要目标是缓解疼痛、抗感染、消肿；恢复与保持关节功能，改善患者的生活质量；增强肌力和耐力，改善关节的稳定性和灵活性；保护关节，最大限度地延缓病程进展，预防残疾的发生。

（二）康复治疗方法

1. 一般疗法　患者应适当休息，在正常工作生活的范围内，尽量减少髋关节的负重。在日常活动中注意减少或避免有害动作。坐位站立时，用手支撑扶手以减少关节软骨承受的压力。病情严重时应扶手杖行走。

2. 常用药物疗法　应用非甾体消炎药物可以减轻疼痛，如布洛芬、美洛昔康、塞来昔布等。对合并肌肉痉挛的患者可配合服用肌肉松弛类药物，如乙哌立松等。也可用舒筋、活血、散寒、除湿类中药。

3. 物理因子疗法　在骨性关节炎早期，及时应用理疗，不仅能具有抗感染、消肿、镇痛的作用，还具有改善关节血液循环、增进代谢、修复骨组织、扭转或延迟疾病进展的作用；在骨性关节炎后期，通过理疗可缓解疼痛，软化瘢痕，松解粘连促进局部组织血供，锻炼肌力，防止肌肉萎缩，调节自主神经功能，促进功能修复，预防后遗症，降低致残率。常选用的物理治疗方法有传导热疗法、石蜡疗法、低频电疗法、高频电疗法、超声波疗法等。

4. 运动疗法　骨性关节炎患者的运动方式、运动量和运动时间，要根据患者的具体情况而定。

（1）*准备运动*　相当于热身运动，应使用温和的方式、较缓慢的动作开始，逐渐增大运动幅度，并持续 5～10 分钟。如从慢步行走开始，逐渐加大髋关节的摆动度，并持续几分钟。

（2）*关节活动度训练*　在并请允许的最大范围内，做全关节运动，可促进血液循环，加快慢性炎症和疼痛的消除，增加肌力和耐力，改善关节的活动性和灵活性。同时训练可使关节软骨面受到适当的加压与减压运动，极大地改善了关节软骨的营养与代谢，有助于关节软骨的修复。具体方法如下：

1）在被动状态下，由治疗师在允许的最大范围内，帮助患者做全关节运动，以不增加疼痛为度。

2）在减重状态下，嘱患者做主动关节运动。如下肢运动时，选择坐位或仰卧位进行，以减少关节的应力负荷。

3）使用 CPM 仪做连续被动运动。

4）牵张关节周围的肌肉、肌腱、韧带和关节囊，以关节周围肌肉感觉中度紧张为度，并在每个方向上保持 10～20 秒，此方法可缓解痉挛。

(3) 肌力练习　急性期后，患者在关节活动时应进行抗阻练习，每周至少3~4次，每次每个动作应重复10~30次，以肌肉出现轻中度酸痛、次日无疲劳感为度。肌力练习可增加肌力与耐力，增大关节活动度，治疗和预防肌肉萎缩，增强关节的稳定性，保护关节。

(4) 有氧运动　在病情稳定期，可根据患者的耐力和兴趣，选择适宜的、由全身肌群参加的有氧运动，如慢走、快走、跑步、游泳等、有氧运动有利于人体的正常代谢，保持较高的生活质量。

5. 中医康复疗法

(1) 针灸疗法　患侧大肠俞、秩边、居髎、承扶、三阴交等穴。气滞血瘀证配肝俞、血海、大椎、支沟、阳陵泉等穴；风寒湿证配阴陵泉、地机、华佗夹脊穴、腰阳关、委阳、阿是穴等穴；肝肾亏虚证以肾阳虚为主配太溪、命门等穴，以肝肾阴虚为主配太溪、志室、承山等穴。根据不同证型采取补泻手法。急性发作以泻法为主，慢性发作以平补平泻法为主。

(2) 推拿疗法　可选用㨰、按、揉、点、压、弹拨、擦、振及被动运动等放松肌肉类手法。取穴及部位：环跳、承扶、风市、阳陵泉、委中、承山、太溪、昆仑、涌泉及臀部、下肢等穴。

6. 手术疗法　对于较为严重的髋关节骨性关节炎可选用髋关节固定术、全髋关节置换术等手术治疗。

(三) 预防保健

患者的健康教育非常重要。其目标包括减轻焦虑、加强治疗方面的合作及增强关节功能和自我形象的行为转变。健康教育的主体包括骨关节炎自然病程及其对运动、心理、工作和休闲活动方面影响的讨论。健康教育能使患者对其疾病的状况、治疗的选择以及预后等做到心中有数。更重要的是，通过健康教育可使患者了解和重视相关的预防知识，如超重的中老年人应控制饮食、适当运动和减重，以免下肢关节负荷过重；患者应该调整生活方式，如减少每日运动总量、避免举重物、正确使用受累关节、天气寒冷时注意保暖等，以助其改善症状、控制疾病进展、更好地维持关节的正常功能等。

第十一节　膝关节骨性关节炎

一、概述

(一) 定义

膝关节骨性关节炎是指由于膝关节软骨变性、骨质增生而引起的一种慢性骨关节疾患，又称为膝关节增生性关节炎、退行性关节炎及骨性关节病等。膝关节骨性关节炎是一常见疾病，是引起膝关节疼痛的主要原因之一。本病多发生于中老年人，也可发生于青年人；可单侧发病，也可双侧发病。

（二）病因病理

1. 病因　多种因素造成关节软骨的破坏是引起膝关节骨性关节炎的原因。发生膝关节骨性关节炎常与下列因素有关。

（1）年龄因素　老年人软骨基质中的黏多糖含量减少，基质丧失硫酸软骨素，纤维成分增加，软骨的韧性下降，因而容易遭受力学伤害而产生退行性改变。

（2）性别因素　本病男女均可受累，但以女性多见，尤其是闭经前后的妇女，说明本病可能与体内激素变化有关。

（3）遗传因素　相关研究表明，本病与遗传因素有关。

（4）体重因素　本病在肥胖和粗壮体型的人中发病率较高，体重超重势必增加关节负担，促使本病发生。

（5）饮食因素　关节软骨内没有血管，其营养需从关节液中吸取。营养不良可导致或加重本病。

（6）免疫学异常　骨关节炎可能是一种依赖T细胞的局部炎症反应过程。有学者在骨关节炎的髋关节软骨表层发现了IgG、IgM和IgC，这类患者产生多发性关节炎的频率较高。

（7）气候因素　常居潮湿、寒冷环境的人发病率高。这主要是与温度低引起局部血运减慢甚至障碍有关。

（8）生物力学因素　穿高跟鞋行走时髋、膝、踝关节的功能由于扭力作用发生很大改变，其由髋、膝关节代偿以保持步态稳定，故而导致关节软骨受损。

（9）医源性因素　长期使用皮质醇类药物，尤其在疼痛早期治疗时，使用皮质醇类药物进行痛点注射或关节腔内注射可造成严重的骨关节继发性损害。

2. 病理

（1）软骨改变　关节耗损超过再生能力时即发生变性关节承重区的软骨变软、表面干燥、失去光泽、变粗糙、变黄、弹性降低、表面出现不规则的压迹麻点样小窝和线形沟或纤维变，状如天鹅绒样改变，软骨逐渐变薄碎裂，出现垂直裂隙，以致表面软骨形成小碎块，脱落于关节腔内，或在原处浮起。软骨碎裂剥脱后暴露出软骨下基质。

（2）骨质增生　关节软骨破坏区的周围出现骨赘是由于软骨边缘软骨膜过度增殖而产生新的软骨，形成软骨性骨赘。被破坏的软骨区下的血管增生、软骨下骨质的微细骨折愈合，以及骨内静脉淤血、骨内压力增高均是刺激骨赘增生的原因。肌腱关节囊和韧带附着处属于末端结构，也可以随着关节退行性改变而发生增殖钙化现象，最后骨化而形成骨赘，它们不仅是关节外形变化，而且由于骨小梁增加或吸收，骨质内部结构也发生了改变，骨赘中心为松质骨与骨端松质骨相连续，其表面被纤维软骨或纤维组织所覆盖。

（3）滑膜炎症　在早期，滑膜并没有明显改变，关节滑膜和关节囊受脱落的软骨碎片的刺激而充血、水肿、增生肥厚、滑液增多，产生继发性滑膜炎。滑膜可以吞噬包埋软骨碎屑而使滑膜增生变厚、呈绒毛状，关节囊纤维化并挛缩。软骨退变磨损、骨赘形成，关节肥大变形，构成了骨关节炎的病理核心，可导致一系列与之相关的临床症状。

（三）临床特征

1. 髌骨下疼痛　主动屈伸膝关节时引起髌骨下摩擦感及疼痛为早期症状。上下楼梯或坐位站起等动作股四头肌收缩即引起髌骨下疼痛及摩擦音。被动伸屈时则无症状，有时也出现交锁现象、髌骨下压痛。

2. 关节反复肿胀　积液多于不严重的损伤或轻度扭伤后引起的关节肿胀积液、疼痛关节周围压痛、膝关节肌肉痉挛。休息 1~2 个月，症状可自行消退。可以很长时间没有症状，但可因轻微外伤而反复发作。由于股四头肌无力或疼痛，膝关节可出现“闪失”现象。

3. 关节畸形　逐步发展，膝关节出现内翻或外翻畸形，关节骨缘增大，关节主动及被动活动范围逐步减小，关节疼痛转重，在走平路或站立时也可引起疼痛感。关节韧带松弛则可出现关节不稳感。有些患者不能完全伸直膝关节，严重者膝关节呈屈曲挛缩畸形。开始，活动时疼痛加重，休息后缓解；以后可变为持续性疼痛。一般全身症状少见。

4. 临床体征　可见股四头肌萎缩而膝关节粗大。偶尔可触及滑膜肿胀及浮髌试验阳性。髌骨深面及膝关节周围压痛。关节活动度轻度或中度受限，但纤维性或骨性强直者少见。严重病例可见膝内翻或外翻畸形，侧方活动检查可见关节韧带松弛体征。单足站立时可观察到膝关节向外或内侧弯曲现象。

5. 辅助检查　早期 X 线片常为阴性，偶尔侧位片可见髌骨上下缘有小骨刺形成。以后可见关节间隙狭窄，软骨下骨板致密，关节边缘及髁间嵴骨质增生，软骨下骨有时可见小的囊性改变，多圆形，囊壁骨致密。

二、康复评定

（一）疼痛评定

常采用视觉模拟量表（VAS）测定，或通过简明 McGill 疼痛问卷进行综合评估，具体方法详见第二章相关内容。

（二）肌力评定和关节周径评定

可采用徒手肌力评定法对患侧膝关节股四头肌、股二头肌、半腱肌、半膜肌的肌力情况进行评定。观察患侧关节周围的肌肉有无萎缩、患病关节有无肿胀或膨大情况。

（三）关节活动度评定

应用量角器或电子角度尺等测量病变膝关节的屈曲和伸展等活动范围。

（四）膝关节功能评定

膝关节功能评定常应用HSS（hospital for special surgery）评分系统。这是一个百分制系统：疼痛30分，功能活动22分，关节活动度18分，肌力10分，畸形10分，无不稳定10分。使用拐杖或出现关节伸直受限时要减分（表9-5）。

表9-5　HSS膝关节评分标准

评分	评分
1. 疼痛（30分）	3. 关节活动度（18分）
任何时候均无疼痛（30分）	每活动8°（1分，最多18分）
行走时无疼痛（15分）	4. 肌力（10分）
行走时轻微疼痛（10分）	优：完全对抗阻力（10分）
行走时中度疼痛（5分）	良：部分对抗阻力（8分）
行走时重度疼痛（0分）	可：能带动关节活动（4分）
休息时无疼痛（15分）	差：不能带动关节活动（0分）
休息时轻微疼痛（10分）	5. 畸形（10分）
休息时中度疼痛（5分）	无畸形（10分）
休息时重度疼痛（0分）	小于5°（8分）
2. 功能（22分）	5°～10°（5分）
行走和站立无限制（12分）	大于10°（0分）
行走距离为5～10个街区和间断站立<30分钟（10分）	6. 无不稳定（10分）
	无（10分）
行走距离为1～5个街区和站立>30分钟（8分）	轻度：0°～5°（8分）
	中度：5°～15°（5分）
行走距离少于1个街区（4分）	重度：大于15°（0分）
不能行走（0分）	7. 减分
能上楼梯（5分）	单手拐（1分）
能上楼梯但需要支撑（2分）	单拐（2分）
能自由移动（5分）	双拐（3分）
能移动但需要支撑（2分）	伸直滞缺5°（2分）
	伸直滞缺10°（3分）
	伸直滞缺15°（5分）
	每内翻5°（1分）
	每外翻5°（1分）

三、康复治疗

（一）康复目标

康复治疗目标主要是减轻或消除膝关节疼痛，保护关节，减轻受累关节的负荷；恢复膝关节功能，改善关节活动范围、增强肌力；改善患者步态和步行能力；改善日常生活能力，提高生活质量。

（二）康复治疗方法

1. 一般疗法 患者应适当休息，在正常工作生活的范围内，尽量减少膝关节的负重，一般不需要完全休息。在日常活动中应注意减少或避免易损伤动作，上下楼梯应扶楼梯扶手。坐位站立时，用手支撑扶手以减少关节软骨承受的压力。病情严重时应扶手杖行走。有人主张应用下肢支具，但常不为患者所接受。膝关节积液严重时则应卧床休息并进行膝部理疗。

为了保持膝关节的稳定性及减少股四头肌萎缩，应每日适当地进行肌肉锻炼，每日进行15分钟直腿抬高锻炼，以增强肌力。

2. 常用药物疗法 非甾体消炎药仍是治疗骨性关节炎的常用有效药物，常用药为布洛芬、奈普生、塞来昔布、美洛昔康等。可配用缓解肌肉痉挛的药物，如氯挫沙宗、乙哌立松等。还可以加服维生素类药物，如维生素B、维生素C、维生素E等。急性炎症期、红肿热痛者还应给予抗生素，因为部分骨性关节炎还合并低毒性感染。

3. 物理因子疗法 湿热敷可解除疼痛和肌肉痉挛，有助于改善血液循环、减轻肿胀。透热或超声疗法可用于解除亚急性期疼痛。感应电可用于肌肉萎缩。超短波、微波、离子透入均有消炎止痛的良效。

4. 运动疗法 骨性关节炎患者的运动方式、运动量和运动时间应根据患者的具体情况而定。

（1）*准备运动* 相当于热身运动，应使用温和的方式、较缓慢的动作开始，逐渐增大运动幅度，并持续5～10分钟。如从慢步行走开始，逐渐加大膝关节的摆动度，并持续几分钟。

（2）*关节活动度训练* 在关节允许的最大范围内做全关节运动，可促进血液循环，加快慢性炎症和疼痛的消除，增加肌力和耐力，改善关节的活动性和灵活性。同时训练可使关节软骨面受到适当的加压与减压运动，极大地改善关节软骨的营养与代谢，有助于关节软骨的修复。具体方法如下：

1）在被动状态下，由治疗师在允许的最大范围内帮助患者做全关节运动，以不增加疼痛为度。

2）在减重状态下，嘱患者做主动关节运动。如下肢运动时，选择坐位或仰卧位，可以减少关节的应力负荷。

3）使用CPM仪做连续被动运动。

4）牵张关节周围的肌肉、肌腱、韧带和关节囊，以关节周围肌肉感觉中度紧张为度，并在每个方向上保持10～20秒，此方法可缓解痉挛。

（3）*肌力练习* 急性期后，患者在关节活动时应进行抗阻练习，每周至少3～4次，每次每个动作应重复10～30次，以肌肉出现轻中度酸痛、次日无疲劳感为度。肌力练习可增加肌力与耐力，增大关节活动度，治疗和预防肌肉萎缩，增强关节的稳定性，保护关节。

（4）有氧运动　在病情稳定期，可根据患者的耐力和兴趣选择适宜的、由全身肌群参加的有氧运动，如慢走、快走、跑步、游泳等，有氧运动有利于人体的正常代谢，保持较高的生活质量。

5. 中医康复疗法

（1）针灸疗法　可针刺鹤顶、内膝眼、犊鼻、阳陵泉、血海、梁丘、伏兔、委中、承山、风市等穴，采用平补平泻法，可加灸。

（2）针刀疗法

1）急性期针刀治疗

①膝前针刀松解方法：患者仰卧，屈曲膝关节90°，一般在髌上囊、膝关节内外侧副韧带、髌内外侧支持带、髌下滑液囊等表浅部位进行针刀松解治疗。

②“十”字交叉韧带松解：患者仰卧，屈曲膝关节90°，在内膝眼、犊鼻处定点，选取直径0.6mm针刀，针刀与人体矢状位呈45°角，沿内膝眼、犊鼻进针刀，避开内、外侧半月板，直达前后交叉韧带轻切2～3刀即可。

③膝关节后缘松解方法：患者俯卧，使膝关节后缘暴露。在腘窝中点及腘横纹两侧缘、腘肌、腘斜韧带的阳性反应点或肌紧张处定点。常规皮肤消毒后，选用直径0.6mm针刀，使针刀垂直于皮肤，缓慢进针刀达关节囊或软组织病变处。调转刀锋90°，刀口线与关节面平行，切开关节囊，以松为度。出针刀压迫2～3分钟以防止出血。出针刀，敷医用敷贴。

2）中晚期针刀治疗　分别在沿髌骨左右两侧缘中点垂直进针刀，穿过皮肤后，进行切开剥离。然后倾斜针体，将筋膜和侧副韧带剥离。在髌骨上缘正中选一点，垂直进针刀，达骨面后将针体倾斜，和股骨干成50°进行切开剥离，将髌骨上缘下面的粘连处全部松开，然后将针刀向相反方向倾斜，和髌骨面成40°，刺入髌上囊下面，进行广泛的通透剥离。针刀垂直刺入达髌韧带下面，倾斜针体，和髌韧带平面约成15°，将髌韧带和髌下脂肪垫疏剥开来。将针体向相反方向倾斜，将另一侧髌韧带和脂肪垫疏剥开来。最后在髌骨下三分之一处的两侧边缘各取一点，垂直进针刀达骨面，将针体向髌骨外倾斜，将翼状皱襞松解。

（3）推拿疗法

1）部位及穴位　膝髌周围；鹤顶、内膝眼、犊鼻、阳陵泉、血海、梁丘、伏兔、委中、承山、风市等穴。

2）手法　𢶏、点、揉、按、弹拨、拿、擦、摇等法。

3）操作

①舒筋活络：患者仰卧，医生站于一侧，以𢶏法作用于大腿股四头肌，重点在髌骨上部操作，约5分钟；点揉阳陵泉、血海、梁丘、伏兔、委中、承山、风市等穴，约3

分钟。

②活血化瘀：患者俯卧，医生站于一侧，以㨰法作用于大腿后侧，腘窝及小腿后侧，约3分钟，拿委中、承山穴数次。

③松解粘连：患者仰卧，医生站于一侧以按揉法及弹拨法交替作用在髌韧带、内外侧副韧带，重点在鹤顶、内膝眼、犊鼻、阳陵泉、血海、梁丘等穴周围进行治疗，约3分钟。提拿髌骨数次。以掌擦法擦患膝周围部，以透热为度。

④滑利关节：患者仰卧，屈髋屈膝，医生站于一侧。一手扶按患膝髌骨，另一手握持小腿远端，做屈膝摇法，配合膝关节的屈伸、旋转等被动活动数次。

6. 关节腔注射疗法　向关节腔内注入局部麻醉药物，可以通过疼痛缓解的程度来判断引起疼痛的原因是关节腔内的还是关节腔外的。以前有人将局部麻醉药、糖皮质激素混合液注入到关节腔内。其药物配方为0.5%利多卡因或0.25%布比卡因、地塞米松5mg的混合液5～10mL。每周注射1次，3～5次为一疗程，一般1个疗程即可见效。但因糖皮质激素可增加局部感染的机会，故目前已不常用。

目前，国内外较公认、有效的方法是将透明质酸钠直接注入关节腔内，常用剂量为透明质酸钠20mg，每周1次，5次为一疗程。其作用机制可能与下列因素有关：①抑制炎症介质（如细胞因子、前列腺素）。②刺激软骨基质和内源性透明质酸的生成。③抑制软骨降解。④直接保护感受伤害的神经末梢。⑤润滑和弹性作用，可缓解组织间的应力，保护关节软骨，促进关节软骨的愈合与再生。进行关节腔内注射时应严格无菌操作规程，因为一旦发生膝关节腔内感染，后果可相当严重。同时操作要轻柔，以避免损伤关节软骨。

（三）预防保健

1. 尽量避免身体肥胖　防止加重膝关节的负担，一旦身体超重，就要积极减肥，控制体重。

2. 注意走路和劳动的姿势　不要扭转身体走路和干活。避免长时间下蹲，因为下蹲时膝关节的负重是自身体重的3～6倍，工作时需下蹲者（如汽车修理、翻砂）最好改为低坐位（坐小板凳），长时间坐位和站位者也应经常变换姿势，防止膝关节固定一种姿势而用力过大。

3. 走远路时不要穿高跟鞋　要穿厚底而有弹性的软底鞋，以减少膝关节所受的冲击力，避免膝关节发生磨损。

4. 参加体育锻炼时要做好准备活动　轻缓地舒展膝关节，使膝关节充分活动后再参加剧烈运动。压腿时，不宜猛然将腿抬得过高，防止过度牵拉膝关节。练太极拳时，下蹲的位置不宜太低，也不宜连续操练时间过长，以防膝关节负担过重而发生损伤。骑自行车时，要调好车座的高度，以坐在车座上两脚蹬在脚蹬膝关节能伸直或稍微弯曲为宜，车座过高、过低或骑车上坡时用力蹬车对膝关节都有不良的影响。

5. 膝关节遇到寒冷，血管收缩，血液循环变差，可使疼痛加重，故在天气寒冷时应注意保暖，必要时戴上护膝，防止膝关节受凉。膝关节骨性关节炎者应尽量避免上下楼梯、登山、久站、提重物，以免膝关节的负荷过大而加重病情。

6. 有膝骨关节病者既应避免膝关节过度疲劳，又要进行适当的功能锻炼，以增强膝关节的稳定性，防止腿部的肌肉萎缩，这不仅能缓解关节疼痛，还能防止病情进展。据研究，膝关节炎患者游泳和散步是最好的运动，既不增加膝关节的负重能力，又能使膝关节四周的肌肉和韧带得到锻炼。其次，仰卧起坐、俯卧撑、桥形拱身及仰卧抬腿的反复练习、模仿蹬自行车等都有助于疾病康复。

7. 在饮食方面，应多吃含蛋白质、钙质、胶原蛋白、异黄酮的食物，如牛奶、奶制品、大豆、豆制品、鸡蛋、鱼虾、海带、黑木耳、鸡爪、猪蹄、羊腿、牛蹄筋等，这些既能补充蛋白质、钙质，防止骨质疏松，又能生长软骨及关节的润滑液，还能补充雌激素，使骨骼、关节更好地进行钙质的代谢，减轻关节炎的症状。

第十二节　半月板损伤

一、概述

（一）定义

半月板损伤是膝关节最常见的损伤之一，是一种以膝关节局限性疼痛或有打软腿、膝关节交锁现象、股四头肌萎缩、膝关节间隙固定的局限性压痛为主要表现的疾病，多见于青壮年，男性多于女性。国外报告，内外侧半月板损伤之比为（4～5）：1；而国内则报告，其比例为1：2.5。半月板损伤可分为半月板边缘破裂、半月板“桶柄状”破裂、半月板横行破裂、半月板前角破裂、半月板后角破裂、半月板瓣状破裂。

（二）病因病理

半月板承受膝关节的部分应力，具有一定的移动性，可随着膝关节的运动而改变其位置与形态。最易受损伤的姿势是膝关节由屈曲位向伸直位运动同时伴旋转。膝关节在半屈位时，关节周围的肌肉和韧带较松弛，关节不稳定，可发生内收外展和旋转活动，易造成半月板损伤。膝半屈曲外展位，内侧半月板向膝关节中央和后侧移位，如同时股骨下端骤然内旋，半月板即被拉入股骨内髁和胫骨平台之间，而致旋转力和挤压使半月板破裂。当膝处于半屈曲位和内收时，股骨猛力外旋，外侧半月板也会破裂。除外力之外，半月板自身的改变也是破裂的重要原因，如半月板囊肿形成，或既往半月板疾病而遇轻微伤使半月板损伤。半月板损伤可发生在外侧、内侧或内外两侧。在我国，外侧半月板损伤患者多见。

（三）临床特征

半月板损伤多见于青壮年、运动员和矿工。详细了解病史、完善临床检查对半月板损伤的诊断有同等重要的意义。

1. 病史 半数以上的病例有膝关节扭伤史，伴膝关节肿胀、疼痛和功能障碍。

2. 疼痛 疼痛是常见的表现，通常局限于半月板损伤侧，个别外侧半月板撕裂可伴内侧疼痛，有的患者自觉关节内有响声和撕裂感，膝关节不能完全伸直。膝部疼痛广泛者，多与积液或关节积血使滑膜膨胀有关，这种疼痛可逐渐减轻，但不能消失。

3. 肿胀 肿胀多见于大多数患者，损伤初期肿胀严重，随时间的推移，肿胀逐渐消退，以后肿胀减轻。如患者没有积液和肿胀史，也应慎重考虑诊断半月板损伤。广泛的肿胀是由于关节周围组织受累，产生水肿和出血的结果。积液久者滑膜增厚。少量积液时，内侧沟的液体呈现空虚状。压迫髌上窝或由下向上挤压关节的外侧，内侧可产生小的可见的液波。大量积液时，浮髌试验表现为阳性，容易看到在髌骨下有横跨性波动。

4. 关节交锁 “关节交锁”现象见于部分患者，乃因半月板部分撕裂所致，常为撕裂的桶柄部分夹在股骨髁前面，膝关节突然不能伸直，而屈膝、左右转动膝关节时往往可以“解锁”。

5. 被动过伸和过屈痛 行过伸试验时，一手托足跟，一手置胫骨上端由前方向后压。做过屈伸试验时，一手持踝部，用力后推，使足跟尽量靠近臀部，如出现疼痛提示可能分别为半月板前角或后角损伤。

6. 麦氏试验 麦氏试验是检查半月板有无损伤最常用的方法。虽然对其检查方法和意义的看法不尽相同，但一般认为，检查过程中在膝关节屈曲的情况下，外展、外旋小腿或内收、内旋小腿出现咔嗒声，分别提示外侧和内侧半月板有损伤的可能。若发生在膝近全屈位为后角损伤；发生在接近伸直位为前角损伤。

7. 研磨试验 患者俯卧屈膝90°，通过胫骨长轴施加压力，左右旋转小腿，如患者有研磨感，或时有疼痛，表明为半月板损伤。

8. 侧方挤压试验 嘱患者患膝伸直，检查者站在患者患侧，将两手分别置患者患肢膝、小腿下端相对侧，向相反方向加压，如被挤压关节间隙出现疼痛，则可能存在半月板损伤。

9. 辅助检查 X线检查对半月板损伤很少有肯定性的意义，主要价值为：①除外骨软骨损伤、剥脱性骨软骨炎、游离体、骨肿瘤和应力性骨折。②检查股关节炎的严重程度，有助于选择治疗方案。

关节造影是一种有价值的检查方法，其价值高低与外科医生的熟练程度有关。向关节内注入碘水作为阳性对比的造影方法，能较好地显示半月板的病损。

膝关节镜为一种检查和治疗膝关节疾病的有效方法，尤其对半月板损伤的诊断有着较高的准确率。

二、康复评定

（一）疼痛评定

常采用视觉模拟量表（VAS）测定，或通过简明McGill疼痛问卷进行综合评估，具体方法详见第二章相关内容。

（二）肌力评定

可采用徒手肌力检查法来测定患肢肌肉力量，也可采用特殊器械进行肌群的肌力评定，如等张肌力测试和等速肌力评定，等速肌力的腘绳肌/股四头肌（H/Q）比值，对于判定肌力的恢复有重要意义。

（三）肢体围度测量

大腿围度测量为测量髌骨上缘10cm处的大腿周径、小腿围度为测量髌骨下缘10cm处的小腿周径，并与健侧对比肌肉萎缩的情况。

（四）关节活动度评定

应用量角器或电子角度尺等测量病变膝关节的屈曲和伸展的活动范围。

（五）膝关节功能评定

详见本章第十一节相关内容。

三、康复治疗

（一）康复目标

康复治疗目标主要是缓解疼痛、挛缩等症状，改善局部代谢情况，促进受伤后局部血液循环的恢复，促进受伤关节、邻近关节甚至健侧关节活动度的改善和维持，训练和提高活动的持续时间和耐久力，改善心理状态，建立对疾病恢复的信心。

（二）康复治疗方法

1. 一般疗法　有些半月板边缘部撕裂或断裂通至边缘者常可自然愈合，故急性半月板损伤很少采取手术治疗。经过一段时间休息后，症状和体征可消失，表明已经愈合或撕裂呈静止状态，但应继续限制活动，如在几周内症状仍明显，则应进一步检查，以便明确诊断。保守治疗的措施如下：

（1）解锁　患者有交锁时，应早期手法解锁，即利用轻度的外翻加旋转活动膝关节常能解锁，如手法无效时，可应用小重量的皮牵引或袜套牵引。肌肉痉挛缓解后，疼痛减退，稍加活动患膝多能自行解锁。

（2）制动康复　对半月板边缘撕裂者，应用长腿石膏固定伸膝位4～6周，允许患者扶拐杖负重，多能治愈。在固定期间嘱咐患者做股四头肌锻炼，以促进关节积液的吸收。

2. 常用药物疗法　常用非甾体消炎药如塞来昔布、美洛昔康等；可配用缓解肌肉痉挛的药物，如乙哌立松等。

3. 物理因子疗法　可选用低频电脉冲疗法、超声波疗法、磁热疗法、激光疗法等。

4. 中医康复疗法

（1）针灸疗法　以局部和邻近选穴为主，如膝眼、膝阳关、委阳、委中、曲泉、阳陵泉、阿是等穴。用毫针以平针法，除明显肿胀及损伤两日之内者，均可使用灸法。每次30分钟，每日1次。还可使用电针、激光针或微波针灸仪。

（2）推拿疗法　常用一指推、按揉、滑压手法及膝关节的被动屈伸等手法。损伤初期可在膝关节周围和股四头肌联合腱处及腘窝部按揉或一指推等手法治疗。手法宜深沉而缓和。然后沿髌腱两侧关节间隙处由前向后作滑压手法，同时做膝关节屈伸活动。如关节内有积血或积液，应先穿刺抽吸积血或积液，并加压包扎，待肿胀稍轻后再行手法治疗。对有膝关节交锁的患者，在做滑压手法的同时可行膝关节屈伸旋转活动。如内侧半月板交锁可使膝关节屈曲外展，然后一手压于内膝眼处，向内后方滑压，同时将小腿内旋，逐渐伸直，反复几次，即可解除交锁。

5. 手术疗法　保守治疗4~6个月无效者可考虑行半月板切除术。手术后仍可采用推拿或针灸治疗，并进行积极的功能锻炼，以促进关节功能的恢复。

（三）预防保健

1. 注意休息　半月板损伤早期需注意休息，尽量减少关节中骨与软骨之间的摩擦，避免进一步的损伤。

2. 避免负重　运动人体站立时大部分体重都由膝关节承受，下蹲、上下楼梯、搬重物等负重运动可使膝关节的承重加倍甚至多倍地增加，故对膝关节有病变的患者是非常有害的。

3. 进行适当的减重锻炼　锻炼是促进身体血液循环的最佳方式之一，半月板损伤患者不宜进行站立运动，可以选择游泳、坐位直腿抬高等运动，可促进血液循环、改善局部血供，以保证病变部位的营养供应，有利于疾病的恢复。

4. 注意保暖　寒冷的刺激会加重关节的疼痛，不利于损伤的恢复，因此注意膝部的保暖也非常重要，气温低时可使用护膝保暖。

第十三节　膝关节侧副韧带损伤

一、概述

（一）定义

膝关节侧副韧带损伤是指膝部外伤后引起的侧后韧带损伤并出现膝关节不稳定和疼痛的疾病。本病除了膝关节剧烈疼痛外，还有关节及周围组织肿胀、皮下淤斑、关节积液及活动受限等。膝关节侧副韧带位于膝关节的内、外侧，分别为内侧副韧带和外侧副韧带。膝外侧副韧带损伤比较少见，多为内侧副韧带损伤。

（二）病因病理

内侧副韧带损伤多于膝关节轻度屈曲位时小腿强力外展而造成。如足球运动员用足内侧踢球过猛，或站立时突然有强大外力撞击膝关节或股下端外侧。

膝关节由屈曲位逐渐伸直的过程中，内侧副韧带即向前滑动；屈膝过程中内侧副韧带则向后滑动。膝关节内侧副韧带深层又分为前部纤维、中部纤维和后部纤维三部分。当伸膝位时，后部纤维和一部分中部纤维处于紧张状态；屈膝位时，前部纤维和一部分中部纤维处于紧张状态。所以，膝关节内侧副韧带是具有限制膝关节在伸直位和屈曲位时所受的外翻应力及外旋应力的膝关节静力结构。膝伸直位膝外翻及外旋的应力首先是内侧副韧带浅层，其次是前交叉韧带、后关节囊、内侧副韧带深层；当屈膝位小腿外展时，承受外翻应力的静力结构主要是膝关节副韧带浅层承受应力者，故最容易受损。承受应力的顺序即为损伤顺序。另外，如果急性内侧副韧带损伤未经治疗，久之，则继发其他韧带松弛，出现旋转不稳。

膝外侧副韧带损伤比较少见，多因暴力作用于小腿外侧使之内收造成。伸膝位时膝关节外侧关节囊、股二头肌肌腱处于紧张状态，可与前后“十”字韧带共同起到保护膝关节外侧副韧带的作用。所以膝外侧副韧带不容易受到损伤。

（三）临床特征

1. 膝内侧副韧带损伤 主要为膝关节疼痛。外翻应力作用于小腿可引起膝关节内侧疼痛。当损伤较轻，内侧副韧带仅有部分断裂时，疼痛较轻；如果损伤严重，膝关节内侧副韧带完全断裂时，则发生出血及组织反应，引起膝内侧肿胀，疼痛剧烈、患肢不能负重，出血较多时可见皮下淤血。

膝活动障碍如内侧副韧带断裂合并内侧半月板撕裂可引起膝交锁，有时也因内侧副韧带深层的断端嵌入关节内而发生。

2. 膝外侧副韧带损伤 膝外侧副韧带断裂多发生在止点处，多数伴有腓骨小头撕脱骨折，故临床上主要症状为膝关节外侧局限性疼痛、腓骨小头附近肿胀、皮下淤血、局部压痛、膝关节活动障碍，有时合并腓总神经损伤。

膝伸直位试验阴性、屈曲30°位阳性时，表示膝关节外侧副韧带断裂合并外侧关节囊韧带的后1/3、弓形韧带、肌腱损伤；当伸直位和屈曲30°位均为阳性时，表示膝外侧副韧带断裂同时合并“十”字韧带断裂；当伸直位阳性，屈曲30°位阴性时，表示单纯膝外侧副韧带断裂或松弛。

3. 辅助检查 在内外翻应力下，正位X线检查侧副韧带完全断裂者可发现侧副韧带损伤处关节间隙增宽；若为撕脱骨折者，可见到骨碎片。

二、康复评定

（一）疼痛评定

常采用视觉模拟量表（VAS）测定，或通过简明McGill疼痛问卷进行综合评估，具体方法详见第二章相关内容。

（二）肌力评定

可采用徒手肌力检查法测定患肢肌肉力量，也可采用特殊器械进行肌群的肌力评定，如等张肌力测试和等速肌力评定。腘绳肌与股四头肌的等速肌力比值（H/Q）对于判定肌力的恢复有重要意义。

（三）肢体围度测量

大腿围度测量为测量髌骨上缘 10cm 处的大腿周径，小腿围度为测量髌骨下缘 10cm 处的小腿周径，并与健侧对比肌肉萎缩的情况。

（四）关节活动度评定

应用量角器或电子角度尺等测量病变膝关节的屈曲和伸展等活动范围。

（五）膝关节功能评定

膝关节功能评定常应用 Lysholm 膝关节评分量表（表 9－6）进行综合评定。

表 9－6　Lysholm 膝关节评分量表

项目		得分
关节不稳（25 分）		
从不打软腿	25	
体育运动或其他剧烈活动中罕有不稳	20	
体育运动或其他剧烈活动中时有不稳/不能参加	15	
日常生活活动中偶有发生	10	
日常生活活动中经常发生	5	
每步均不稳	0	
有否跛行（5 分）		
无	5	
轻微或偶尔	3	
持续严重	0	
爬楼梯（10 分）		
无困难	10	
有轻微困难	6	
一次只能上一级台阶	2	
不能	0	

续表

项目		得分
膝关节是否有关节交锁（15 分）		
无	15	
有卡的感觉但无交锁	10	
偶然发生交锁	6	
经常发生交锁	2	
体检关节已交锁	0	
疼痛（25 分）		
无	25	
剧烈活动中时有轻微疼痛	20	
剧烈活动中显著疼痛	15	
走 2 公里后或以上显著疼痛	10	
走 2 公里后或以内显著疼痛	5	
持续疼痛	0	
是否需支撑物负重（5 分）		
不需	5	
需手杖或拐杖	2	
不能负重	0	
肿胀（10 分）		
无	10	
剧烈活动发生	6	
日常活动发生	2	
持续	0	
下蹲（5 分）		
没问题	5	
稍有影响	4	
不能超过 90°	2	
不能	0	
总分		

三、康复治疗

（一）康复目标

膝关节侧副韧带损伤的康复目标，在早期主要是增加膝关节的活动度，控制疼痛及肿胀，防止股四头肌收缩被抑制；后期主要是增强膝关节周围肌肉力量、耐力及恢复本体感受等。

（二）康复治疗

1. 常用药物疗法　常用非甾体消炎药如塞来昔布、美洛昔康等。中药可配合活血化瘀、舒经通络类中成药内服。

2. 物理因子疗法　可选用低频电疗法、超短波疗法、超声波疗法、磁热疗法等。其中低强度脉冲超声可加速韧带愈合，有利于韧带损伤的早期愈合。

3. 中医康复疗法

（1）针灸治疗　可针刺梁丘、伏兔、血海、阴陵泉、阳陵泉、足三里、阿是等穴，采用平补平泻法，可加灸。

（2）推拿疗法　推拿治疗具有活血化瘀、消肿止痛的作用。主要取穴包括血海、阴陵泉、梁丘、阳陵泉、足三里等穴。主要手法有按法、揉法、拨法、推法、捏法、拿法、按揉法、擦法、膝关节被动运动等。

（三）预防保健

详见本章第十二节相关内容。

第十四节　跟痛症

一、概述

（一）定义

跟痛症是指跟骨结节及其周围软组织慢性劳损所致的疼痛，以足跟部疼痛命名，但并不是一个独立的疾病，可见于跟骨结节骨刺、跟底滑囊炎、跟底脂肪垫炎、趾筋膜炎等疾病中。

（二）病因病理

本症与劳损和退行性变密切相关。足是人负重的主要部位，足底是三点负重，站立时人体的重心主要在足跟，跟骨近似长方形，后方跟骨体的后面呈卵圆形隆起，分上、中、下三部，中部为跟腱抵止部，跟腱止点的上方有滑囊，下部移行于跟骨结节，跟骨结节内侧突的前方是跖筋膜的起始点，跖筋膜呈三角形，后端狭窄，向前逐渐增宽、变薄，止于跖骨头处，起维持足弓的作用。长期站立工作或行走，足跟下受压或摩擦，可形成慢性损伤性炎症。对跟骨骨刺的形成原因，大多认为是跖腱膜伸缩牵拉造成跟骨附着点处损伤，韧带和腱膜的纤维在跟骨附着点不断钙化和骨化而形成。跟底结节骨刺生长的方向与跖筋膜近似，平行向前而非向下，有骨刺而不一定发生疼痛。跟骨结节缺血性骨坏死、骨内压增高是疼痛的主要原因。跟腱止点滑囊炎主要因摩擦所致，反复摩擦可导致跟骨结节处滑囊发生慢性无菌性炎症，使滑囊增大，囊壁增厚。跟骨下脂肪垫炎大多与局部外伤史有关，可造成跟骨负重点下方脂肪组织损伤，局部充血、水肿、增厚。跖筋膜炎与职业有关，长期站立行走，跖筋膜始终处于紧张状态或反复牵拉可造成慢性损伤。扁平足则更容易出现此类损伤。

（三）临床特征

1. 跟骨痛 起病缓慢，多见于40岁以上的患者，以跟底部疼痛为主，疼痛特点是起步痛，行走片刻后减轻，但行走过久疼痛又加重。跟部滑囊炎在跟骨结节周围有压痛，跟骨骨刺的压痛点比较固定，在根底结节的前端。

2. 跟腱止点痛 跟腱附着处肿胀、压痛。走路多时可因鞋的摩擦而产生疼痛。

3. 足心痛跖筋膜炎 以足心疼痛为主要表现，足跖背伸时疼痛明显，跳跃时足底有胀裂感。

4. 跟下脂肪纤维垫炎 疼痛特点是跟下疼痛，局部可能有肿胀，压痛表浅。

5. 临床体征 足底肿胀，局部压痛明显。跟骨结节前内侧压痛多为根骨骨刺或跖筋膜炎；跟骨结节下方正中或偏后缘压痛多为跟骨脂肪垫变性；足跟后上方疼痛多为跟腱炎、跟骨皮下滑囊炎。

6. 辅助检查 X线检查常见足跟后部及底部软组织阴影增厚，有时可见足骨疏松、骨膜增厚及跟骨基底结节部有粗糙刺状突或骨质增生。需排除跟骨器质性病变。

二、康复评定

（一）疼痛评定

常采用视觉模拟量表（VAS）测定，或通过简明McGill疼痛问卷进行综合评估，具体方法详见第二章相关内容。

（二）足踝部功能评定

足踝部功能评定可采用Maryland足功能评分量表进行相关足踝部功能评定（表9-7）。

表9-7 Maryland足功能评分量表

评估内容	得分
1. 疼痛	
无疼痛，包括运动时	45

续表

评估内容		得分
轻微疼痛，日常生活或工作能力无变化		40
轻度疼痛，日常生活或工作能力仅有微小的变化		35
中度疼痛，日常生活活动明显减少		30
明显疼痛，在很轻的日常活动中，如洗澡、简单家务劳动中即出现，经常需服用较强的镇痛剂		10
残疾，不能工作或购物		5
2. 功能		
步态	①行走距离：	
	不受限	10
	轻度受限	8
	中度受限（2～3 街区）	5
	重度受限（1 街区）	2
	仅能在室内活动	0
	②稳定性：	
	正常	4
	感觉无力，不是真正的打软腿	3
	偶尔打软腿（1～2 个月一次）	2
	经常打软腿	1
	需要使用矫形支具	0
	③支撑工具：	
	不需要	4
	手杖	3
	腋杖	1
	轮椅	0
	④跛行：	
	无	4
	轻度	3
	中度	2
	重度	1
	不能行走	0

续表

评估内容		得分
穿鞋	受限制	10
	很小的妨碍	9
	只能穿平底、有带子的鞋子	7
	穿矫形鞋	5
	穿加垫鞋	2
	不能穿鞋	0
上楼梯	正常	4
	需要扶楼梯扶手	3
	使用其他任何方法	2
	不能	0
行走时对地面的要求	任何地面均能行走	4
	在石头地面和山丘行走有问题	2
	在平地行走有问题	0
外观	正常	10
	轻度畸形	8
	中度畸形	6
	重度畸形	0
	多种畸形	0
活动度（踝关节、距下关节、中跗关节、跖趾关节）与健侧对比	正常	5
	轻度减少	4
	明显减少	2
	僵直	0

说明：Maryland足功能评分是由Sanders于1993年在评价关节内跟骨骨折的手术疗效时提出的，主要用于对足和踝关节损伤后的疼痛、功能、外观及活动度进行客观评价。

该评分满分为100分。其中，疼痛占45分；功能评价占40分，包括行走距离、稳定性、支撑工具、跛行、穿鞋、上楼梯、行走时对地面的要求、外观、活动度，分别占10分和5分。

评定标准：优：90～100分；良：75～89分；中：50～74分；差：<50分。

三、康复治疗

（一）康复目标

跟不疼痛的康复目标主要是积极治疗、有效控制疼痛、改善足弓的力学支撑、提高患者日常生活质量。

（二）康复治疗方法

1. 一般疗法 注意适当休息，避免负重及剧烈运动。

2. 常用药物疗法 可选用非甾体消炎药，具有解热、镇痛、抗感染、抗风湿的作用，对慢性疼痛有较好的镇痛效果。常用的有对乙酰氨基酚、阿司匹林、布洛芬、吲哚美辛等。

3. 物理因子疗法

（1）电疗法 首选经皮神经电刺激疗法。其他可选用经皮脊髓电刺激疗法、间动电疗法、干扰电疗法、感应电疗法、音频电疗法、调制中频疗法、高频电疗法、直流电药物离子导入法等。

（2）热疗和冷疗 热疗包括电热垫、电光浴、热水袋、热水浴、中药熏蒸等。可以抑制疼痛反射，提高痛阈；可使肌梭兴奋性下降，减轻肌肉痉挛；可改善血液循环，促进炎症吸收从而减轻肌肉痉挛。根据病情可选取单一方法或热疗或冷疗交替使用。

（3）其他 可选用光疗法、超声波疗法、磁疗法、石蜡疗法等。

4. 运动疗法 运动疗法主要通过促进骨骼肌肉正常生物力学关系的恢复，改善运动组织的血液循环和代谢，恢复肌肉的正常张力、肌力和关节的正常活动范围，增加柔韧性，纠正功能障碍，达到止痛目的。同时可以产生良好的心理效应消除或减轻疼痛。主要包括被动运动、主动助力运动、主动运动、牵引运动、放松训练、牵引、关节活动度训练、肌力训练、关节松动术、PNF 技术等。

5. 中医康复疗法

（1）针灸疗法 针刺三阴交、金门、然谷、太冲、照海、昆仑、申脉等穴，采用平补平泄法，可加灸。

（2）针刀疗法 在跟骨结节痛点最明显处，如跟骨前下缘、内缘等处定点，常规消毒、铺巾，以 0.5% 利多卡因局部麻醉，用 I 型 4 号针刀对跖腱膜中央部、内侧部等进行松解，术后被动牵拉左足跖腱膜 2 次，以无菌纱布覆盖针刀口，绷带包扎。

（3）推拿疗法 患者仰卧，医生站其患侧，点按三阴交、金门、然谷、太冲、照海、昆仑、申脉、涌泉等穴及足跟部，每处半分钟；以掌跟或握拳叩击痛点，连续数十次；此后术者从患者小腿腓肠肌起，至跟骨基底部施按揉、拿法，上下反复操作 5 分钟；横行足趾方向弹拨足底跖筋膜 1 分钟。

（三）预防保健

患者在急性期间应注意适当的休息，减少负重，控制剧烈运动。症状缓解后，应逐渐进行足底部肌肉的收缩锻炼以增强足底肌的肌力。应注意局部保暖，避免寒冷刺激。尽量避免穿着软的薄底布鞋；在足跟部应用厚的软垫保护，也可以应用中空的跟痛垫来空置骨刺部位以减轻局部摩擦、损伤；经常做脚底蹬踏动作、增强跖腱膜的张力可加强其抗劳损的能力，减轻局部炎症；温水泡脚，有条件时辅以理疗，可以减轻局部炎症，缓解疼痛。

第十章 腹部痛

第一节 腹部痛概述

腹痛是指由各种原因引起的腹腔内外脏器病变而表现出的腹部疼痛症状。腹痛可分为急性与慢性两类，病因极为复杂，包括炎症、肿瘤、出血、梗阻、穿孔、创伤及功能障碍等。

一、腹部痛的相关解剖

与腹部痛相关的神经支配包括：

1. 迷走神经 起始于延髓两侧的迷走神经背核，除发出许多纤维支配颈、胸部内脏外，还穿过膈肌进入腹腔，形成腹腔迷走神经，支配胃、肝、胆、胰、小肠及结肠脾曲近端的大肠。迷走神经兴奋时可使空腔脏器的平滑肌收缩，括约肌松弛和腺体（肾上腺髓质除外）分泌。

2. 交感神经 交感神经分布很广，其低级中枢位于脊髓第1胸椎或第8颈椎至第3腰椎节段的灰质侧角，周围部包括神经节、由神经节发出的分支神经丛等。腹部交感神经为由T6～T9组成的内脏大神经，T10～T12组成内脏小神经，支配食道下部、胃十二指肠、肝、胆、胰、脾、肾等腹腔脏器。

3. 脊髓骶段副交感神经 盆腔脏器受位于脊髓骶段（S2～S4）灰质内的骶中间外侧核中的副交感神经节前纤维支配，大部分节前纤维较细、有髓，属B类纤维。骶段副交感神经发出节前纤维至脏器附近的器官旁节和脏器壁内的器官内节，组成盆神经，支配降结肠以下的消化管、盆腔脏器及外生殖器。腹下神经、骶交感干的分支和盆内脏神经等共同构成盆腔内脏神经丛。

4. 壁内神经丛 壁内神经丛在消化道内呈网状环绕分布，神经细胞体在肠壁松弛时排列成一层，自咽下3～4cm开始直达肛门内括约肌及胆总管壁。

二、腹部痛的病因

1. 腹痛的病因分类 腹痛的病因有很多且极为复杂，包括炎症、肿瘤、出血、梗阻、穿孔、创伤及功能障碍等均能引起腹痛。一般腹痛可分以下几种：

（1）胃及十二指肠溃疡、胃炎、胃癌。

（2）小肠及结肠疾病，常见的有肠梗阻、阑尾炎、结肠炎、痢疾、肠道寄生虫病。

（3）胆管和胰腺疾病，如胆囊炎、胆石症、胰腺炎、胰头癌。

（4）急慢性肝炎、肝癌。

（5）腹膜炎、脾破裂，且常继发于胃肠穿孔。

（6）胸部脏器引起的腹痛，如大叶性肺炎早期、急性下壁心肌梗死，常误诊为腹腔脏器病变。

（7）泌尿生殖器官疾病，如肾及输尿管结石、异位妊娠、输卵管炎、卵巢囊肿蒂扭转、急性膀胱炎、尿路感染、痛经等。

（8）全身疾病引起的腹痛，如糖尿病。

2. 腹痛的神经机制分类

（1）*内脏性腹痛*　疼痛信号经交感神经通路传入，脊髓神经基本不参与，其疼痛的特点是：

1）疼痛部位较模糊，通常为广泛穿梭，近腹中线。

2）疼痛的感觉多为痉挛、不适、钝痛或灼痛。

3）常伴有恶心、呕吐、出汗等其他自主神经系统兴奋的症状，不伴有局部肌紧张和皮肤感觉过敏等。

（2）*体神经性腹痛*　又称腹膜皮肤反射痛，只有体神经或脊髓神经而无内脏神经参与的疼痛。疼痛特点：

1）定位较准确，常出现在受累器官邻近的腹膜区域，具有明确的脊髓节段性神经分布特点。

2）程度剧烈而持续。

3）疼痛可出现在腹部的一侧，可因咳嗽或变动体位而加重。

4）可伴有局部腹肌的强直、压痛及反跳痛。

（3）*牵涉痛*　指腹部器官引起的疼痛出现在该器官内脏神经传导之外的部位，由内脏神经和体神经共同参与此类疼痛。疼痛特点：

1）多为锐痛，程度较剧烈。

2）位置明确在一侧。

3）局部可有肌紧张或皮肤感觉过敏。

第二节　急性胰腺炎

一、概述

（一）定义

急性胰腺炎是多种病因导致胰酶在胰腺内被激活后引起胰腺组织自身消化、水肿、出血甚至坏死的炎症反应。急性胰腺炎是比较常见的一种急腹症，其中80%以上的患者病情较轻，即急性水肿型胰腺炎，可经非手术治愈。10%左右的患者属于重症胰腺炎，即急性出血性坏死型胰腺炎，胰腺的炎症已非可逆性或自限性，常需手术治疗。

（二）病因病理

本病病因迄今尚不十分明确，多与过多饮酒、胆管内的胆结石等有关。常见的发病因素包括梗阻因素、长期饮酒、血管因素、外伤、感染因素、高钙血症、高脂血症、药物过敏、血色素沉着症、遗传等。

（三）临床特征

急性水肿型胰腺炎主要症状为腹痛、恶心、呕吐、发热，而重症胰腺炎可出现休克、高热、黄疸、腹胀以致肠麻痹、腹膜刺激征及皮下出现淤斑等。

1. 一般症状

（1）腹痛　为最早出现的症状，往往在暴饮暴食或极度疲劳之后发生，多为突然发作，位于上腹正中或偏左。疼痛为持续性进行性加重，似刀割样。疼痛向背部、胁部放射。若为出血坏死性胰腺炎，发病后短暂时间内即为全腹痛、急剧腹胀，同时很快即出现轻重不等的休克。

（2）恶心、呕吐　发作频繁，起初呕吐胆汁样物，病情进行性加重，很快即肠麻痹，则吐出物为粪样。

（3）黄疸　重症胰腺炎出现较少，约占胰腺炎患者的1/4；而在急性出血性胰腺炎则出现的较多。

（4）脱水　胰腺炎的脱水主要因肠麻痹、呕吐所致，而重症胰腺炎在短时间内即可出现严重的脱水及电解质紊乱。其中，急性出血坏死型胰腺炎发病后数小时至十几小时即可呈现严重的脱水现象，表现为无尿或少尿。

（5）体温升高　胰腺大量炎性渗出可致胰腺的坏死和局限性脓肿等，出现不同程度的体温升高。若为轻症胰腺炎，一般体温不高于39℃，3～5日即可下降。而重症胰腺炎，则体温常在39～40℃，持续数周不退，出现谵妄及毒血症的表现。

（6）皮下淤血　少数重症胰腺炎患者胰液及坏死溶解的组织沿组织间隙到达皮下，溶解皮下脂肪，使毛细血管破裂出血，致局部皮肤呈青紫色，有的可融成大片状，在腰部前下腹壁或脐周出现。

（7）压痛　胰腺的位置深在，一般的轻症水肿型胰腺炎在上腹部深处有压痛，少数前腹壁有明显压痛。而重症胰腺炎，由于其大量的胰腺溶解、坏死、出血，故前后腹膜均受累，全腹肌紧张、压痛，全腹胀气，并可有大量炎性腹水，可出现移动性浊音。肠鸣音消失，出现麻痹性肠梗阻。

（8）胸腔积液　渗出液的炎性刺激可致胸腔反应性积液，以左侧为多见，可引起同侧的肺不张，出现呼吸困难。

（9）*其他* 大量的坏死组织积聚于小网膜囊内，在上腹可以看到一隆起性包块，触之有压痛，且包块的边界不清。少数患者腹部压痛等体征已不明显，但仍然有高热、白细胞计数增高以及经常性出现类似不全肠梗阻的表现。

2. 局部并发症

（1）*胰腺脓肿* 常于起病2～3周后出现，此时患者高热伴中毒症状，腹痛加重，可扪及上腹部包块，白细胞计数明显升高，穿刺液为脓性，培养示细菌生长。

（2）*胰腺假性囊肿* 多在起病3～4周后形成，体检常可扪及上腹部包块，大的囊肿可压迫邻近组织产生相应症状。

3. 全身并发症 常有急性呼吸衰竭、急性肾衰竭、心力衰竭、消化道出血、胰性脑病、败血症、真菌感染、高血糖等并发症。

4. 辅助检查

（1）*血常规* 多有白细胞计数增多及中性粒细胞核左移。

（2）*血尿淀粉酶测定* 血清（胰）淀粉酶在起病后6～12小时开始升高，48小时开始下降，持续3～5日。血清淀粉酶超过正常值3倍可确诊为本病。

（3）*血清脂肪酶测定* 血清脂肪酶常在起病后24～72小时开始升高，持续7～10日，对病后就诊较晚的患者有诊断价值，且特异性也较高。

（4）*淀粉酶/肌酐清除率比值* 急性胰腺炎患者发病时可能由于血管活性物质增加，使肾小球的通透性增加，致肾对淀粉酶清除增加而对肌酐清除未变致淀粉酶/肌酐清除率比值升高。

（5）*血清正铁白蛋白* 腹腔内出血时，红细胞破坏释放血红素，经脂肪酸和弹力蛋白酶作用，其可成为正铁血红素，与白蛋白结合成正铁白蛋白，重症胰腺炎患者常为阳性。

（6）*其他生化检查* 表现为暂时性血糖升高；而持久的空腹血糖高于10mmol/L反映胰腺坏死，提示预后不良。高胆红素血症可见于少数胰腺炎患者。

（7）*X线腹部平片* 可排除其他急腹症，如内脏穿孔等；“哨兵襻”和“结肠切割征”为胰腺炎的间接指征；弥漫性模糊影腰大肌边缘不清提示存在腹腔积液；可发现肠麻痹或麻痹性肠梗阻。

（8）*腹部B超* 腹部B超应作为常规初筛检查。急性胰腺炎B超可见胰腺肿大、胰内及胰周围回声异常；亦可了解胆囊和胆管情况；后期对脓肿及假性囊肿有诊断意义，但因患者腹胀常影响其观察。

（9）*CT显像* 有助于判断急性胰腺炎的严重程度及附近器官是否受累。

二、康复评定

目前尚未有关于急性胰腺炎的相关康复评定。疼痛评定主要应用视觉模拟量表（VAS）进行综合评定。

三、康复治疗

（一）康复目标

康复治疗目标主要是解除疼痛、控制感染、减少并发症的发生、降低病死率。

（二）康复治疗方法

1. 一般疗法 临床治疗胰腺炎可采用防治休克、改善微循环、解痉、止痛、抑制胰酶分泌、抗感染、营养支持等方法预防并发症的发生。

（1）防治休克，改善微循环 应积极补充液体、电解质和热量，以维持循环的稳定和水电解质平衡。

（2）抑制胰腺分泌 可应用 H_2受体阻滞剂、抑肽酶、5－氟尿嘧啶治疗或采取禁食和胃肠减压的方法抑制胰腺分泌。

（3）解痉止痛 应定时予止痛剂，传统应用静脉内滴注0.1%的普鲁卡因以静脉封闭，并可定时将哌替啶与阿托品配合使用，既止痛又可解除奥迪括约肌痉挛。禁用吗啡，以免引起奥迪括约肌痉挛。此外，亚硝酸异戊酯、亚硝酸甘油等可在患者剧痛时使用，特别是应用于年龄大的患者，既可一定程度上解除奥迪括约肌痉挛，同时对冠状动脉供血亦有益。

（4）营养支持 重症胰腺炎患者机体的分解代谢高伴炎性渗出、长期禁食、高热等情况使其处于负氮平衡及低蛋白血症，故需营养支持。在给予营养支持的同时宜使胰腺不分泌或少分泌。

（5）抗生素的应用 抗生素对急性胰腺炎的应用是综合性治疗中必不可少的内容。重症胰腺炎患者需应用抗生素。急性水肿性胰腺炎患者为了预防继发感染，也应合理使用抗生素。

（6）腹膜腔灌洗 腹膜腔内有大量渗出者可做腹膜腔灌洗，使腹膜腔内含有大量胰酶和毒素物质的液体稀释并排出体外。

（7）其他 加强监护；应用间接降温疗法。

2. 物理因子疗法 急性期常选用超短波（无热量）进行治疗。

3. 手术治疗 局限性区域性胰腺坏死、渗出者，若无感染且全身中毒症状不严重时，勿急于手术；若出现感染则应予以相应的手术治疗。

（三）预防保健

调整饮食，勿酗酒，不能进食过饱、过油腻，特别是晚餐更要注意。既往患胰腺炎者即使未发病也应注意少食多餐。每日进食4～6顿，每餐进食量递减，戒油腻，戒烟酒。高脂血症引起的胰腺炎患者应长期服降脂药，并摄入低脂、清淡的饮食。定期随访，防止并发症。

第三节 腹膜炎

一、概述

（一）定义

腹膜炎是由细菌感染、化学刺激或损伤所引起的外科常见重症疾病。多数为继发性腹膜炎，源于腹腔的脏器感染、坏死穿孔、外伤等。其主要临床表现为腹痛、腹肌紧张，以及恶心、呕吐、发热，严重时可致血压下降和全身中毒性反应，如未能及时治疗可死于中毒性休克。部分患者可并发盆腔脓肿、肠间脓肿、膈下脓肿、髂窝脓肿及粘连性肠梗阻等。

（二）病因病理

1. 原发性腹膜炎 临床上较少见，是指腹腔内无原发病灶，病原菌经由血液循环、淋巴途径或女性生殖系等而感染腹腔所引起的腹膜炎。

2. 继发性腹膜炎 是临床上最常见的腹膜炎，继发于腹腔内的脏器穿孔、脏器的损伤破裂、炎症和手术污染等。主要病因有阑尾炎穿孔、胃及十二指肠溃疡急性穿孔、急性胆囊炎透壁性感染或穿孔、伤寒肠穿孔及胰腺炎。女性生殖器官化脓性炎症或产后感染等含有细菌的渗出液进入腹腔亦可引起腹膜炎。

（三）临床特征

腹膜炎早期为腹膜刺激症状，如腹痛、腹肌紧张和反跳痛等。后期由于感染和毒素吸收，主要表现为全身感染中毒症状。

1. 腹痛 这是腹膜炎最主要的症状，一般都很剧烈、不能忍受，且呈持续性。深呼吸、咳嗽、转动身体时都可加剧疼痛，故患者不能变动体位。疼痛多自原发灶开始，炎症扩散后漫延及全腹，但疼痛仍以原发病变部位显著。

2. 恶心、呕吐 此为早期出现的常见症状。开始时因腹膜受刺激引起反射性的恶心、呕吐，呕吐物为胃内容物。后期出现麻痹性肠梗阻时，呕吐物转为黄绿色，甚至为棕褐色粪样肠内容物。

3. 发热 突然发病的腹膜炎患者开始时体温正常，之后逐渐升高。老年衰弱的患者，体温不一定随病情加重而升高。脉搏通常随体温的升高而加快。

4. 感染中毒 当腹膜炎进入严重阶段时，常出现高热、口干、脉快、呼吸浅促等全身中毒表现。后期由于大量毒素吸收，患者可出现表情淡漠、面容憔悴、眼窝凹陷、口唇发绀、肢体冰冷、舌黄干裂、皮肤干燥、呼吸急促、脉搏细弱、体温剧升或下降、血压下降休克、酸中毒等。

5. 腹部体征 表现为腹式呼吸减弱或消失，伴明显腹胀。压痛、反跳痛是腹膜炎的主要体征，始终存在，通常遍及全腹而以原发病灶部位最为显著。

二、康复评定

目前尚未有普遍的关于腹膜炎康复评定的方法。疼痛评定主要应用视觉模拟量表（VAS）进行综合评定。

三、康复治疗

（一）康复目标

康复目标主要是积极消除引起腹膜炎的病因，并彻底清洗、吸尽、引流腹腔内存在的脓液和渗出液，或促使渗出液尽快吸收、范围尽可能局限。

（二）康复治疗方法

1. 一般疗法

（1）体位　在无休克时患者应取半卧位以便于引流处理。半卧位时应经常活动双下肢，改换受压部位，以防发生静脉血栓和压疮。

（2）禁食　对胃肠道穿孔患者必须绝对禁食，以减少胃肠道内容物继续漏出。

（3）胃肠减压　需减轻胃肠道膨胀、改善胃肠壁血运以防止胃肠内容物通过破口漏入腹腔。

（4）静脉输入晶体或胶体液　腹膜炎禁食患者必须通过输液补充水电解质、纠正酸碱失衡。对严重衰竭患者应输全血或血浆、白蛋白以补充因腹腔渗出而丢失的蛋白，防止低蛋白血症和贫血的发生。

（5）补充热量与营养　腹膜炎需要补充热量与营养，需给予复方氨基酸液以减轻体内蛋白的消耗，对长期不能进食的患者应考虑深静脉高营养治疗。

（6）抗生素的应用　早期即应选用大量广谱抗生素，之后再根据细菌培养结果加以调整，宜选择敏感的抗生素，如氯霉素、氯林可霉素、甲硝唑、庆大霉素、氨基苄青霉素等。对革兰阴性杆菌败血症者可选用第三代头孢菌素，如菌必治等。

（7）镇痛　对于诊断已经明确、治疗方法已经确定的患者，用哌替啶或吗啡止痛。但如果诊断尚未明确，患者还需要观察时，不宜应用止痛剂以免掩盖病情。

2. 物理因子疗法　急性期炎症局限者，可选用超短波（微热量）进行治疗。腹膜炎后期伴有腹腔内粘连者，可配合蜡疗法、音频电治疗法、干扰电疗法、调制中频电疗法等治疗。

3. 手术疗法

（1）病灶处理　手术清除感染源越早患者预后愈好，原则上手术切口应该尽可能靠近病灶的部位，以直切口为宜，便于上下延长并适于改变手术方式。

（2）清理腹腔　在消除病因后，应尽可能吸尽腹腔内脓汁、清除腹腔内食物残渣、粪便等异物。

（3）引流　　目的是使腹腔内继续产生的渗液通过引流排出体外，以利于炎症得到控制，使之局限和消失，防止腹腔脓肿的发生。弥漫性腹膜炎手术后只要清洗干净，一般无需引流。如出现下列情况则必须放置腹腔引流：①坏死病灶未能彻底清除或有大量坏死物质无法清除。②手术部位有较多的渗液或渗血。③已形成局限性脓肿。

（三）预防保健

对可能引起腹膜炎的腹腔内炎症性疾病及早进行适当的治疗是预防腹膜炎的根本措施。任何腹腔手术，包括腹腔穿刺等，皆应严格执行无菌操作。肠道手术前应给予抗生素以防止腹膜炎的发生。

进食宜少食多餐，避免进食生冷、刺激性食物，饮食应有规律；避免重体力劳动；保持心情舒畅；腹部不适时应及时复诊。

主要参考书目

1. 中华医学会．临床诊疗指南疼痛学分册．北京：人民卫生出版社，2007.

2. 李仲廉．临床疼痛治疗学（修订版）．天津：天津科学技术出版社，1999.

3. 高树中．一针疗法．济南：济南出版社，2006.

4. 贺普仁．针灸治痛．北京：科学技术文献出版社，2000.

5. 周仲瑛．中医内科学．北京：中国中医药出版社，2008.

6. 郑玉玲．癌痛的中西医最新疗法．北京：中国中医药出版社，1993.

7. Carol A. Warfield，Zahid H. Bajwa. 樊碧发译．疼痛医学原理与实践．北京：人民卫生出版社，2009.

8. 陆再英，钟南山．内科学．7 版．北京：人民卫生出版社，2008.

9. 张立生．实用疼痛诊疗手册．石家庄：河北科学技术出版社，2003.

10. 赵俊．疼痛治疗学．北京：华夏出版社，1994.

11. 李仲廉．临床疼痛治疗学．2 版．天津：天津科学技术出版社，1998.

12. 韦绪性．中西医临床疼痛学．北京：中国中医药出版社，1996.

13. 卓大宏．中国康复医学．北京：华夏出版社，2003.

14. Asimov I. A short history of biology. American Museum of Natural History，1964.

15. Boas M，Hall M B. The scientific renaissance. Collins，1962.

16. Cumston C G，Crookshank F G. An introduction to the history of medicine：from the time of the pharaohs to the end of the 18th century. Alfred A. Knopf，1926.

17. Freud A. The ego and the mechanisms of defence. Karnac Books，2011.

18. Gedo J E，Goldberg A. Models of the mind：A psychoanalytic theory. U. Chicago Press，1973.

19. Gurdjian E S. Head injury from antiquity to the present with special reference to penetrating head wounds. Thomas，1973.

20. Hebb D O. The organization of behavior：A neuropsychological theory. Psychology Press，2002.

21. Keele K D. Anatomies of pain. Blackwell Scientific Publications，1957.

22. Loring J C G. Selected bibliography on the effects of high－intensity noise on man. American Speech and Hearing Association，1954.

23. Porter R. The greatest benefit to mankind：a medical history of humanity. WW Norton & Company，1999.

24. Sarton G. Ancient science through the golden age of Greece. DoverPublications. com，1952.

25. Weinstein D，Bell R M. Saints and society：The two worlds of Western Christendom，1000－1700. University of Chicago Press，2010.

26. 韩济生．神经科学原理．2 版．北京：北京医科大学出版社，1999.

27. 庄心良．现代麻醉学．3 版．北京：人民卫生出版社，2003.

28. CAROL A W，ZAHID H B W. 樊碧发译．疼痛医学原理与实践．2 版．人民卫生出版社，2006.

29. 李玉林．病理学．7 版．北京：人民卫生出版社，2010.

30. 周爱国，生物化学．5 版．北京：人民卫生出版社，2000.

31. 宋文阁．实用临床疼痛学．郑州：河南科学技术出版社，2008.

32. 中华医学会．临床诊疗指南——疼痛学分册．北京：人民卫生出版社．2007.

33. Patrick D. Wall，Ronald Melzack. 赵宝昌，崔秀云译．疼痛学．3 版．沈阳：辽宁教育出版社，2000.

34. 于兑生，恽晓平．运动疗法与作业疗法．北京：华夏出版社，2010.

35. Susan S. Adler，Dominiek Beckers，Math Buck. 刘钦刚主译．实用 PNF 治疗．2 版．昆明：云南科学技术出版社，2003.

36. Marian Wolfe Dixon. 李德淳，赵晔，李云译．肌筋膜按摩疗法．天津：天津科技翻译出版公司，2008.